내 자녀에게
성을 이야기할 때

HOW & WHEN TO TELL YOUR KIDS ABOUT SEX

This edition issued by contractual arrangement with NavPress, a division of
The Navigators, U.S.A. through rMaeng2, Seoul, Republic of Korea.
Originally published by NavPress in English as HOW & WHEN TO TELL
YOUR KIDS ABOUT SEX, copyright ⓒ 1993 by Stan and Brenna Jones.
All rights reserved.
This Korean Edition copyright ⓒ 2015 by SowonNamu Publishing

이 책의 한국어판 저작권은 알맹이(rMaeng2) 에이전시를 통해
NavPress와 독점계약한 소원나무에 있습니다.
저작권법에 의하여 한국 내에서 보호를 받는 저작물이므로 무단전재와 복제를 금합니다.

내 자녀에게
성을 이야기할 때

초판 1쇄 발행 | 2015년 2월 25일   초판 4쇄 발행 | 2019년 12월 30일

지음 | 스탠 존스 · 브레나 존스   옮김 | 정현주

펴낸이 | 이미순   책임편집 | 나누리   책임디자인 | 김유경, 전지애

펴낸곳 | 소원나무
주소 | 경기도 고양시 일산서구 중앙로 1560, 다산스카이빌 1009호
전화 | 031-812-2552   팩스 | 031-812-2553   주문팩스 | 070-7610-2367
등록 | 제 2012-000220호(2012.12.27)
카페 | https://cafe.naver.com/swnamu
블로그 | https://blog.naver.com/swnamupublishing
페이스북 | https://www.facebook.com/sowonnamu
인스타그램 | https://www.instagram.com/sowonnamu

ISBN 979-11-952779-6-4 03230

이 도서의 국립중앙도서관 출판예정도서목록(CIP)은 서지정보유통지원시스템 홈페이지
(http://seoji.nl.go.kr)와 국가자료공동목록시스템(http://www.nl.go.kr/kolisnet)에서
이용하실 수 있습니다. (CIP제어번호: CIP2015004271)

* 책에는 아모레퍼시픽의 아리따글꼴, 나눔서체, 대한체, KopubWorld 서체를 사용하여
  디자인 되었습니다.

소원나무 WishTree 는 한 권의 책 속에 우리의 꿈과 희망을 소중하게,
정성스럽게, 웅숭깊게 담아냅니다.

독자와 소통하는 소원나무 SNS

내 자녀에게 성을 이야기할 때

지음 | 스탠 존스 · 브레나 존스   옮김 | 정현주

• 차례

PART 01 하나님이 원하시는 자녀 성교육법을 찾아서 • 9

Chapter 01 하나님이 주신 아름다운 선물, 성 • 11
정의와 자비, 하나님이 계획하시는 자녀양육방식 • 12
하나님이 계획하신 성생활이 주는 부유함 • 17
그리스도인 부모가 알아야 할 성교육의 12가지 원칙 • 20

Chapter 02 청소년 성관계의 현실, 더 이상 피하지 말고 마주하라 • 30
생각보다 충격적인 청소년 성관계의 현실 • 31
성관계의 위험에서 자녀를 지키는 법, 어디서 배울까? • 37
자녀 성교육, 지금 당장 시작하라 • 41
그리스도인의 성혁명에 동참하라 • 44

Chapter 03 자녀 성교육은 곧 성품교육이다 • 46
자녀의 성품을 쌓게 하는 벽돌들 • 50
성품벽돌 1. 욕구 • 52
성품벽돌 2. 가치 • 57
성품벽돌 3. 신념 • 60
성품벽돌 4. 기술 • 62
성품벽돌 5. 지지 • 65

PART 02 0~만 5세, 성교육의 초석을 다지는 유년기 • 69

Chapter 04 태초에 하나님은 성을 창조했다 • 71
제1막 창조 • 72
제2막 타락 • 77
제3막 구원 • 78

제4막 영광 • 79

성경처럼 자녀 성교육의 시작도 창조에서 하라 • 80

Chapter 05 성욕은 부끄럽고 나쁜 것이 아니라 선한 것이다 • 88

성은 언제부터 발달하기 시작하는가? • 89

정확한 용어로 생식기를 명명하라 • 94

소중한 몸을 만들어주신 하나님께 감사하라 • 95

자신의 생식기를 만져보게끔 하라 • 96

생식, 임신, 출산에 대해 정확하게 이야기하라 • 97

이차성징에 대해 긍정적으로 이야기하라 • 98

적절한 성교육의 기회를 절대 놓치지 마라 • 100

모르면 모르는 대로, 알면 아는 대로 이야기하라 • 104

신체노출, 적정선을 유지하라 • 105

'이야기'에는 놀라운 힘이 있다 • 106

Chapter 06 자녀에게 성적 기쁨에 대해 이야기하라 • 111

성적 기쁨은 하나님이 주신 좋은 선물 • 112

유아의 성적 호기심, 성인의 잣대로 보지 마라 • 115

유아의 자위행위, 어떻게 해야 할까요? • 118

유아의 성적 비속어 사용, 무조건 야단쳐야 할까요? • 120

Chapter 07 아동성추행으로부터 자녀를 보호하라 • 124

아동성추행의 현실 • 126

아동성추행 예방법 • 128

아동성추행, 내 자녀가 당했어요! • 135

Chapter 08 유년기에서 청소년기에 걸쳐서 형성되는
성정체성과 성적 기호 • 142

자녀의 성정체성은 언제 형성되는가? • 143
성정체성 혼란에 따른 동성애 • 147
자녀를 이성애로 이끄는 방법 • 149
이성애와 동성애를 결정짓는 데 중요한 시기 • 154

PART 03 만 6~11세, 올바른 성관계를 배우는 사춘기 전단계 • 161

Chapter 09
성관계가 뭐예요? 부부관계 외의 성관계는 왜 나쁘죠? • 163
성관계에 대해 정확하고 분명하게 이야기하라 • 165
왜 부모는 성관계에 대해 알려주기가 어려울까? • 166
내 자녀에게 성관계를 어떻게 설명해야 할까? • 167
그리스도인의 성도덕을 가르치려면 논리가 필요하다 • 171

Chapter 10
파괴적이고 비도덕적인 메시지로부터 자녀를 지키는 예방조치 • 181
성도덕을 파괴시키는 세상의 메시지들 • 186
어떻게 자녀들을 안전하게 예방조치할 수 있는가? • 191

Chapter 11
변화무쌍한 사춘기와 청소년기, 어떤 준비가 필요할까? • 200
사춘기에 겪는 모든 것에 대해 설명하라 • 202
청소년기 준비하기 • 210
사춘기 전 부모의 역할이 중요하다 • 220

PART 04 만 12~17세, 치열한 성교육이 필요한 청소년기 • 223

Chapter 12
이성과 데이트를 시작하는 십대 자녀들 • 225
사랑과 연애 앞에 서 있는 십대를 받아들여야 할 때 • 227
남자와 여자의 관계, 비뚤게 보지 않도록 가르쳐라 • 232

연애와 데이트를 위한 지침 • 237
내 자녀를 지키는 순결서약 • 244
데이트강간 • 249

Chapter 13 자위행위 및 애무에 대한 도덕적 식별력 기르기 • 255
성행위에 대한 도덕적 기준 정하기 • 257
애무의 도덕성 논하기 • 260
십대 남자아이를 둔 어느 부모의 독백 • 267
십대 여자아이를 둔 어느 부모의 독백 • 270
자위의 도덕성 논하기 • 276

Chapter 14 포르노 및 사이버성관계 • 280

PART 05 자녀 성교육, 가르치기를 멈추지 마라 • 293

Chapter 15 사춘기를 겪고 있는 청소년에게 꼭 필요한 것들 • 295
부모의 사랑과 지지가 필요한 사춘기의 자녀 • 296
멈추지 말고 반복해서 계속 가르쳐라 • 300

Chapter 16 피임은 성경적인 것일까? 비성경적인 것일까? • 308
피임 및 산아제한의 의미와 방법들 • 310
피임의 도덕성 VS. 피임의 동기 • 314
자녀에게 피임법을 가르쳐야 할까? • 317
피임에 대해 가르치는 근본적인 이유 • 321
피임에 대한 어느 엄마의 독백 • 326

Chapter 17 용서하고 치유하고 구원하는 하나님의 사랑 • 330
우리를 구원하시는 하나님의 사랑 • 331
순결함의 진정한 의미 • 335

하나님이 계획하신 성은 결혼이라는 울타리 안에서 오직 한 사람에게 '나의 전부'를 선물로 주는 것이다. 올바른 성교육은 이 선물을 배우자에게 주기 전에, 자신과 자신의 미래를 모조리 맡길 만큼 배우자를 사랑하고 신뢰할 수 있도록 아이들을 바르게 준비시켜준다. 이를 통해 아이들은 세상의 파괴적인 성적 문구들로부터 보호받을 수 있다.

PART 01

하나님이 원하시는 자녀 성교육법을 찾아서

"어떻게 영적인 성교육을 할 수 있을까? 교회나 학교에서 어느 정도 도움은 받겠지만, 그렇다고 해서 그 기관에 전적으로 맡길 수만은 없다. 영적인 성교육의 기본적인 책임은 바로 부모에게 있다.

Chapter 01

하나님이 주신
아름다운 선물, 성

성(性, Sex)은 하나님이 인간에게 주신 놀라운 선물이다. 종종 사람들이 그 선물의 가치를 제대로 알지 못해 그릇되게 쓰거나 함부로 쓰기도 하지만, 분명한 건 하나님의 선물이라는 것이다. 이 선물을 온전히 즐길 수 있도록 하나님은 친절하게 '성생활의 규칙'도 일러주셨다.

흔히 많은 부모는 청소년들이 또래끼리 문란한 성관계를 가지다가 자칫 성병에 걸리지나 않을지, 부적절하고 무책임한 성관계가 그들의 삶을 황폐하게 만들지나 않을지 걱정하여, 성관계를 절대 갖지 말아야 한다고 아이들을 설득한다. 성교육의 목적이 그게 다라면, 아이들을 보호하기 위해 부정적인 것을 하지 못하게 막는 데만 급급할 것이다.

진정한 성교육의 목적은 아이들의 마음속 깊숙이 긍정적인 성의 모습을 심어주는 데 있다. 물론 아이들이 무책임하고 부적절한 성관계를 가지다가 육체적, 정서적, 영적으로 상처를 입지 않도록 그들을 보호하는 것도 중요하다. 그러나 가장 중요한 성교육의 목적은 자녀들이 그리스도인 남자와 여자로, 그리스도인 남편과 아내로, 건전하고 영적으로 충만한 삶을 살 성인이 되도록 준비시키고 도와주는 것이다.

성교육의 목적이 단지 죽음과 질병으로부터 아이들을 보호하거나, 죄를 짓지 않도록 보호하는 데 그쳐서는 안 된다. 성교육의 목적은 아이들이 영적으로나 성적으로나 정서적인 친밀감이 넘치는 깊고 의미 있는 결혼생활을 영위하여, 가족과 친구 사이에서 깊은 교제를 누리는 성인이 될 준비를 도와주는 데 있다. 하나님이 계획하신 성은 결혼이라는 울타리 안에서 오직 한 사람에게 '나의 전부'를 선물로 주는 것이다. 올바른 성교육은 이 선물을 배우자에게 주기 전에, 자신과 자신의 미래를 모조리 맡길 만큼 배우자를 사랑하고 신뢰할 수 있도록 아이들을 바르게 준비시켜준다. 이를 통해 아이들은 세상의 파괴적인 성적 문구들로부터 보호받을 수 있다.

정의와 자비, 하나님이 계획하시는 자녀양육방식

믿는 가정의 부모라면, 성생활 영역에서 하나님이 주신 최고의 선물을 경험할 수 있도록 아이들을 준비시켜야 한다. 자녀 성교육에 대한 올바른 조언과 정확한 정보를 얻은 부모는 자녀에게 가장 적합한 성교육자가 될 수 있다.

어떻게 영적인 성교육을 할 수 있을까? 교회나 학교에서 어느 정도 도움은 받겠지만, 그렇다고 해서 그 기관에 전적으로 맡길 수만은 없다. 영적인 성교육의 기본적인 책임은 바로 부모에게 있다.

흔히 성교육이라 하면 사춘기를 맞이하는 아이와 나누는 일회성 대화를 떠올린다. 만 12~14세가 되는 아이와 겨우 한두 번 혹은 서너 번 성에 관련된 대화를 나누었다고 해서, 아이들에게 성에 대한 큰 줄기를 심어주었다고 생각한다면 큰 오산이다. 고개를 돌리는 곳마다 성적인 문구들이 넘쳐나는 이 세상에서, 아이들은 자극적인 정보들을 비판적인 시각 없이 있는 그대로 받아들여 자칫 성을 성욕으로만 인식하는 누를 범할 수도 있을 테니 말이다.

몇 번의 대화만으로 아이들에게 올바른 성교육을 가르쳤다고 자부하며 안심하지 마라. 자녀들은 성생활에 관해 부모와 정기적으로 연령에 맞는 영적인 대화를 나누고, 부모에게서 가르침을 받으며 성장해야 한다. 부모는 자녀의 성징을 돕는 하나님의 대리자이다. 그러므로 부모는 자녀가 성생활에 대한 하나님의 지혜를 신뢰하도록 힘껏 도와야 한다. 자녀양육에 관해 가장 중요한 성경구절을 읽어보며 하나님이 부모에게 명령하신 자녀양육에 대해 관심을 기울이자.

이것은 주 너희 하나님이 너희에게 가르치라고 나에게 명하신 명령과 규례와 법도이다. 너희는 건너가서 차지할 땅에서 이것을 지켜라. 너희가 주 너희의 하나님을 경외하며, 내가 너희에게 명한 모든 주의 규례와 법도를 잘 지키면, 너희와 너희 자손이 오래오래 잘 살 것이다. 그러니 이스라엘아! 이 모든 말을 듣고 성심껏 지키면, 주 너희 조상의 하나님이 너희에게 약속하신 대로, 젖과 꿀이 흐르는 땅에서 너희가 잘되고 크게 번성할 것이다. 이스라엘아, 들어라. 주는 우리의 하나님이시요, 주는 오직 한 분뿐이시다. 너희는 마음을 다하고 뜻을 다하고 힘을 다하여, 주 너희의 하나님을 사랑하여라. 내가 오늘 너희에게 명하는 이 말씀을 마음에 새기고, 자녀에게 부지런히 가르치며, 집에 앉아 있을 때나 길을 갈 때나, 누워 있을 때나 일어나 있을 때나, 언제든지 가르쳐라. 또 너희는 그것을 손에 매어 표로 삼고, 이마에 붙여 기호로 삼아라. 집 문설주와 대문에도 써서 붙여라.(신 6:1~9)

이스라엘아, 지금 주 너희의 하나님이 너희에게 원하시는 것이 무엇인지 아느냐? 주 너희의 하나님을 경외하며, 그의 모든 길을 따르며, 그를 사랑하며, 마음을 다하고 정성을 다하여 주 너희의 하나님을 섬기며, 너희가 행복하게 살도록 내가 오늘 너희에게 명하는 주 너희 하나님의 명령과 규례를 지키는 일이 아

니겠느냐?(신 10:12~13)

　부모는 신명기의 말씀처럼 아이들이 하나님을 신실하게 따르고, 사랑과 순종으로 하나님을 섬기도록 미리미리 준비시켜야 한다. 이 준비과정은 하나님의 명령이 아이들과 우리에게 행복과 축복을 가져다준다는 사실을 믿을 때 비로소 가능하다.

　부모라면 누구나 자녀양육을 피해갈 수 없는데, 자녀양육의 방식은 다양한 부모만큼이나 다양하다. 심리학자들은 오랜 기간 동안 자녀양육을 하는 부모들의 모습을 지켜보면서, 첫째, 부모가 자녀에게 무엇을 요구하는가, 둘째, 부모가 자녀에게 정서적으로 어떻게 반응하는가, 이 2가지 요소에 기초하여 주요 부모 유형을 4가지로 분류하였다. 4가지 부모 유형은 무시형 부모, 방임형 부모, 독재형 부모, 그리고 권위형 부모이며, 그중에서 권위형 부모가 자녀양육에 가장 바람직한 것으로 보았다.

　무시형 부모는 자녀에 대한 기대가 거의 없으며 정서적인 공감도 해주지 않는다. 아이가 제멋대로 하도록 허락하는 방임형 부모는 정서적으로는 많이 공감해주지만, 아이에게 기대하는 바가 없어서 아이가 최선을 다해 노력하게끔 진심 어린 도전을 주지 않는다. 독재형 부모는 규율을 강조하면서 아이의 행동을 많이 제재할 뿐 아니라 아이에게 거는 기대도 크다. 아이들을 강하고 냉정하게 밀어붙이기만 하고 정서적으로 연결되어 있지 않아서, 아이들은 부모에게 사랑받지 못한다고 느끼며 오직 학교성적이 좋아야만 가치 있는 사람이라고 여기는 경향이 있다.

권위형 부모는 기본적으로 아이에게 높은 기대를 가지면서, 정서적으로도 충분히 공감해준다. 아이에게 무엇을 가르칠지 확고하며, 규율을 강조하지만 이 규율은 따뜻한 대화 속에 존경과 사랑으로 어우러진다. 현재 많은 연구에서 권위형 부모의 양육방식이 가장 효과적이며, 아이를 가장 건강하게 양육하는 자녀양육방식이라는 결과가 나왔다. 권위형 부모의 자녀들은 다른 아이들과 비교했을 때 자존감과 자립심, 사회적 경쟁력 면에서 두각을 나타내었다.

만약 아이들에게 하나님의 의로우심을 배제하고 사랑만 지나치게 강조하면, 하나님은 온 세상 사람들의 산타클로스가 될 것이다. 반대로 하나님의 사랑을 배제하고 의로우심만 지나치게 강조하면, 하나님은 두렵고 무시무시한 우주의 폭군이 되고 만다. 복음의 핵심은 하나님의 이 두 성품이 완전한 균형을 이루는 것이다.

권위 있는 자녀양육은 부모가 자녀에게 충분히 공감해주고 기대와 사랑을 한껏 표현하여, 자녀가 하나님의 성품을 온전히 드러내도록 하는 것이다. 하나님이 백성에게 당신의 뜻을 보여주시며 그 뜻대로 정의롭고 의롭게 살도록 기대하셨던 것은 결국 백성들을 위해서였다. 이러한 하나님의 기대를 가지고 자녀양육에 힘써야 한다. 사랑이 많고 자비로우신 하나님의 성품을 떠올리며 하나님이 백성을 대하듯 부모도 그렇게 자녀를 대해야 한다. 자녀들이 미래에 성에 관련된 선택을 할 때 어떤 선택을 할지는 부모와 자녀가 어떤 관계를 맺고 있느냐에 달려 있다. 아이들에게 권위 있는 부모로서 지속적으로 성교육을 할 때 아이들은 성징을 형성하면서 동시에 하나님이 계획하신 두 가지 성품, 정의로움과 자비로움을 형상화할 것이다.

하나님이 계획하신 성생활이 주는 부유함

성생활은 우리가 하나님의 계획을 믿고 따를 때 진정한 선물이 되며, 다음 3가지 면에서 우리를 더욱 부유하게 한다.

하나님을 기쁘시게 하는 부유함

우리가 하나님이 계획하신 방식으로 성생활을 즐기고 우리 아이들에게도 그렇게 가르친다면, 우리는 하나님 뜻에 따라 사는 사람으로 하나님을 기쁘시게 한다. 성경은 우리에게 약속하기를, 하나님이 원하시는 대로 살기로 순종하면 우리의 믿음이 견고해지고 완전해진다고 한다.

"너희가 나를 사랑하면, 내 계명을 지킬 것이다. …(중략)… 내 계명을 받아서 지키는 사람은 나를 사랑하는 사람이요, 나를 사랑하는 사람은 내 아버지의 사랑을 받을 것이다. 그리고 나도 그 사람을 사랑하여, 그에게 나를 드러낼 것이다. …(중략)… 누구든지 나를 사랑하는 사람은 내 말을 지킬 것이다. 그러면 내 아버지께서 그 사람을 사랑하실 것이요, 우리는 그 사람에게로 가서 그 사람과 함께 살 것이다. 나를 사랑하지 않는 사람은 내 말을 지키지 않는다. 너희가 듣고 있는 이 말은, 내 말이 아니라 나를 보내신 아버지의 말씀이다."(요 14:15, 21, 23~24)

우리가 하나님의 계명을 지키면, 이것으로 우리가 그분을 참으로 알고 있음을 알게 됩니다. 하나님을 안다고 하면서 그분의 계명을 지키지 않는 사람은 거짓말쟁이요, 그 사람 안에는 진리가 없습니다. 그러나 누구든지 하나님의 말씀을 지키면, 그 사람 안에서는 하나님께 바치는 사랑이 참으로 완성됩니다. 이것으로 우리가 하나님 안에 있음을 압니다. 하나님 안에 있다고 하는 사람은, 자기도 그리스도께서 사신 것과 같이, 마땅히 그렇게 살아가야 합니다.(요일 2:3~6)

안전함에서의 부유함

하나님의 법을 따라 살면 하나님이 계획하신 성생활의 기쁨과 축복을 경험할 수 있다. 또한 부정한 성관계 후 남몰래 혼자 두려움에 벌벌 떨 일이 없도록 안전하게 보호받을 수 있다.

오늘날 십대의 성관계 횟수 및 성병 발병률이 예전에 비해 높다고 한다. 십대가 혼전임신을 하거나 성병에 걸리지 않도록 보호하려면, 하나님의 뜻인 혼전순결과 일부일처제에 대한 신념을 심어 주어야 한다. 십대 사이에서의 부적절한 성적 친밀감은 서로의 관계를 혼란스럽게 하고 정서적 충격을 가져다주지만, 하나님이 인도하시는 성생활의 규칙에 따른다면 굳이 경험하지 않아도 될 위험으로부터 안전하게 보호받고, 하나님이 각자에게 계획하고 계신 놀라운 축복도 선물로 받게 될 것이다.

결혼에서의 부유함

성적 순결함은 좋은 결혼관계에 도움이 된다. 혼전순결이 반드시 좋은 부부관계로 이끈다고 단정 지을 수는 없지만, 도움이 된다는 것은 확실하다. 사회학연구자들이 결혼에 관해 그리스도인들이 놀랄 만한 중요한 사실을 다음과 같이 밝혀냈다.

- 결혼생활에서 성공한 부부는 정기적으로 함께 기도한다.
- 함께 기도하고 서로 성관계를 즐기는 부부는 이혼할 가능성이 거의 없다.
- 혼전동거 후 이혼할 확률은 그들이 예측한 것보다 약 2배나 높다. 수많은 연구결과에 따르면, 동거는 결혼을 위한 예비단계가 될 수 없고, 오히려 둘의 관계에 좋지 않은 영향을 끼친다고 한다.
- 혼전성관계가 빈번할수록 부부의 성적 만족감은 줄어들며, 결혼생활에서 바람을 피울 가능성이 높아진다.

그리스도인 부모가 알아야 할 성교육의 12가지 원칙

그리스도인 부모가 알아야 할 성교육의 12가지 원칙을 통해 그리스도인으로서 자녀양육에 대한 꿈이 이루어지기를 바란다.

> **성교육 제1원칙**
> 성교육의 목적은 올바른 성품형성에 있다.

부모들은 성교육이 단순히 정보, 특히 생물학적 정보를 제공하는 것이라고 잘못 알고 있는 경우가 많다. 성교육에 소극적인 태도를 취하는 이유가 바로 여기에 있다. 대부분의 부모가 성생활이나 생물학에 대한 전문가가 아니다 보니, 성교육이란 말에 두려움이 앞서는 것이다.

그러나 아이들에게 생물학적 정보를 제공하는 것은 성교육의 일부에 지나지 않는다. 성교육의 진정한 목적은 아이들의 성품을 형성하는 것이다. 만 15세의 청소년이 성관계를 해보라는 또래의 권유를 받았을 때, 만 13세의 아이가 처음 포르노를 접했을 때, 놀랍게도 아이들은 생물학적 지식에 따라 반응하는 것이 아니라, 도덕적 힘과 성품에 따라 반응한다. 결국 부모는 자녀의 성품을 형성하는 작업을 가장 우선순위에 두어야 한다.

부모는 아이들이 올바른 가치와 태도 및 세계관을 갖도록 도와야 하고, 아이들이 영적인 결정을 하는 데 정서적인 도움을 주어야 하고, 아이들이 올바른 결정을 내리도록 그 방법을 가르쳐주어야 한다. 하나님과 맺는 개인적인 관계에 대한 믿음과 하나님에 대한 헌신의 마음이 쌓이면, 자신도 모르게 올바른 선택과 행동을 하게 된다. 그러므로 아이들이 영적으로 성장하는 데 긍정적인 영향을 끼치는 것들에 우선순위를 두고 아이들을 가르쳐야 한다.

성교육 제2원칙
부모는 가장 중요한 성교육 선생님이다.

자녀 앞에 성에 관한 주제를 꺼내놓는 걸 꺼리는 부모가 꽤 있다. 부모가 자녀들과 성에 관한 대화를 나누지 않고 침묵하면, 아이들은 아빠와 엄마가 성에 대한 이야기를 불편하게 여긴다고 생각하며 부모에게서 성에 대한 올바른 정보를 얻을 수 없다고 판단한다. 그래서 가성 밖에서 잘못된 성지식을 얻고 자칫 올바르지 않은 선택을 하게 될 수도 있다.

자녀들에게 성에 대해 가르쳐줄 기회를 놓치지 말자. 용기를 내어 자녀와 마주 앉아 영적인 성교육을 한다면, 분명 자녀에게 건전하고 강력하며 긍정적인 영향력을 끼칠 기회를 얻게 된다. 그 누구도 부모만큼 자녀에게 영향을 끼칠 수는 없다. 부모가 아이 인생의 가장 개인적이고 중요한 진실을 이야기해주는 신뢰할 만한 정보제공처임을 분명히 알려주자.

성교육은 십대 아이들에게 '성관계를 갖지 못하게 하는 것' 이상의 목적이 있다. 성교육은 성생활이라는 하나님의 선물을 평생 동안 올바르게 다루도록 아이들을 준비시키고, 아이들이 이성 간의 교제를 거쳐 약혼하고 결혼하여 자신들의 아이를 가질 때, 하나님의 넘치는 축복을 경험하도록 도와준다.

> **성교육 제3원칙**
> 처음에 들은 메시지가 평생 간다.

그리스도인 부모는 자녀에게 하나님 말씀을 가르치려고 노력한다. 혹시라도 아이들이 다른 사람에게서 하나님에 대한 잘못된 가르침을 받았다면, 그 자리에서 고쳐주려고 할 것이다. 그런데 왜 부모들은 성교육에 대해서는 적극적으로 나서지 못하는가? 아이들이 수년 동안 가정 밖에서 잘못된 성교육을 받도록 놔두고는 만 13세가 되었을 때에야 잘못 학습된 것을 겨우 한 번의 심도 깊은 대화로 바로잡으려고 하는가? 태어났을 때부터 아이들의 연령에 맞게 성생활에 대한 단단한 기초를 제공한다면 훨씬 더 강력하고 효과적인 성교육이 가능할 텐데 말이다.

아이들은 아주 어릴 때부터 엄마와 아빠가 서로를 대하는 모습을 지켜보면서 추상적으로 성생활을 배우고, 텔레비전이나 인터넷, 또래친구들을 통해 대중문화의 영향을 많이 받는다. 그러므로 자녀에게 잘못된 성인식이 자리 잡기 전에 어릴 때부터 성교육을 시작해야 한다.

> **성교육 제4원칙**
> 가르칠 기회를 놓치지 말고, 어떤 질문이든 받아주는 부모가 되라.

자녀의 성품을 형성할 수 있는 소중한 기회는 대부분 우리가 예상하지 못한 순간에 찾아온다. 예배드리는 임신부, 영화예고편에 나오는 비속어와 배우들의 의미심장한 눈길, 성폭력에 대한 뉴스기사, 유명인의 스캔들, 동물원의 짝짓기 하는 동물들, 그 밖에도 우리가 마주하는 수많은 상황에서 성생활에 대해 토론하고 자녀의 성품을 형성하는 기회를 만들 수 있다.

> **성교육 제5원칙**
> 예화는 매우 효과적인 학습도구이다.

성에 관련된 대화를 할 때 예화를 사용해보자. 예수님이 사람들을 가르칠 때 적절하게 사용했던 방법이 예화이다.

부모는 자녀에게 "부도덕한 성관계는 나쁜 결과를 가져다준단다."와 같이 딱딱한 사실만 가르칠 수도 있지만, "결혼하지 않은 관계에서 아이를 가진 사람은 살면서 많은 어려움에 부딪힌단다."와 같이 아이가 공감할 만한 이야기를 예로 들어 설명함으로써 아이에게 강력한 메시지를 줄 수도 있다. 부모는 아이들이 예화를 통해 성에 대한 진실을 들여다보게끔 도와주어야 한다. 물론 성경이야기에 주변 사람들이 실제로 살아가는 이야기를 덧붙이면 금상첨화이다.

성교육 제6원칙
메시지를 정확하고 분명하게 전달하라.

아이들에게는 정확하고 분명하게 설명하는 것이 가장 좋다. 그것은 부모가 자녀들에게 관심을 두고 있고, 그들의 질문을 존중하며, 또 부모가 진실을 찾는 데 신뢰할 만한 존재임을 알려주는 가장 좋은 방법이다. 오랫동안 전해지는 한 예화를 통해 추상적인 정보 제공이 아이에게 어떤 오해를 불러일으키는지 살펴보자.

한 아이가 호기심 가득한 표정으로 안방을 둘러보고 있었다. 아버지가 궁금해서 물었다.

"애야, 무엇을 찾고 있니?"

"삽이오."

"무슨 삽?"

"엄마랑 아빠가 성관계할 때 쓰는 삽 말이에요. 아빠가 성관계는 엄마 몸에 정자를 심는 거라고 했잖아요. 뭘 심으려면 삽이 있어야 하는데, 삽은 어디 있어요?"

메세지를 정확하고 분명하게 전달하라는 것이 상세하고 노골적으로 가르치라는 뜻은 아니다. 아이들의 연령에 맞추어 직접적이고 진실한 대답을 하면 된다. 이 책 속에 적절한 예화가 많이 수록되어 있으니, 아이들에게 어떤 이야기를 어떻게 해주어야 좋을지

참고하는 데 도움이 될 것이다.

> **성교육 제7원칙**
> 긍정적인 교훈이 부정적인 교훈보다 훨씬 강력하다.

성생활에 관해 수많은 금지사항만 있다면, 그리스도인으로 사는 게 힘들고 고달파질 것이다. 창세기 1~2장에 기록된 성생활에 대한 성경의 첫 번째 메시지는 아주 긍정적이다. 아버지이자 창조주인 하나님은 최초의 인간을 육체적이고 성적인 존재로서 하나님의 형상을 따라 남자와 여자로 만드셨다. 한 남자와 한 여자가 결혼을 통해 연합하여 '한 몸'이 되게 하셨고, 연합의 기쁨으로 성적인 축복을 누리도록 하셨으며, 아이를 임신하고 양육할 수 있도록 하셨다. 그리고 신약에서는 신부인 교회를 사랑하시는 예수님의 모습으로부터 그리스도인의 결혼생활을 배울 수 있다.(엡 5:25~33) 성경은 우리에게 하나님이 성적 부도덕은 미워하시지만 사실 그런 부정적 교훈이 실제로는 '하나님의 인간창조 원리'라는 긍정적인 진실에 근거하고 있다고 가르친다.

> **성교육 제8원칙**
> 파괴적이고 부도덕한 메시지에 아이들이 대항할 수 있도록 예방조치를 취하라.

우리가 자녀들에게 진리를 가르치고자 애를 쓴다 해도, 아이들의 이성과 감성은 이미 균형을 잃고 세상의 왜곡된 믿음에 젖어들기 마련이다. 우리 자녀들이 진리가 아닌 세상의 유혹에 맞설 준비가 되어 있는가? 예방접종을 예로 들어보자. 세균에 노출되어 있는 아이들에게 예방접종을 하는 이유는, 오히려 세균을 통해 면역력을 높이자는 것이다. 반면에 항균 손비누, 항생제, 공기청정제 등을 과도하게 사용하면, 아이들은 오히려 감염에 더 무기력해진다. 이와 마찬가지로 파괴적이고 부도덕한 메시지에 노출되어 있는 아이들에게 그에 맞서 올바른 결정을 내릴 수 있도록 미리 가르쳐주고 강해지도록 도와주어야 한다.

성교육 제9원칙
반복해서 가르쳐라.

성교육에서 끝이란 결코 없다. 자녀에게 충분히 가르쳤다고 생각한다면 오산이다. 자녀가 아직 들을 준비가 되어 있지 않을 수도 있고, 앞으로도 또래나 대중매체를 통해 계속 성에 대한 잘못된 정보를 접하게 될 것이기 때문이다. 잘못된 정보는 지속적으로 바로잡아주고, 자녀가 잊으면 안 되는 중요한 내용은 계속 반복해서 가르쳐야 한다.

성교육 제10원칙
자녀와 친밀하고 긍정적인 관계를 유지하라.

연구결과, 적어도 부모 중 한 사람과 친밀한 관계를 맺고 있는 십대는 성관계를 덜 시도하는 것으로 드러났다. 무언가를 선택할 때에는 머릿속에 있는 정보뿐 아니라, 심리적인 상태도 영향을 끼치기 때문이다. 다이어트 전문가들은 체중을 줄이려는 사람들에게 배고픈 상태로 절대 마트에 가지 말라고 조언한다. 왜 십대 자녀들을 부모의 사랑과 지지에 굶주린 상태로 혼란스럽고 유혹이 많은 세상에 내보내는가? 부모와의 친밀한 관계는 아이들을 배불리 먹여 튼튼하게 만들고서 '관계'라는 마트에 내보내는 것과 같다. 궁극적으로 부모와 친밀한 관계를 맺은 아이들은, 성관계는 자신들이 사랑하는 사람과 갖는 것이라는 진실을 자연스레 받아들이고 위험한 관계를 맺지 않으려고 노력한다. 아이들과 여러분의 관계는 어떠한가? 아이들이 여러분에게 순종하고 존경을 표하는가?

성교육 제11원칙
인생에서 가장 중요한 것은 성생활이 아니다.

성생활이 인생에서 차지하는 비중은 엄청나다. 하지만 성생활을 지나치게 강조하는 실수를 범하지 말자. 하나님은 성생활만을 강조하시지 않았고, 순간의 실수로 삶이 끝난 것처럼 여기시지도 않는다.

성교육 제12원칙
하나님은 모든 것을 용서하고 치유하고 구원하는 분이시다.

우리는 악에서 선을, 죽음에서 생명을, 쓴 것에서 단 것을 끄집어내시는 하나님을 섬긴다. 하나님이 우리를 이끄신다는 것, 또 그분이 사랑과 자비가 넘치는 아버지라는 것을 알고, 자유롭고 확신에 넘치는 부모로서 살아야 한다.

이 책은 부모와 자녀가 성생활에 대해 폭넓고 깊이 있는 대화를 끊임없이 할 수 있도록 돕는다. 이런 대화를 통해 아이들과 더 가까워지고, 아이들의 믿음은 더 깊어지리라 확신한다.

이 책이 전하고자 하는 성교육의 12가지 원칙은 다음과 같다.

> 제1원칙 성교육의 목적은 올바른 성품형성에 있다.
>
> 제2원칙 부모는 가장 중요한 성교육 선생님이다.
>
> 제3원칙 처음에 들은 메시지가 평생 간다.
>
> 제4원칙 가르칠 기회를 놓치지 말고, 어떤 질문이든 받아주는 부모가 되라.
>
> 제5원칙 예화는 매우 효과적인 학습도구이다.
>
> 제6원칙 메시지를 정확하고 분명하게 전달하라.
>
> 제7원칙 긍정적인 교훈이 부정적인 교훈보다 훨씬 강력하다.
>
> 제8원칙 파괴적이고 부도덕한 메시지에 아이들이 대항할 수 있도록 예방조치를 취하라.
>
> 제9원칙 반복해서 가르쳐라.
>
> 제10원칙 자녀와 친밀하고 긍정적인 관계를 유지하라.
>
> 제11원칙 인생에서 가장 중요한 것은 성생활이 아니다.
>
> 제12원칙 하나님은 모든 것을 용서하고 치유하고 구원하는 분이시다.

이 책의 목표는 부모가 자녀들에게 세상과 구별되는 그리스도인 성징을 심어주는 데 필요한 도구를 제공하는 것이다. 부모라면 십 대를 맞이한 자녀들이 성생활에 대한 영적이고 현명한 선택을 할 수 있도록 그들을 미리 준비시켜야 한다. 자녀들이 결혼하든 독신으로 살든, 성숙하고 책임감 있는 성인으로서 성생활이라는 하나님의 선물을 축복으로 경험할 수 있도록, 부모가 그 기초를 놓아주어야 한다.

Chapter 02

청소년 성관계의 현실, 더 이상 피하지 말고 마주하라

오늘날 십대 사이에서 일어나는 성관계, 임신, 유산은 더 이상 쉬쉬거릴 만한 일이 아니게 되었다. 물론 청소년들 중에는 어떤 성적 유혹에도 흔들리지 않고 결혼 전까지 성적 순결함을 온전히 지켜내는 사람도 있지만, 혼전순결을 지키는 것을 무의미하고 어리석은 일이라고 여기는 또래 사이에서 자신의 신념을 지키기란 쉽지 않은 일이다. 청소년 성관계에 대해 모른 척, 못 본 척하기에는 엄청난 현실이 눈앞에 기다리고 있다. 교회는 과거 수십 년 전보다는 훨씬 더 많은 성교육을 마련하여 청소년들에게 올바른 성에 대한 개념을 가르치고 올바른 성생활의 모습을 권면하고 있지만, 여전히 청소년들의 성관계는 심각한 수준의 문제를 양산하고 있으며 그들에게도 씻지 못할 상처를 남기고 있다.

우리는 지금 당장이라도 자녀의 올바른 성징을 형성하는 데 관심을 기울이고, 자녀 성교육이 절실히 필요하다는 사실을 깨달아야 한다. 청소년 성관계의 심각한 현실을 짚어보고, 성교육의 중요성을 자각해보자.

생각보다 충격적인 청소년 성관계의 현실

성관계를 경험한 청소년이 늘고 있다!

미국에서 만 15세부터 24세까지 성관계를 경험한 사람의 비율을 조사한 도표를 살펴보자. 만 15세 남녀를 통틀어 25%가 이미 성관계를 경험했고, 만 18세의 고등학생에 이르면 성관계 경험이 거의 70%에 이를 정도로 상

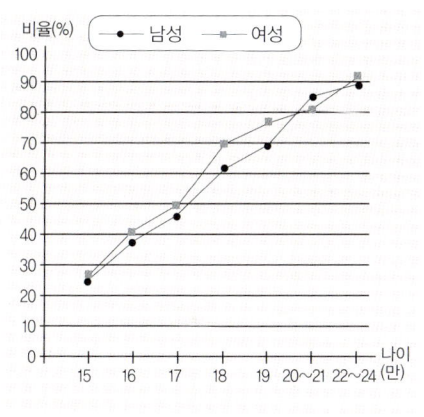

▲ 나이별 음경·질 성교 경험자의 비율

황이 심각하다. 대학교에 입학하고 1학년 말쯤에는 75%가 성관계를 경험했으며, 이 수치는 대학교 졸업까지 계속 증가한다.

수십 년간 청소년 성관계에서 두드러지는 변화는 여자청소년의 움직임이다. 지난 50년간 성관계를 경험한 남성은 증가율이 낮은

반면에, 여성의 비율이 높게 증가했다. 1950년대에는 고교졸업자 중 20%의 여성만이 성경험이 있었다. 1990년대 초부터 여성의 성관계 빈도가 급격히 증가하였지만 여전히 같은 나이의 남성에 비해서는 낮았다. 하지만 앞의 도표에서도 보듯이, 현재는 십대시기를 통틀어 여성이 또래남성보다 성경험이 조금 더 많다. 여성이 남성보다 성적으로 더 왕성한 양상을 보이고 있고, 또 여러 사람과 성관계를 맺는 것으로 나타났다. 만 18~19세의 경우 남성 중 16%, 여성 중 14%가 전년도에 2명과 성관계를 가졌고, 덧붙이자면 남성 중 15%, 여성 중 17%가 전년도에 3명 이상의 사람들과 성관계를 가졌다고 밝혔다.

구강성교(Oral sex)

몇 년 전만 해도 구강성교에 대해 알고 있거나 실제로 행하는 십대는 거의 없었다. 하지만 지금은 성관계를 경험한 대부분의 청소년이 구강성교를 시도해봤을 만큼 상황이 많이 바뀌었다. 연구결과에 따르면, 많은 청소년이 직접적인 성관계보다는 구강성교를 선호하는 것으로 나타났다. 성관계 경험이 있는 만 15~19세의 남자청소년의 10~14%, 여자청소년의 8~15%가 질성교를 하지 않고 구강성교를 한다고 한다.

이렇듯 청소년들 사이에 구강성교가 증가하는 이유는 구강성교를 성관계로 인식하지 않는 데다가 임신위험이 없고 성병에 옮을 위험이 없다고 생각하기 때문이다. 물론 임신위험이 없다는 것은 사실이지만, 성병에 옮지 않는다는 건 사실이 아니다. 구강성교를 통해 성병이 옮는 경우는 몹시 빈번하다.

항문성교(Anal sex)

많은 청소년이 항문성교도 한다는 사실을 알고 있는가? 충격적이지만 사실이다. 만 15~19세 남자청소년의 11%가 항문성교를 경험했고, 만 18~19세는 15%, 만 20~24세는 32%로 연령이 높아질수록 항문성교를 경험한 비율도 높아진다. 여자청소년의 경우도 별반 다르지 않다. 만 15~19세 여자청소년의 11%가 항문성교를 경험했고, 만 18~19세는 19%, 만 20~24세는 30%에 달한다.

동성끼리의 성행위

동성끼리 성행위를 하는 십대도 쉽게 찾아볼 수 있다. 연구결과에 따르면, 만 15~19세 남자청소년의 2.4%가 바로 전년도에 동성끼리 성행위를 했고, 4.5%는 지금껏 적어도 한 번은 동성끼리 성행위를 한 경험이 있었다. 동성끼리의 성행위는 남자청소년보다 여자청소년 사이에서 더 자주 일어났는데, 여자청소년의 7.7%는 바로 전년도에, 10.6%는 지금껏 적어도 한 번은 동성끼리의 성행위를 경험했다고 한다.

한편 남녀별로 성행위의 진행단계가 달랐다. 주로 남자청소년은 오르가슴을 느낄 수 있을 단계까지 성행위를 진행했고, 여자청소년은 키스와 애무 단계의 성행위를 했다. 이 통계를 보면 부모세대가 십대였을 때와는 달리 지금의 세대가 얼마나 급격하게 변화했는지 알 수 있다.

십대 임신

아래는 미국 내 십대 임신에 대한 충격적인 통계자료 중 일부분이다.

- 미국의 십대 여성의 임신은 매년 100만 건에 달한다.
- 십대 임신 비율은 지난 수십 년 중에 현재가 가장 낮다. 1980년대부터 1990년대 초기에는 십대 여성 1,000명당 100~116명으로 임신 비율이 높았지만, 1996년부터 2000년대 초기에는 그 수치가 1,000명당 83명으로 줄어들었다. 이런 감소현상은 부분적으로는 여성들이 성관계를 미루는 이유도 있지만 대부분의 경우 성관계 때 콘돔과 같은 피임법을 사용하기 때문으로 보인다.
- 매년 성관계를 맺은 여자청소년 5명 중 1명은 임신한다.
- 매년 임신한 십대가 유산하는 경우는 25만 건 이상이다.
- 매년 약 50만 명의 신생아를 십대 미혼모가 출산한다. 대부분은 혼외임신이다.

유산

미국 내에서 유산에 관한 통계자료를 보면 아래와 같다.

- 매년 십대의 유산 건수가 25만 건 이상이다.
- 유산을 경험한 미국 여성의 52%는 25세 이하이다.
- 매년 전 연령대의 모든 여성의 유산 건수가 100만 건에 달한다. 이 수치는 1990년 연간 약 150만 건에서 줄어든 것이다.
- 2006년 미국 내 유산 건수는 4,500만 건 이상이다.
- 매년 성폭행과 근친상간에 의한 유산 건수는 약 13,000건으로, 이는 전체 유산의 약 1%에 해당될 뿐이다.

성병

정확한 통계에 따르면, 매년 약 1,900만 건의 성병감염이 신규로 발생하는데, 그중 절반이 만 15~24세의 연령대에서 발생한다. 미국 질병관리본부의 보고서에 따르면, 2000년에 만 15~24세의 경우 성병을 치료하는 데 드는 비용이 650억 달러에 다다랐다고 한다.

성적으로 활발한 십대는 다른 연령대보다 성병에 감염될 확률이 높다. 그 이유는 두 가지다. 첫째, 십대의 청소년들은 다수의 사람과 성관계를 가지기 쉽다. 둘째, 그들은 피임을 하지 않으려는 경향이 있고, 피임을 하더라도 질병예방에 효과적이지 못한 질외사정을 하거나, 효과적인 피임방법이 있어도 적절하게 사용하지 못한다. 게다가 성병에 감염된 십대는 성인에 비해 효과적인 치료를 받지 못하기 때문에 상황은 더욱 나빠질 수밖에 없다.

많은 부모가 인간면역결핍바이러스(HIV, Human Immunodeficiency Virus)나 후천면역결핍증(AIDS, Acquired Immune Deficiency Syndrome)에 대해서는 잘 알고 두려워하지만, 급속도로 퍼지는 다른 성병에 대해서는 문외한인 경우가 많다. 다른 성병에 대해서도 알고, 경각심을 가져야 한다. 성병 중에서도 발생빈도가 높은 세 가지 성병을 소개한다.

- 인간유두종바이러스(HPV, Human PapillomaVirus) 통계에 따르면, 만 15~24세 연령대의 9,200만 미국인에게 퍼진 바이러스성 감염이다. 이 바이러스는 생식기 주변의 피부를 감염시키기 때문에 콘돔을 해도 전염을 완전히 막지는 못한다. 대학건강센터의 통계자료에 따르면, 여대생의 33%가 이 바이러스에 감염되었다고 한다. 현재로서는 이 바이러스에 대한 치료책이 특별히 없고, 외음부 및 신체 다른 부위에 사마귀를 일으키는 것 외에 두드러진 증상도 없다. 이 바이러스에 감염된 여성은 나중에 자궁경부암에 걸릴 확률이 아주 높다.

- 클라미디아(Chlamydia) 박테리아성 감염이다. 통계에 따르면, 만 15~24세 연령대에서 매년 1,500만 건의 신규사례가 발생하는 병이다. 초기에 발견하면 효과적으로 치료할 수 있지만, 걸려도 남녀 모두에게 특별한 증상이 나타나지 않아서 진단받고 치료받는 경우는 거의 없다. 이 박테리아성 감

염은 여성 신체에 퍼져서 자궁 및 나팔관 조직에 상처를 입히며, 제때 치료받지 못하면 장차 임신가능성이 희박해진다.

• 트리코모나스 질염(Trichomoniasis) 남성의 요로와 여성의 질 및 요로에서 활성화되는 단세포 원충에 의해 감염된다. 미국보다는 개발도상국에서 흔히 발병한다. 통계에 따르면, 만 15~24세 연령대에서 매년 100~200만 건의 신규사례가 발생한다. 남녀 모두 감염증상이 거의 없고, 여성 중에는 감염증상이 아예 없는 경우도 있다. 이것에 감염되면 인간면역결핍바이러스에 감염될 가능성도 훨씬 높고 여성의 경우 조산아를 출산하기 쉽다.

앞의 청소년 성관계, 임신, 성병에 관한 통계를 통해 본 바와 같이, 오늘날 올바른 성적 신념이 뿌리째 흔들리고 있는 이 사회에서 성적 순결함을 지키기란 무척 어려운 일임을 실감할 수 있다. 그만큼 우리 아이들이 성적 순결함을 지키기 위해서 중무장해야 하고, 또 아주 강하게 서 있어야 한다는 사실을 깨달을 수 있다. 아이들이 이 막중한 임무를 완수할 때까지 부모가 어떻게 도움을 줄 수 있을지 알아보자.

성관계의 위험에서 자녀를 지키는 법, 어디서 배울까?

앞에서도 말했듯이 성은 하나님이 주신 놀라운 선물이다. 우리 자녀가 이 선물을 순결하게 지키는 방법은 어디서 배워야 할까?

대중매체? 아니다!

대중매체에서 배우다니, 어림도 없는 일이다. 선정적이고 자극적인 기사가 쏟아지는 신문, 성적인 유머가 난무하는 시트콤과 성행위를 적나라하게 보여주는 TV 드라마, 그리고 선정적인 가사의 최신유행가에서 야한 성적 묘사를 담고 있는 최신영화에 이르기까지, 대중매체는 성생활이라는 선물을 아이들에게 영적으로 이해시키기 위해 노력하는 부모에게는 사실상 최악의 적이다.

인터넷? 아니다!

각 가정에 24시간 내내 흘러들어오는 거대한 정보의 바다, 인터넷은 어떠한가? 최근 뉴스기사에 따르면, 작년 만 10~19세 아이들 5명 중 1명은 인터넷상에서 성적인 내용을 접해본 적이 있다고 한다. 인터넷은 지난 15년 동안 놀라우리만치 눈부시게 발달해왔으며, 인터넷만큼이나 성적인 비행을 공격적으로 조장하는 것은 없다. "정신을 차리고, 깨어 있으십시오. 여러분의 원수인 악마가, 우는 사자 같이 삼킬 자를 찾아 두루 다닙니다."(벧전 5:8~9)라고 했던 사도바울의 말씀이 가장 잘 적용되는 예가 인터넷이다. 포르노 유포자와 실제 성적 약탈자들은 인터넷 채팅룸, SNS, 성적인 내용이 담긴 이메일, 저속한 팝업창 광고, 무료 포르노 제공 및 기타 다양한 방법을 통해 우리 자녀들에게 성적 유혹의 손길을 뻗치고 있다.

세상의 비기독교적인 성교육? 아주 조금은!

학교 및 지역공동체에서 실시하는 비기독교적 성교육 프로그램들은 청소년들에게 성생활에 대한 정보를 얼마간은 정확하게 제공하지만, 그런 프로그램의 도덕성에 대해서는 의구심이 든다. 많은 프로그램이 가치중립적인 태도를 취한다고 하지만, 실제로는 인간의 성생활을 순수 생물학 대하듯 하면서 성에 대해 왜곡되고 제한된 이미지만 부각하는 등 가치중립적인 태도를 취하지 않고 있다.

예를 들어, 에이즈 위기로 한참 시끄러웠을 때, 어느 두 사람의 성교육자는 성교육에 대한 목표를 어느 유명한 잡지에 다음과 같이 피력했다. 먼저 성적 접촉 횟수를 제한하는 부정적인 성교육을 중지해야 하고, 자유롭게 성적인 행동을 할 수 있도록 가르쳐야 하고, 모든 십대가 피임제를 피부에 이식하여 일시적인 불임이 가능하도록 하고, 언젠가는 동성 및 이성, 인종과 세대 간 벽을 넘어서서 성적 표현을 할 수 있도록 해야 한다고 말이다.

또 어느 대학의 성생활 교과서에서는 성생활 및 성도덕성에 관한 전통적인 기독교시각을 종종 강압적이고 파괴적이라고 주장한다. 혼전동거에 대한 과학적 연구결과, 동거하는 사람들은 결혼한 사람들에 비해 관계에서 오는 안정감이나 만족감이 적고, 욕설을 퍼붓고 학대하는 일이 더 잦으며, 성적 만족도도 낮다고 밝혀졌는데도, 동거가 결혼을 준비하기에 앞서 혹은 궁합을 맞춰보는 데 효과적인 방법이라고 종종 말하기도 한다. 또한 인간이 합법적으로 성적 본능을 표현하는 방법으로 이성 간 성관계 외에 동성 간 성관계를 나란히 제시함으로써, 지속적으로 동성애를 주류에 끌어들이고 있다.

세상의 비기독교적인 성교육은 아이들이 생물학적 정보를 얻는 데 도움이 될 수는 있지만, 도덕성을 전혀 담보할 수 없는 파괴적인 방법임을 잊지 말아야 한다.

교회? 교회가 담당하기에 앞서 먼저 해결해야 할 것들이 있다

우리는 교회 내에서 진정한 우리의 아군을 찾아나가고 있다. 성경적으로 건전한 교회들은 부모가 성교육에 앞장서도록 많은 지지를 보내고 있다. 때로는 직접 교회가 아이들에게 성교육을 하면서 그리스도인 부모의 일을 대신해주기도 하지만, 그 진행속도가 너무 느려서 아이들이 이미 문화적으로 부정적인 영향을 받은 후에 이루어지는 경우가 많다. 청소년들의 성생활을 이해하고 지지해주려면, 부모와 교회 간의 새로운 협력관계가 필요하다.

부모와 교회가 협력하자

십대 자녀들이 성적 행위로부터 자신을 지켜낼 수 있는 힘은, 첫째, 자녀가 적어도 부모 중 한 사람에게라도 친밀감을 느끼는가, 둘째, 자녀가 종교적인 믿음에 진지하게 헌신하는가이다. 부모 중 한 사람에게라도 친밀감을 느끼고, 부모와 함께 대화할 수 있는 십대는 성적 행위를 강요하는 또래친구들에게 적절하게 대응한다고 한다. 또 그리스도인으로서의 믿음이 있는 십대는 성적 순결함을 지키기 위해 애쓴다고 한다.

자녀 성교육, 지금 당장 시작하라

성이 하나님이 인간에게 주신 선물이듯 성교육 또한 부모가 자녀에게 주는 선물이다. 우리가 지금 이 책을 읽고 있는 이유는 사랑하는 자녀에게 그 선물을 주고 싶기 때문이다. 그러므로 어떤 식으로든 자녀와 대화하여 당면한 문제를 개선해야 한다.

늦게나마 성교육을 시작했다는 것이 중요하다. 하나님은 우리 속에서 선한 일을 하고 싶어 하시며, 그 일을 끝마칠 때까지 계속 노력하길 원하시는 분이라는 것을 기억하자.(빌 1:6) 하나님은 언제든지 우리가 준비되었을 때 기꺼이 선한 일을 시작하고자 하신다. 더 빨리 시작했으면 좋았겠지만, 아직도 늦지 않았다. 바로 지금이 하나님의 시각으로 시작할 가장 놀라운 때임을 확신하자.

자녀가 몇 살이든 당장 성교육을 시작해야 한다. 아직 준비가 덜 되었다든지, 아니면 너무 늦어버렸다는 이유로 미루어두어서는 안 된다.

자녀 성교육의 12가지 원칙에 따라 아이들과 대화를 나눈다면 반드시 그 열매를 맺을 것이다. 이제껏 성에 대한 대화를 꺼내기를 주저했다고 자녀에게 솔직하게 얘기하고, 또 이러한 대화를 너무 늦게 시작해서 어떤 이야기부터 해야 할지 당황스럽다고 고백하라. 부모가 자녀 앞에서 항상 강하고 완벽해야 하는 것은 아니다. 자녀와 성에 대해 대화를 나누는 것이 불편하고 압박감도 느끼지만 어쨌든 부모는 부모로서의 성교육의 임무를 수행해나가고 있으며, 자녀를 깊이 사랑하기 때문에 자신의 당황스러움이나 불편함을 기꺼이 감수하고 있다는 점을 자녀에게 보여주면 된다. 자녀에 대한 사랑의 수고는 반드시 열매를 거둔다는 사실을 기억하자.

자녀와의 관계를 정직하게 평가하라

지금 자녀와의 관계가 어떠한지 정직하게 평가해보라. 자녀 성교육을 위해서도 노력해야 하지만, 본질적으로 자녀와의 관계를 향상시키기 위해 꾸준히 노력해야 한다.

자녀의 믿음을 평가하라

그리스도 안에서 자녀의 믿음을 정직하게 평가해보라. 여러분은 아이의 믿음을 키우기 위해 최선을 다했는가? 성경공부, 성경구절 암기, 가정예배 등을 거르지 않고 꾸준히 시켰음을 강조하며 최선을 다했다고 말하지 마라. 믿음이 아직 부족한 아이는 부모의 이러한 행동이 자신을 숨 막히게 한다고 여길 수도 있다. 아이의 믿음을 키우는 데 무엇보다 필요한 건 부모의 믿음이다. 부모와 하나님의 관계가 '전염성이 강한 병'이 될 정도로 살아 있다면, 자녀는 자연스레 믿음의 영향을 받게 될 것이다. 또한 아이들은 같이 학교를 다니는 믿음의 친구, 주일학교, 교회공동체 및 믿음공동체에게서 믿음의 영향을 받는다. 자녀가 그리스도 안에서 깊고 신실하게 믿음이 성장하도록 기도하라.

자녀를 위해 기도하라

아이들의 건강, 아이들에 대한 걱정거리, 아이들이 성장했으면 하는 부분에 대해 규칙적으로 기도해보라. 예를 들어, 에베소서 (6:13~17)에 나오는 하나님의 무기 목록을 따라 하나님이 아이들을 무장시켜주시기를, 갈라디아서(5:22~23)에 나오는 성령의 열매를 맺기를, 마태복음(5:1~12)에 나오는 예수님의 산상설교 속의 팔복을 맛볼 수 있기를 기도하라.

하나님은 기도를 통해서 일하시며, 부모뿐 아니라 자녀들의 기도를 기다리신다. 기도를 통해 하나님은 부모와 자녀의 삶에 깊이 관여하시는데, 부모가 자녀와 함께 큰 소리로 기도한다면, 기도를 통해 자녀는 부모의 희망과 가치를 알게 된다. 부모와 자녀가 함께 하는 기도는 그 자체로 이미 자녀에게 엄청난 영향을 미친다. 특히 자녀의 미래배우자를 위해 자녀와 함께 기도하라. 미래배우자의 성장과 보호, 그리고 성적 순결함을 위해 기도하라. 이를 통해 우리 자녀는 청소년기 동안 그들의 결정이 얼마나 중요한지 더욱 깊이 깨닫게 될 것이다.

자녀에 대한 기도를 미루지 마라. 시간이 안 된다고 상황이 여의치 않다고 핑계 대지 말고 지금 당장 시작하라! 하나님은 여러분의 노고를 높이 알아주실 것이다. 그분은 시작의 하나님이시며, 과거에 얽매이지 않게 하시고 새로운 모험을 향해 우리를 나아가게 하는 분이심을 기억하라.

그리스도인의 성혁명에 동참하라

성생활 영역의 유능한 저자인 팀 스태포드(Tim Stafford)는 잘못된 성문화로 오염된 이 세상에서 우리 자녀들이 순결하게 자랄 수 있도록, 그리스도인이 성에 대항하는 문화를 창조해야 한다고 주장한다. 그는 하나님의 방법으로 성생활을 누리는 공동체를 지켜보도록 전 세계가 성혁명에 동참해야 한다고 독려한다.

성교육의 궁극적인 목적은, 성생활을 비롯한 삶의 모든 영역에서 하나님의 영광을 드러낼 수 있도록 아이들의 성품을 형성하는 데 있다. 아이들은 삶에서 선택하고 행동하며 그들이 드러내는 성품으로 하나님을 기쁘시게 할 것이다. 그러므로 우리는 아이들이 십대시기에 무엇을 선택하는지 잘 살펴보아야 한다. 또한 십대를 지난 시기도 내다볼 수 있어야 한다. 자녀들이 어떠한 성인으로 자랄지 부모가 꿈을 가져야 한다.

아이들을 전인적 인간으로 키우겠다는 인식을 가지고 성교육을 해야 한다. 십대의 아이들이 성적 유혹에 맞서 싸우게끔 도울 뿐 아니라, 성생활을 이해하고 받아들이는 영적인 사람이 될 수 있도록 준비시켜야 한다. 이 토대 위에서만 아이들은 성행위의 유혹을 물리치고, 올바른 선택을 할 수 있으며, 결혼한 뒤에도 하나님의 선물을 만족스럽게 즐길 수 있을 것이다.

성적 표현의 위험성을 무시하는 성교육은 하나님의 뜻을 벗어난 것이며, 잘못된 결과를 낳기 쉽다. 반대로 성적 표현의 위험성을 너무 강조해도 문제가 된다. 아이들이 결혼하고 나서도 하나님이 원하시는 열매를 맺지 못할 수 있기 때문이다.

진정으로 자녀에게 최선의 것을 주고 싶은가? 자녀에게 최선의 것을 주기 위해 기꺼이 희생하고 노력할 준비가 되어 있는가? 그렇다면 하나님이 원하시는 자녀 성교육에 눈을 열고 귀를 열어 힘써 배워야 한다.

Chapter 03

자녀 성교육은 곧 성품교육이다

"자, 봐! 끝까지 하자는 게 아니잖아. 그냥 만지기만 할게! 린디, 넌 내가 좋다며? 나도 진짜 네가 좋아. 남자랑 여자가 몸으로 애정을 표현하는 건 자연스러운 거야. 좋아하는 사람 끼린 다 이렇게 표현해! 그리고 나 혼자만 좋다고 이러는 거야? 너도 날 만지라고. 그렇게 우린 서로를 느끼는 거야. 어서!"

린디는 보호자를 동반하지 않는 중학교 2학년 현장학습을 다녀오는 길이다. 절망적인 심정으로 주위를 둘러보지만, 버스 안은 어둡고, 선생님은 지쳐서 버스 앞자리에 앉아 고개를 숙인 채 잠들어 있다. 다른 남학생과 여학생들은 짝 맞춰 앉아서 애무하는 중이다. 그들은 목부터 무릎까지 외투를 덮고 앉아 있어서 그 속에서 무슨 일이 일어나고 있는지 전혀 알 수 없다.

린디와 데렉은 3주 전부터 사귀기 시작했으며, 린디는 데렉을 진심으로 좋아한다. 데렉은 이제껏 적극적이지 않았다. 가볍게 입맞춤을 한 게 다였다. 린디는 집으로 돌아오는 길에 데렉과 같이 앉지 말았어야 했다는 생각이 들자 두려움, 흥분, 죄의식, 호기심, 혼란스러운 감정이 한꺼번에 밀려온다. 어떻게 해야 하지? 데렉에게서 강요당하는 느낌이 든다. 이 아이는 나를 정말 좋아하는 것 같은데, 사랑은 표현하는 게 맞지 않나? 만약 내가 "그만둬!"라고 말한다면 그는 뭐라고 대꾸할까? 엄마가 애무에 대해 얘기했던 것이 기억나는데, 그때 엄마는 왜 애무가 옳지 않은지 분명히 말해주지 않으셨다. 하나님과 예수님은 데렉이 원하는 행위를 내가 하길 바라실까? 단순히 만지기만 하는 건데도 예수님은 염려하실까? 난 어떻게 해야 하지?

　버스 안과 같은 상황이 닥쳤을 때, 과연 린디는 학교 성교육시간에 배운 생물학적 사실을 떠올리며 자신의 행동을 결정할까? 그렇지 않다. 린디의 행동은 성품과 연관이 있으며, 어떻게 행동할지에 대한 판단은 그녀가 지금 어떤 사람인가에 달려 있다.

> **성교육 제1원칙**
> 성교육의 목적은 올바른 성품형성에 있다.

　성교육은 단순히 성에 대한 지식을 알려주는 선에서 끝나서는 안 된다. 지식제공은 성교육과정의 일부분일 뿐이다. 아이들의 성징형성은 그들의 전반적인 성품과 밀접한 관련이 있으므로 그 무엇보다 부모의 역할이 중요하다. 애석하게도 부모가 놓치기 쉬운 부분이기도 하다.

Chapter 01에 언급한 신명기 6장의 구절을 다시 생각해보자. 영적인 가정의 우선순위는 하나님의 법에 대해 깊이 생각하고 하나님의 사랑과 인도하심을 믿고 따를 수 있도록 아이들을 계속 가르치는 것이다. 우리는 "(우리가) 집에 앉아 있을 때나 (우리가) 길을 갈 때나, (우리가) 누워 있을 때나 (우리가) 일어나 있을 때나"(7절) 부지런히 가르쳐야 한다.

부모가 하나님의 명령에 순종하면, 부모의 믿음은 자녀의 믿음에도 영향을 끼친다. 하나님에 대한 순종이야말로 올바른 자녀양육의 기초이다. 가르침은 삶에서 시작되어야 한다. 부모가 삶에서 하나님께 순종하고 있다는 것은 하나님이 그들 삶에서 일하시고 계시다는 증거이다. 하나님의 진리에 따르는 것은 삶 전체와 밀접하게 연결되어 있으므로 그 믿음은 가정의 모든 일에 영향을 미친다. 이와 같이 아이들이 하나님이 주신 명령을 기쁘게 순종하고 그 법을 배울 수 있게 하며 자녀의 성품형성을 도와야 한다.

이렇게 형성된 성품은 중학교 2학년 현장학습에서 돌아오는 버스의 뒷좌석에서 린디가 어떻게 행동할지를 결정할 것이다. 이처럼 부모는 자녀의 성품형성에 가장 중요한 영향력을 끼친다. 자녀를 어떻게 양육할 것인가에 대한 자각 없이 무책임하고 제멋대로 가르칠 수도 있고, 책임감을 갖고 미리 준비하여 사려 깊게 가르칠 수도 있다. 어느 쪽을 선택할 것인가는 하나님의 도우심 아래 여러분의 몫이다.

성교육 제2원칙
부모는 가장 중요한 성교육 선생님이다.

부모는 자녀에게 어느 누구보다도 강력한 영향력을 끼칠 수 있는 존재다. 그만큼 아이에게 가장 중요한 성교육 선생님이 될 수 있다는 얘기다. 어떻게 가르칠 수 있는지 살펴보자.

- 부모의 말로 아이들을 가르친다.
- 부모의 행동으로 아이들을 가르친다.
- 자녀 앞에서 부모가 어떤 사람인가를 가르친다. 이것은 가장 강력한 교수법으로, 아이들은 부모가 살고자 하는 삶의 본질을 스펀지처럼 그대로 흡수한다. 부모의 삶 자체가 아이들에게 전해주는 하나의 이야기이다.

부모는 자신의 삶의 모습을 통해 하나님의 성품을 드러낸다. 결혼생활에서 부부가 서로에게 대하는 모습을 보면서, 자연스레 아이들은 하나님의 성품을 배운다. 이는 에베소서 5장의 주요내용이기도 하다. 그러므로 그리스도인은 예수님과 교회와의 관계를 통해 결혼생활을 배우고, 나아가 아이들에게 모범이 되는 모습을 보여 아이들을 훈육해야 한다.

자녀의 성품을 쌓게 하는 벽돌들

자녀의 성품은 어떻게 형성되는 것일까? 자녀의 성품형성에 큰 영향을 미치는 핵심개념은 자녀의 욕구, 가치, 신념, 기술, 지지이다. 아래의 그림은 우리의 욕구가 배, 곧 내장이라는 성경적 비유를 들어 나타낸 것이다. 가치는 가슴에 해당하며, 핵심신념은 이성을 형성한다. 기술은 우리가 행동할 수 있게끔 도와주는 뼈와 근육이다. 지지는 우리에게 다가오는 도전에 대항하도록 도와준다.

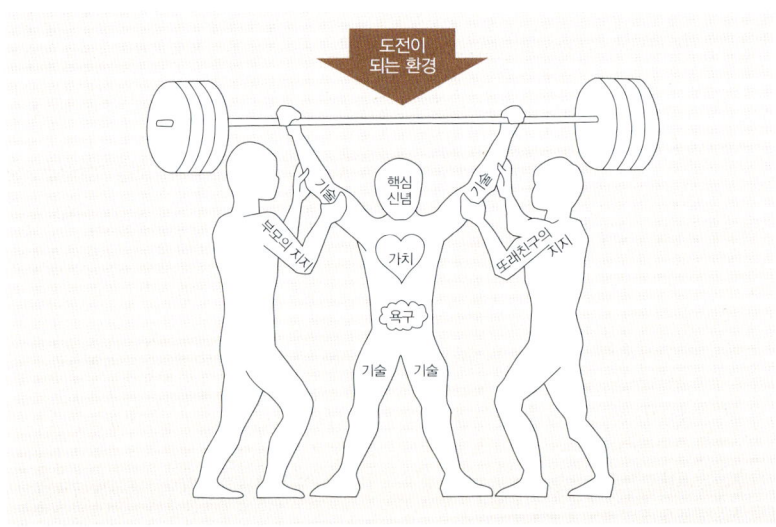

장거리 육상선수가 훈련하는 모습을 떠올려보자. 그가 경기에서

승리할 수 있었던 주된 요인은, 적절한 수면과 훈련시간, 균형 잡힌 영양식단 등이 갖추어져 있었기 때문이다. 또한 노력을 쏟아붓고 싶을 만한 가치가 존재했기 때문이다. 이를테면, 부모님의 인정을 받고 싶다든지, 남자친구에게 깊은 인상을 남기고 싶다든지, 대학장학금을 받기 위해서라든지, 그리스도를 전하기 위한 능력을 향상시키고 싶다든지, 어떤 동기든 괜찮다. 그리고 "달리기는 중요해.", "나는 이 종목에서 두각을 나타낼 거야.", "코치의 지도를 신뢰할 수 있어."와 같은 믿음처럼 노력을 지지할 핵심신념이 있어야 한다.

올바르게 사고하고 행동하기 위해서는 기술도 필요하다. 사고하는 기술은 어느 정도의 속도로 달릴 것인가, 경기를 위해 어떤 전략을 짤 것인가, 언제 얼마나 연습할 것인가 등이다. 행동하는 기술은 경기에 필요한 단순 육체적인 능력 및 발을 헛디뎠을 때 바로 서는 순발력 등을 말한다. 마지막으로 지지는 정체성 형성에 큰 영향을 준다. 이를테면 큰 경기를 앞두고 밤에 한숨도 못 자게 하는 룸메이트나 적절한 도움을 주지 못하는 코치가 옆에 있다면 실력발휘에 지장이 있을 것이다. 하지만 경기 전에 코치의 훌륭한 가르침과 가족이나 친구들의 응원이 있다면 결승선에 다다를 때 큰 차이를 보일 것이다.

욕구, 가치, 신념, 기술, 지지, 이 5가지는 자녀의 성품과 성징을 쌓게 하는 벽돌과 같다.

우리의 자녀가 만약,

- 가족이나 친구를 통해 관련성과 중요성의 욕구를 이해하고 채운다면,
- 하나님이 가치 있다고 여긴 것을 자신도 가치 있게 여긴다면,
- 하나님이 주신 성적 본성을 믿고 올바른 성인식을 가지고 있다면,
- 올바른 선택에 대해 용기와 확신을 가지고 행동할 수 있는 기술이 있다면,
- 부정적인 태도보다는 긍정적 지지를 더 많이 가지고 있다면,

자녀는 하나님의 뜻에 따른 순결한 삶을 살아갈 것이다.

성품벽돌 1. 욕구

모든 인간은 욕구를 가지고 있다. 기본적인 생리적 욕구가 충족되면, 심리적 욕구인 관련성과 중요성(사랑과 일)의 욕구를 충족하려고 한다. 그러나 욕구를 완전히 채울 수는 없다. 마치 음식에 대한 욕구처럼 계속해서 채워야만 한다.

뼈를 튼튼하게 하는 데 필요한 칼슘섭취에도 결정적인 시기가 있는 것처럼, 유년기는 자녀들이 살면서 욕구에 대해 어떤 경험을 할 것인가를 판가름하는 아주 결정적인 시기이다. 따라서 유년기에 필요한 욕구가 적절히 채워진다면, 자녀들은 삶의 도전을 이겨낼 정도로 생명력 있는 건강한 청소년기와 성인기를 맞이하게 될 것이다.

창세기를 보면, 욕구에 대한 다음과 같은 이야기가 나온다. 하나

님은 세상을 아담과 하와가 지배하도록 하셨는데(창 1:26), 이는 하나님이 만드신 질서이다. 2장에서 하나님은 최초의 사람인 아담을 에덴동산에 두시고 "그곳을 맡아서 돌보게 하셨다."(15절) 하나님은 개인적인 기쁨과 욕구를 뛰어넘는 중요한 목적을 위해 우리를 만드셨다.

아담에게 선악을 알게 하는 나무의 열매를 먹지 말라고 명령하신 후에 하나님은 말씀하셨다. "남자가 혼자 있는 것이 좋지 않으니, 그를 돕는 사람, 곧 그에게 알맞은 짝을 만들어주겠다."(18절) 하와가 아담 앞에 섰을 때, 아담은 말했다. "이제야 나타났구나, 이 사람! 뼈도 나의 뼈, 살도 나의 살, 남자에게서 나왔으니 여자라고 부를 것이다." 구절은 계속된다. "그러므로 남자는 아버지와 어머니를 떠나 아내와 결합하여 한 몸을 이루는 것이다."(23~24절) 하나님은 최초의 남자와 여자에게 자식을 낳고 번성하라고 명령하셨는데, 이는 성관계 없이는 불가능한 것이다. 그 관계의 열매로서 새로운 생명이 태어난다.

관련성의 욕구

관련성에 대한 욕구는 사랑하고 사랑받고자 하는 욕구, 지지하고 지지받고자 하는 욕구이다. 사랑하고 사랑받으며 살고 싶은 욕구는 인간 삶의 기초적인 욕구로, 그러한 안정감은 유대 없이는 불가능하다. 특히 성적인 문제는 유년기에 사랑받지 못하고 거부당

한다고 느낀 사람들에게 주로 발생한다. 결국 관련성에 대한 욕구가 제대로 채워지지 않아서 생겨나는 셈이다. 관련성의 욕구를 제대로 채우지 못한 사람들은 다른 관계를 통해 부족한 관련성의 욕구를 채우려고 한다. 그러나 끝내 채우지 못하고 사랑에 목마른 상태로 성장하게 되고, 성 중독증에 빠지기 쉽다. 따라서 관련성의 욕구는 성장하는 자녀에게 꼭 채워주어야 할 욕구임을 잊어서는 안 된다.

관련성의 욕구를 충족시켜주는 빠르고 간단한 길은 안타깝게도 없다. 더군다나 가족마다 진정한 사랑과 인정을 표현하는 방식이 다르고 아이들마다 개인적인 욕구가 달라서, 어떤 아이는 하루에 한 번만 안아주어도 욕구가 채워지지만 어떤 아이는 줄기차게 사랑을 확인시켜주어야 하는 경우도 있다. 또 아이들의 욕구는 그때그때 시간에 따라 다른데, 마음을 다해 반응하는 부모는 자녀의 변화하는 욕구를 본능적으로 파악하여 아이들의 욕구를 채워주기 위해 노력한다.

지금 아이들의 삶의 기초가 되는 관계가 부모라면, 부모는 관련성의 욕구를 채워주어야 한다. 자녀들이 부모에게 사랑받고 인정받고 있다고 느낄 수 있도록 노력해야 한다. 부모의 말을 이해할 수 없는 아기일 때부터 아이의 눈을 들여다보며 기쁨과 따뜻함과 사랑을 표출하고 사랑하는 마음으로 안아주어야 한다. 그것이 아이를 가장 깊게 인정해주는 표현이므로.

중요성의 욕구

하나님은 모든 사람이 천직을 가지길 바라시며, 중요하고 의미 있는 일을 하기를 원하신다. 여기서 천직은 직업과 동일할 수도 있고 아닐 수도 있다. 또 의미 있는 일이란 거창한 성공을 일컫는 건 아니다. 사실 의미 있는 일에는 영적이니 세속적이니 하는 것도 중요하지 않다. 사도바울이 당시 자유인으로부터 철저히 천대받는 일을 했던 노예에게 전해준 가르침을 통해 성경적 의미를 다시 한 번 살펴보자.

> 종이 되신 여러분, 모든 일에 육신의 주인에게 복종하십시오. 사람을 기쁘게 하는 자들처럼 눈가림으로 하지 말고, 주님을 두려워하면서, 성실한 마음으로 하십시오. 무슨 일을 하든지 사람에게 하듯이 하지 말고, 주님께 하듯이 진심으로 하십시오. 여러분은 주님께 유산을 상으로 받는다는 사실을 기억하십시오. 여러분은 주 그리스도를 섬기는 분들입니다. (골 3:22~24)

주님을 위해서 한다면 그 어떤 일이라도 중요한 일이다. 주님을 위해 더러워진 기저귀를 갈고, 주님을 위해 쓰레기통을 비우고, 주님을 위해 컴퓨터프로그래밍을 하고, 주님을 위해 기기를 설치하고, 주님을 위해 교회를 인도할 수 있다.

자녀의 중요성에 대한 욕구를 충족시키는 일은 현재지향적인 동시에 미래지향적이다. 자녀의 중요성의 욕구를 채워주는 과정에서 자녀의 미래 삶을 엿볼 수 있기 때문이다. 아이에게 가족 내 중요한 역할을 주고, 아이가 하는 일을 존중하라. 이러한 경험을 통해 아이는 중요성의 욕구를 채울 수 있다. 아이가 숙제나 방청소를 제대로 해냈는지 살펴보는 것보다 아이가 친구와 어떻게 노는지 또 아이의 친구관계가 어떤지를 살펴보는 것이 무엇보다 중요하다. 이 모습을 보면, 아이의 인생 전체의 양상을 살펴볼 수 있기 때문이다. 아이들이 소명을 받아 하나님의 일을 하려 하는지 눈여겨보아야 한다.(눅 2:49)

또한 아이의 삶을 기대해주고 격려해주라. 공부에서, 운동에서, 교제에서 성장하고 있는 재능과 능력을 인정해주라. 하나님이 아이들을 위해 준비하신 미래와 하나님의 왕국에 기여할 그들의 능력을 부모가 기대하고 있음을 알려주라. 아이는 미래에 대한 중요성을 인식하게 될 것이다.

부모와의 정서적 친밀감 및 학문적 자신감은 자녀 성교육에 깊은 영향을 미친다. 부모와 친밀한 아이들이나 학교생활을 잘하는 아이들은 성관계와 임신을 피하는 경향이 있다. 부모와 친밀한 아이들은 관련성의 욕구가 충족되고, 학교생활을 잘하는 아이들은 중요성의 욕구가 채워져 성적인 문제를 덜 일으킨다.

관련성과 중요성에 대한 자녀의 욕구를 이해하고, 충족해주려고 노력하는 것은 자녀의 성품형성을 위한 기초를 놓는 것과 같다. 관련성과 중요성의 두 욕구는 자녀들이 용기를 가지고 세상을 직면해서 하나님이 축복하실 만한 결정을 할 수 있는 기초가 된다. 부모에게 충분히 기대와 사랑을 받고 데이트하러 가는 16세 소녀와 환멸과 절망 속에서 자신을 사랑해주고 받아줄 누군가를 갈망하는 소녀의 차이를 생각해보라. 성관계를 강요당할 때, 어느 소녀가 올바른 결정을 내릴 수 있을까?

성품벽돌 2, 가치

관련성과 중요성의 욕구가 최종목적지라면, 가치는 어떻게 거기에 이를 수 있는지 알려주는 나침반과도 같다. 가치는 매 순간 관련성과 중요성을 추구하는 데 도움이 된다. 일반적으로 우리는 사랑받고 중요한 존재가 되려고 직접적으로 노력하기보다는 우리가 꿈꾸는 가치, 목표, 또는 목적을 이루려고 노력하는데, 그 과정에서 자연스레 관련성과 중요성의 욕구가 채워지기 때문이다.

그런데 가치는 처음부터 존재하는 것이 아니다. 관련성과 중요성에 대한 욕구는 사람이 그것을 느끼든 느끼지 못하든 상관없이 존재하지만 가치는 성장하면서 자신에게 맞는 가치를 받아들임으로써 비로소 존재하게 된다. 이때 가치는 사람의 성품형성에 큰 몫을 하는데, 그것은 무엇에 가치를 두는가를 기반으로 사람의 성품이 형성되기 때문이다. 따라서 아이가 어떠한 가치를 받아들이는

데 부모가 가장 중요한 영향력을 행사하므로 아이가 바람직한 가치를 받아들여 올바른 성품을 지닐 수 있도록 부모가 힘써야 한다.

선택으로 가치를 말한다

자신이 세운 목표나 가치를 중요하게 여기는지의 여부는 그들이 선택하는 것을 보면 판단할 수 있다. 예를 들어 아이들과 함께 보내는 시간을 소중히 여긴다고 말은 하지만, 실상은 자녀들과 전혀 시간을 보내지 않는 아버지는 자신이 세운 목표나 가치를 중요하게 여기지 않는다는 사실을 행동으로 보여주는 것이다. 사람들은 때로 자신이 무엇을 소중히 여기는지 잘 모르고, 실제로 소중히 여기는 것보다 소중히 여겨야 하는 것에 대해서 더 잘 알고 있다.

자녀는 부모의 삶을 통해 부모가 무엇을 가치 있게 여기는지 이해하며, 책을 읽듯 부모를 읽어낸다. 부모라면 현재 자신이 어디에 가치를 두고 시간을 쓰는지 정확히 평가해보고, 스스로에게 다음과 같이 물어보라. "내가 아이들에게 가르치고자 하는 목표나 가치가 이것이었던가? 이것이 진정 중요한가?"

칭찬으로 가치를 말한다

칭찬하는 모습만 봐도 우리는 어디에 가치를 두고 있는지 바로 알 수 있다. 학교성적이 좋고 특기가 있는 자녀의 모습을 칭찬하는가? 아니면 아이들과 잘 어울리고, 아이들에게 인기가 있고, 자립심이 있고, 용기 있는 자녀의 모습을 칭찬하는가?

우리는 그리스도인으로서 아이들에게 심어주고자 하는 가치에 대해 고민해볼 필요가 있다.

살아 있는 믿음 살아 있는 믿음은 아이의 미래를 위해 정말 중요하다. 부모는 스스로 믿음의 본이 되어, 믿음이 얼마나 중요한지 자녀에게 이야기하고, 자녀들이 믿음을 표현할 때마다 칭찬해주어 믿음의 가치를 자녀들의 마음속에 심어주어야 한다. 우리 부부는 종종 우리 세 아이들에게 이렇게 말하곤 했다. "우리는 너희가 학교나 학원, 주일학교에서 잘 지내주어서 아주 기쁜단다. 그런데 진짜 중요한 것은 너희가 온 마음으로 하나님을 사랑하고, 순종하고, 따르는 것을 잊지 않아야 한다는 거야. 그렇게 하면 너희는 비로소 가치 있는 삶을 살게 될 거야. 우리 삶에서 가장 중요한 것이지. 하나님은 지금 너를 부르셔서 학생 혹은 운동선수 등의 역할에 최선을 다하라고 말씀하셔. 네가 하나님을 위해 그 일을 해내면, 하나님은 기뻐하실 거야."

그리스도인의 미덕 그리스도인에게는 '그리스도인의 미덕'이라는 가치가 있는데, 자녀들에게 이 가치를 심어주는 건 아주 중요하다. 어떤 놀라운 결과나 성취를 뛰어넘어 믿음, 소망, 사랑(고전 13:13)이라는 그리스도인의 미덕을 실천할 때 아이들은 성공하고 축복받을 것이다. 바로 예수 그리스도에 대한 살아 있는 믿음을 가지고 있기 때문이다. 갈라디아서(5:22~23)에 기록된 성령의 열매인

'사랑, 기쁨, 화평, 인내, 친절, 선함, 신실, 온유, 절제'도 그리스도인의 미덕에 속한다. 부모는 자녀의 내면에 그리스도인의 미덕이 성장하도록 가르쳐야 한다. 냉소주의와 상처가 난무한 시대에, 자녀에게서 온유의 열매를 거둘 수 있겠는가? 충동과 방탕이 그치지 않는 오늘날, 자녀에게 절제를 가르치고 있는가? 즉각적인 답과 성공만을 요구하는 지금, 자녀에게 인내를 소중히 여기도록 가르칠 수 있겠는가?

순결과 정조 결혼하지 않은 사람이 절제하며 순결을 지키는 것은 하나님 보시기에 좋은 일이다. 자녀들에게 순결과 정조를 소중히 여기도록 가르치고 있는가? 하나님과 미래배우자에 대한 맹세를 성실히 지키도록 자녀들을 가르치고 있는가? "예."라는 대답을 할 수 없다면, 지금부터라도 가르쳐야 한다. 물론 성적인 느낌이나 그로 인한 갈등이 나쁘다는 의미는 아니다. 우리가 하나님이 만드신 대로 성적이면서도 순결하도록 노력해야 한다는 뜻이다. 하나님과 미래배우자와 사랑하는 친구들과의 관계를 향한 아이들의 깊은 욕구는 순결함이라는 하나님의 기준대로 살 때, 가장 풍족히 채워질 수 있다.

성품벽돌 3, 신념

욕구가 최종목적지이고, 가치가 나침반이라면, 신념은 우리 삶을 어떻게 살아가야 할지 알려주는 지도와 같다. 자녀는 부모의 삶을 보면서 신념을 형성하는데, 올바른 신념이 확립되지 않으면 삶의 위기상황에서 큰 어려움을 겪게 된다.

다음은 왜곡된 신념과 올바른 신념을 나타낸 표이다.

왜곡된 신념	올바른 신념
• 모든 면에서 잘해야만 하나님이 나를 받아들이신다. • 최악의 상황에서도 삶은 편안하고, 공정하고, 평화롭고, 행복해야 한다. 만약 지금 내 삶이 그렇지 않다면 약한 믿음 때문에 벌을 받는 것이다. • 하나님은 내 모든 필요를 완벽히 채워주시고자 하는데, 삶이 고통스러운 것은 내 죄와 부족한 믿음 때문이다. • 훌륭한 그리스도인은 화내지도, 두려워하지도, 낙심하지도 않는다. • 하나님을 영화롭게 하지 못하는 내 불완전함은 숨겨야 한다.	• 하나님은 언제나 나를 사랑하신다. • 나는 자신이 선택한 것에 책임을 질 수 있다. • 인생의 목표는 하나님을 사랑하고 그분의 방법으로 선하게 사는 것이다. • 나는 하나님의 형상대로 지어진 하나님의 자녀이며, 성생활은 아름답고 놀라운 목적을 위해 하나님이 주신 선물이다. • 하나님의 법은 성생활 및 삶의 모든 면에서 신뢰할 만한 안내자와도 같다.

왜곡된 신념은 올바른 성품형성에 걸림돌이 될 뿐 아니라 자녀들에게 좌절감을 안겨준다. 하나님이 우리에게 바라시는 것은 올바른 신념이라는 것을 자녀들에게 꼭 가르치자.

성품벽돌 4, 기술

그리스도인은 충족해야 할 욕구, 추구해야 할 가치, 품어야 할 신념에 대해 사고하는 데 익숙하다. 반면 기술이라는 개념에 대해서는 생소하게 느낄 것이다. 야구공을 던지는 기술을 예로 들어보자. 아이는 부모와 형, 누나가 공을 던지는 것을 지켜보고, 시도해보고, 실수를 반복하고, 더 잘 던지는 법을 부모에게서 배우고, 발전 정도에 따라 부모에게 칭찬을 받거나 야단을 맞는다. 사랑에 귀 기울이고 표현하는 기술도 야구공을 던지는 것과 똑같은 방법으로 길러진다. 그러므로 아이들이 영적인 성인이 되는 데 도움이 되는 기술을 깊이 연구하여, 아이들에게 가르쳐주어야 한다.

첫머리의 예에서, 린디는 버스에서 할 수 있는 행동을 떠올리고 그 선택사항 중에서 하나를 결정해야 한다. 그다음은 그것을 행동으로 옮길 수 있어야 한다. 오직 두 가지 선택, 남자친구가 원하는 대로 하도록 내버려두는 것과 도와달라고 소리치기, 그것만 떠올린다면 선택의 폭은 너무 좁다. 더군다나 이전에 다른 사람에게 "내 몸에 손대지 마. 만약 계속 만진다면, 후회할 일이 생길 거야."라고 강하게 말한 적이 한 번도 없다면, 그 생소함 때문에 그 말을 할 가능성은 거의 없다. 결국 남자친구가 원하는 대로 내버려두게 될 가능성이 큰 셈이다. 그러나 실제로는 이것보다 훨씬 많은 선택권이 있으므로 현명하게 선택하여 행동해야 한다. 현명한 선택과 행동을 돕는 주요기술에 대해 짧게 살펴보자.

공감의 기술

자녀의 말, 행동, 느낌, 기분에 공감함으로써, 자녀에게 공감의 기술을 가르칠 수 있다. 공감기술을 익힌 아이는 친구의 장난감을 말도 없이 집어 오는 일을 하지 않을 것이다. 상대의 말, 행동, 느낌, 기분을 헤아릴 줄 알아서 바람직하지 않은 행동은 하지 않으려고 노력하기 때문이다.

공감기술은 올바른 성징을 기르는 데 필수적이다. 사랑하는 사람의 감정에 예민하게 반응하고 공감할 수 있어야 좋은 연인관계로 발전할 수 있기 때문이다. 공감기술은 성적인 행동이 초래할 결과에 대해서도 더 잘 이해하도록 도와준다. 청소년의 성행위는 그들이 이제껏 경험한 것과는 차원이 완전히 다른 결과를 초래한다. 원치 않은 임신이 가져올 황폐함, 유산으로 인한 죄책감, 성병 때문에 불임을 맞게 된 친구의 슬픔을 이해하고 공감할 줄 아는 사람이 무책임한 성행위의 위험에 빠지는 경우는 거의 없다.

자기주장의 기술

예수님은 아버지가 명령하신 것을 행할 힘이 있었다. 그분은 위선적인 바리새인들을 비난하셨고, 성전을 정결히 하셨고, 제자들을 권고하고 꾸짖으셨고, 좋은 소식을 두려움 없이 선포하셨다. 하나님이 통치하시고 일하시는 데에 순종하는 힘은 커다란 미덕이다. 우리는 아이들이 자신의 생각을 얘기하고 질문하고 자신의 장점을 드러낼 때 칭찬해주어야 한다. 특히 순결을 지키고자 할 때, 하나님이 원하시는 대로 이런 강점을 발휘하도록 가르쳐야 한다.

자기절제의 기술

아이들은 외적 환경에 대해서는 점점 더 독립성을 띠고 내면에 있는 규칙에 더 귀 기울이고 의존해야 한다. 그래서 다른 사람의 말이나 뜻밖의 상황에서도 휘둘리지 않고 자기를 절제하여 순결을 지키도록 노력해야 한다.

인내의 기술

아이들은 나중에 더 좋은 것을 받기 위해 인내할 줄 알아야 한다. 지금 당장의 만족감을 희생하면, 나중에 더 큰 기쁨을 누릴 수 있다는 것을 알아야 한다. 아이들에게 저금하는 습관을 길러주라. 저금은 인내심을 가르치는 데 좋은 방법 중 하나다.

관계의 기술

아이들이 상대방의 말에 귀 기울이고, 대화를 잘 이끌어갈 수 있도록 가르쳐야 한다. 정직하게 다른 사람을 칭찬하는 방법, 긍정적인 것을 풍성하게 표현하는 방법, 그리고 다른 사람의 의견을 존중하면서도 자신의 확신과 견해를 표현하고 나누는 방법을 가르쳐라. 또한 다른 사람에게 친절하게 행동하도록 가르쳐야 한다.

결정의 기술

부모는 아이들이 직면한 문제의 본질을 정확히 이해하고, 문제를 여러 다른 각도로 보고, 가능한 한 모든 해결책을 찾아낼 수 있어야 한다. 문제 각각의 해결책에 따르는 취약점과 예상 가능한 결과를 파악하여 결정할 수 있도록 도와주어야 한다.

성품벽돌 5. 지지

사람들은 흔히 성품을 내면적인 것으로만 생각한다. 그러나 사람의 행동과 사람 됨됨이는 의외로 물리적인 환경에 크게 영향 받는다. 청소년기의 성적인 행동에 대한 과학연구결과에 따르면 또래의 행동에 따라 성적 활동이 왕성할지 여부가 결정될 수 있다고 한다. 성적으로 왕성한 십대는 자신을 따라 하라며 다른 친구들에게 압력을 행사하기 마련이다.

실제로 성경은 이러한 요인을 인정하고 있다. 부정적으로는 "나쁜 동무가 좋은 습성을 망칩니다."(고전 15:33), 긍정적으로는 좋은 관계가 선한 사람이 될 수 있도록 도와줄 것이라는 기대를 가지고 그리스도인의 삶을 살 수 있는 대인관계를 만들라고 성경은 말한다.

가족의 지원

자녀의 성품형성을 위해 가정환경에도 세심한 주의를 기울여야 하는데, 사랑, 존중, 경청, 지지, 유머 등이 가정 안에 흘러넘쳐야 한다. 이러한 가정환경은 부모와 자녀 사이의 친밀한 관계를 쌓게 하는 초석이 된다. 가족의 든든한 지원은 아이의 필수욕구를 채우고, 적절한 가치, 신념 및 중요한 기술을 강화하는 데 도움을 준다.

또래친구의 지원

또래친구들은 부모만큼이나 아이에게 큰 영향력을 행사하므로 부모는 아이가 친구를 선택할 때나, 친구들과 시간을 보내려 할 때, 긍정적인 영향을 주고받을 수 있는 관계가 되도록 도와주어야 한다. 자녀와 또래친구들이 서로에게 유익이 되고 힘을 받는 놀이문화를 경험하도록 노력하라. 더불어 재미있는 교회활동 및 청소년단체 활동을 찾아서 적절한 지지세력을 얻도록 도와주어라.

자녀의 또래친구 중에는 서로에게 힘이 되는 관계도 있지만, 그렇지 않은 경우도 있다. 이때 자칫 부모가 나서서 도와준답시고 부적절하게 아이들을 조종하거나 간섭했다가는 오히려 아이의 반발심을 키울 수 있으므로 주의해야 한다.

안전한 환경 지원

위험한 상황을 재빨리 인지하고 그 상황을 피하거나 빠져나올 수 있도록 부모에게서 효과적인 행동기술을 배운 자녀들은 안전한 환경 안에서 벗어나지 않는 방법도 깨우치게 된다.

어두워진 후 버스에 남자친구와 나란히 앉아 탔을 때, 남자친구에게서 성행위를 강요받는 상황이 닥칠 수 있음을 린디가 미리 알았다면, 관계를 맺을 때 어디까지 허용할지 그 기준을 더 빨리 알았다면, 성행위를 단호하게 거부하는 방법을 미리 생각했더라면 무력한 상황에 놓이지 않았을 것이다. 그래서 아이들이 자신의 기준을 세우고 무력한 상황을 보완할 수 있도록 가르쳐야 한다.

자녀의 욕구, 가치, 신념, 기술, 지지는 하나님이 원하시는 자녀 성품형성의 주요요인이므로, 부모는 이 다섯 가지 내용을 명심하면서 자녀양육에 필요한 조치를 취해야 한다. 올바른 성품은 부모가 자녀에게 줄 수 있는 가장 큰 선물 중 하나이다.

우리 몸이 하나님께서 성스럽게 창조한 결과물이라면, 성적인 기쁨은 신성한 선물이다. 부모의 임무는 아이들에게 성적인 기쁨이 선물이라는 시각을 부여하는 것이다. 그러나 그 선물이 잘못 쓰여 자칫 타락할 우려가 있으므로, 하나님이 의도하신 방법으로 선물을 즐겨야 함을 가르쳐야 한다.

PART 02

0~만 5세, 성교육의 초석을 다지는 유년기

6 아이들이 자연스럽게 성에 대해 흥미를 가지는 그 특별한 순간,
즉 아이들이 먼저 성에 대해 호기심을 가지고 질문할 때 최고의 효과를
불러온다.

Chapter 04

태초에 하나님은
성을 창조했다

하나님의 인간에 대한 계획에는 '창조→ 타락→구원→영광'의 4개의 '막'이 있다. 태초에 하나님은 창조라는 선한 일을 시작하셨는데, 얼마 지나지 않아 타락이 창조를 더럽혔고, 그럼에도 불구하고 하나님의 창조라는 현실은 죽 이어지고 있다. 타락은 창조를 변형시켰지만 결코 파괴하지는 못했다. 그리고 예수 그리스도의 탄생, 삶, 죽음 및 부활을 통해 구원이라는 새로운 막이 들어서고, 창조와 타락이라는 현실은 다시 변화를 맞았다. 그렇지만 여전히 창조, 타락, 구원은 현실의 한 울타리 안에 놓여 있다. 아직까지 세상의 종말이 오지 않아서 영광이라는 현실은 실현되지 않았지만, 구원 다음에 올 영광의 세계를 우리는 믿고 있다. 이처럼 창조→타락→구원→영광의 단계는 '사람의 일생'을 들여다볼 수 있는 중요한 질서이자, 동시에 하나님의 시선으로 인간의 성생활을 보는 줄기가 된다.

자녀에게 성에 대해 가르칠 때, '창조'라는 토대에서 시작해보자. 그다음에 창조물에 대한 '타락'의 영향, 그다음에 성생활에 대한 그리스도의 '구원'의 치유력으로 옮겨가보자. 이런 과정을 거치면서 앞으로 다가올 '영광'의 메시지를 가르치자. 만약 많은 그리스도인처럼 '타락'에서부터 성교육을 시작한다면, 분명히 혼란에 빠질 것이다. 성의 오용으로 인한 위험과 악에 대해서만 가르치게 될 게 분명하기 때문이다. 또 반대로 성교육의 시작을 창조에서 하되, 창조만 강조한다면 그것도 올바른 성교육이 될 수 없다. 하나님이 세워놓은 질서, 즉 창조→타락→구원→영광의 단계에 맞게 가르치는 게 가장 중요하다.

제1막 창조

어릴 때부터 성적으로 억압된 환경에서 자란 많은 그리스도인은 성에 대한 무지, 갈등, 수치심, 죄책감 때문에 성생활이 선하다는 사실에 다소 의문을 품는다. 대체로 그들은 성생활에 대한 아주 기본적인 진리조차 제대로 알지 못한다. 성생활에 대한 기본적인 진리는 창세기 1장과 2장의 창조이야기에서 찾을 수 있는데, 이 성경말씀을 통해 성욕에 대한 풍성하고 깊은 진리에 대해 살펴보자.

육체적 존재

우리는 하나님의 완벽한 설계에 따라 만들어진 육체적 존재이다. 하나님은 최초의 두 사람인 아담과 하와에게 육체를 주셨다. 많은 그리스도인이 '진정한 나'는 육체라는 껍질 속에 심어진 비물질적인 영이라고 생각하지만, 이것은 그리스도인적인 시각이 결코 아니다. 과연 육체가 단순한 껍질에 불과할까? 전혀 그렇지 않다. 창세기(2:7~8)에는 "주 하나님이 땅의 흙으로 사람을 지으시고, 그의 코에 생명의 기운을 불어넣으시니, 사람이 생명체가 되었다."라고 기록하고 있다. 생명체는 문자 그대로 '영(soul)'을 의미하므로, 이 구절은 하나님이 흙으로 된 아담의 몸에 생기를 불어넣었을 때, 몸을 포함한 아담의 전인적 인간은 영이 되었다는 뜻을 담고 있다. 아담의 몸은 아담 자신과 절대 분리될 수 없다. 마찬가지로 우리 또한 그저 몸을 가지고 있는 것이 아니라, 우리 자체가 몸이다.

그리스도인이 알고 있는 세 가지 교리인 '창조의 교리', '성육신의 교리', '부활의 교리'는 우리 몸에 대해 긍정적인 입장을 취하고 있다. 창조의 교리는 이미 앞에서 언급했다. 성육신의 교리는 하나님의 완전한 아들인 그리스도가 인간의 몸이 되었다는 내용을 담고 있다. "이 자녀들은 피와 살을 가진 사람들이기에, 그도 역시 피와 살을 가지셨습니다."(힙 2:14, 요 1:14)에서와 같이 육체를 갖는 것이 본질적으로 악하다면, 예수 그리스도가 어떻게 몸을 입을 수 있겠는가? 부활의 교리 역시 우리가 육신, 즉 완전한 육신으로 영원

히 살게 될 것이라고 가르친다.(고전 15:35~44, 53~54, 빌 3:20~21)

많은 그리스도인은 육신 자체를 악하거나 결핍된 존재로 보고 있는데, 이것은 육신이 성령의 적이라는 것(롬 8:6, 개역표준역)과 '육체의 행실에 대항하라.'(갈 5:19~21, 개역표준역)고 경고하는 옛 성경 번역의 잔재에서 기인한 것이다. 오늘날 성경학자들은 우리가 대적해야 하는 것은 육체가 아니라 하나님께 대항하려는 성향이라고 인식하고, 성경을 '육신'이 아닌 '죄 된 본성'이라고 정정하여 번역하고 있다. 죄 된 자아는 하나님께 대항하려는 사람 자체나 그 사람의 일부분인 몸, 이성, 영, 감성, 혼, 의지 및 감정을 뜻한다. 영적 자아는 깨끗하게 인도하시고 능력을 주시는 하나님께 순종하는 사람 자체, 또는 그 사람의 일부분인 몸, 이성, 영, 감성, 혼, 의지 및 감정이다. 그러므로 몸은 사실 사람의 다른 모든 부분과 똑같이 하나님이 주신 선물이다.

성적인 존재

태초에 창조된 남성과 여성은 성적인 존재이자 선한 존재이다. 하나님은 아담과 하와를 창조하신 후, 성경에서 "하나님이 그들을 남자와 여자로 창조하셨다."(창 1:27), "참 좋았다."(31절)라고 감탄하셨다. 성경을 보면, 성욕이 출산, 연합, 육체적 기쁨과 만족, 가르침의 4가지 기본목적을 가지고 있다고 한다.

출산 창세기 1장 28절에서 하나님은 소중한 창조물에게 자손을 낳아 기르기를 권면하고 또 축복하신다. 출산을 통해 가족을 구성하는 것은 하나님의 축복이자, 하나님이 원하시는 삶이다. 하나님은 처음부터 창조를 통해 가족을 만드셨다.

연합 창세기 2장 24절은 성관계를 통한 결합을 강조하고 있다. 예수님은 창세기의 이 구절을 마태복음 19장과 마가복음 10장에서 결혼과 이혼에 대한 교훈의 기초로 삼으셨다. 또 고린도전서(6:12~20)에서 사도바울은 창녀와의 가벼운 성적 연합조차 이방인 두 사람의 결합이라고 가르치고 있다. 즉 결혼으로 두 사람이 연합한다는 것과 두 사람이 한 몸이 된다는 것은 성관계를 통한 결합을 의미한다.

육체적 기쁨과 만족 고린도전서(7:1~9)에서 사도바울은 남녀의 성적 욕구와 그 욕구를 채워줘야 하는 배우자의 의무는 지극히 당연하다고 말한다. 또한 사도바울은 욕정에 불타는 사람들의 문제와 성적 욕구가 부부의 성관계를 통한 육체적 즐거움으로 어떻게 채워지는지에 대해서 알려준다. 더불어 성경은 육체적 사랑의 아름다움에 대해 시적으로 표현하고 있다. "네 샘이 복된 줄 알고, 네가 젊어서 맞은 아내와 더불어 즐거워하여라. 아내는 사랑스러운 암사슴, 아름다운 암노루, 그의 품을 언제나 만족스럽게 생각하고, 그의 사랑을 언제나 사모하여라."(잠 5:18~19) 물론 솔로몬의 애가에서도 낭만적 사랑의 기쁨과 육체적 쾌락에 대해 강렬하게 표현하고 있다. 하나님은 당신이 창조하신 인간의 성관계가 얼마나 놀라운 축복인지 성경 곳곳에서 말씀하신다.

가르침 하나님은 인간에게 허락한 성생활을 통해 진리를 말씀하셨다. 로마서(1:20)는 하나님의 신성이 하나님이 창조하신 것에서 분명히 드러난다고 이야기한다. 사랑하는 사람과 연합되기를 갈망하는 남자와 여자, 이 둘은 혼자일 때는 불완전하지만 서로 연합하면 진정한 자아를 갖게 된다. 이렇듯 좋은 결혼관계라도 두 사람의 육체적 연합을 통한 성생활의 욕구가 채워지지 않으면 완전한 결혼관계가 아니다. 그리고 올바른 그리스도인의 결혼관계는 인간에 대한 하나님의 무한한 사랑처럼 배우자에게 그 사랑을 채워주는 것이다.(엡 5:25~33)

관계의 존재

사람은 육체적 존재이자 성적인 존재이므로 관계의 존재라고도 할 수 있다. 창세기(2:18)에 "남자가 혼자 있는 것이 좋지 않으니"라고 쓰여 있는 것처럼 하나님께서는 우리가 서로 사랑하고 관계를 맺도록 만드셨다.

올바른 그리스도인의 결혼관계는 남자와 여자가 독립된 존재이면서 동시에 연합할 수 있는 존재일 때 이루어진다. 올바른 결혼관계 안에는 그리스도가 계시므로 연합한 존재로서는 하나이지만, 동시에 독립된 존재로서는 셋이 된다. 그야말로 하나님께서 말씀하시는 '삼위일체의 하나님'이 이루어지는 것이다. 실제로 "남자는 아버지와 어머니를 떠나, 아내와 결합하여 한 몸을 이루는 것이다."(창 2:24)와 "두세 사람이 내 이름으로 모이는 자리에는, 내가 그들과 함께 있다."(마 18:20)에서 하나님의 깊은 뜻을 헤아릴 수 있다. 올바른 그리스도인의 결혼관계 속에서 남편, 아내, 그리스도, 이 셋은 하나가 된다. 그리고 이처럼 축복받은 연합의 존재로 거듭나려면, 반드시 남편과 아내의 '성적 연합'이 필요하다. 부부간의 성관계는 인간의 유익을 위해 하나님이 만드신 선한 축복이다.

제2막 타락

인간이 하나님의 축복으로부터 추락하여 '타락'을 겪게 된 것은 아담과 하와가 하나님을 거역하여 벌거벗은 몸을 부끄러워한 데에서 비롯되었다. 둘은 하나님과 서로 앞에서 벗은 몸을 수치스러워했고, 수치심은 지금까지 타락한 인류의 유산으로 고스란히 남았다. 그래서 죄를 지었을 때, 인간은 자신의 행동뿐만 아니라 자기 자신에 대해서 수치심을 느끼게 되었다.

아담과 하와가 죄를 지어 타락한 후, 하나님은 죄의 대가로 남녀 간에 영원한 힘겨루기가 있을 것이라고 말씀하셨다.(창 3장) 그리고 타락은 인간의 이기심과 교만을 교묘히 이용하여 축복받은 성생활을 왜곡했고 질병, 출산의 고통, 죽음이라는 결과를 초래했다. 성을 우상으로 섬기는 사람도 나타났는데, 그들은 자신의 이기적인 만족을 위해 다른 사람을 객체로 여기기도 했다. 하나님에 대한 반역, 즉 탐욕, 불안감, 분노, 소유욕 등이 성적인 경험 속에 녹아들어 결국 인간은 욕망의 노예로 전락하고 말았다.

이제 인간은 육체적, 성적, 관계의 존재이기도 하지만, 죄 된 존재이기도 하다. 처음에 순결했던 인간은 타락으로 황폐해졌고, 성적 본능뿐 아니라 인간 본성 자체도 죄로 얼룩졌다.

제3막 구원

타락으로 인간 존재 자체가 무너지게 되었기에, 결국 하나님은 인간을 직접 구원하기에 이르렀다. 하나님은 당신의 뜻과 법이 어떠한지 사람들에게 친히 일러주시면서 사람들을 구원하기 시작하셨다. 이 첫걸음으로 계명(신 10:13)을 주셨으며, 계명에는 하나님이 인간에게 보여주고자 하는 2가지 뜻이 담겨 있다. 첫째, 인간이 어떻게 하나님을 영광스럽게 하고 선한 삶을 살 수 있는지 보여주고자 함이다. 계명이 없다면, 인간은 죄 된 욕망에 눈먼 노예가 될 것이고, 원칙과 기준이 무너져 혼란에 빠질 것이다. 둘째, 객관적인 잣대로써 인간의 죄를 진단하고자 함이다.

그다음에 하나님은 인간의 죄를 사하기 위해 사랑하는 자신의 아들을 보내고, 결국 죄를 이기게 하셨다. 죄 사함을 받은 그리스도인의 삶의 시작은 죄의 결과를 없애는 것이다. 성생활도 여기에 포함된다. 하나님 뜻대로의 성생활에서 벗어나 타락의 길을 걸었다면, 우선 죄를 용서받고 순결한 성생활으로의 회복이 절실하다. 성생활에 대한 감사함을 통해 하나님의 복된 선물을 되찾고(딤전 4:1~5), 성령님의 도움을 받아서 우리 삶이 예수님의 삶과 같아지도록 노력해야 하며, 하나님이 계획하신 방법으로 성생활을 발견하고 영위해야 한다.

결국 구원에 이르기 위해서는, 죄에서 돌아서서 하나님께로 향해야 한다. 우리의 몸이 성령님의 성전이라는 사실을 깨달아 성적 부도덕에서 재빨리 벗어나야 한다. 하나님은 우리가 하나님이 뜻하신 대로 성생활을 하도록 기대하신다.

제4막 영광

하나님은 인간에게 인생의 끝을 주셨다. 인생의 끝에는 무엇이 있을까? 하나님과 천사, 앞서 간 모든 성인과의 멋진 교제라는 영광이 기다리고 있을 것이다. 지금의 삶은 미래의 영광을 얻기 위한 준비단계이며, 이것을 의식하며 사느냐 그렇지 않느냐에 따라 현재 우리 삶의 모습이 달라진다.

부모는 아이가 아무리 울고불고해도 도중에 예방접종을 멈추게 하지 않는다. 오히려 단호하게 아이의 두 팔을 꽉 붙잡아 움직이지 못하게끔 한다. 이때 아이들은 부모가 왜 자신의 고통을 막아주지 않는지 이해하지 못한다. 아이를 사랑하고 지켜주고 싶은 부모의 깊은 뜻을 헤아리지 못하기 때문이다. 이처럼 미래의 영광이 실존한다는 사실을 모른다면, 하나님이 뜻하시는 삶을 완벽하게 이해할 수 없다. 하나님은 성경을 통해 진리를 말씀하셨고, 우리 마음속에는 성령님이 계신다. 지금 일어나는 모든 일을 이해하지 못하더라도 훗날 다 이해할 날이 올 때까지 늘 하나님의 뜻을 신뢰하려고 노력해야 한다.

다가올 영광을 생각하면, 희망이 생기고 격려가 된다. 사도바울은 "현재 우리가 겪는 고난은, 장차 우리에게 나타날 영광에 견주면, 아무것도 아니라고 생각합니다. …(중략)… 우리는 이 소망으로 구원을 받았습니다. 눈에 보이는 소망은 소망이 아닙니다. 보이는 것을 누가 바라겠습니까?"(롬 8:18, 24)라고 말했다. 때로는 삶이 무척 고통스럽고 행복하지 않을 때도 있지만, 하나님이 주실 영원한 보물이 내가 원하는 보물에 비해 엄청나게 크다는 사실을 기억하자.

성경처럼 자녀 성교육의 시작도 창조에서 하라

성경에는 영유아기의 성징형성에 대한 현실적인 내용이 담겨 있으므로, 성교육의 시작도 성경의 시작인 창조에서 해야 한다. 자녀 성교육을 시작할 때는 다음 내용을 꼭 가르쳐야 한다.

하나. 부모와 하나님은 아이들을 무조건적으로 사랑하신다는 것을 확고히 가르친다.

둘. 하나님은 헌신, 사랑, 연합을 경험하는 기본이 되는 장소로 가정을 계획하셨음을 가르친다.

셋. 하나님의 법은 선해서 믿고 따를 수 있음을 가르친다.

넷. 아이들의 육체, 성적 본성 및 성적 기쁨은 모두 하나님의 선한 축복에서 비롯되었음을 확신 있게 가르친다.

부모님과 하나님은 무조건적으로 너를 사랑해!

모든 성교육의 기초는 자녀가 사랑할 줄 알고 사랑받을 줄 알게 하는 것에 있다. 기독교의 핵심은 하나님의 사랑이며, "하나님이 세상을 이처럼 사랑하셔서"(요 3:16), "하나님은 사랑이십니다."(요일 4:16) 등에 잘 나타나 있다. 신명기 6장을 보면, 자녀양육의 핵심은 말씀의 진리가 살아 움직이도록 삶에서 실천하는 가정환경을 만들고, 아이들이 복음을 믿고 자연스럽게 그에 따라 사는 것이라고 나와 있다.

'하나님은 아이들을 사랑하신다.'는 사실을 가르칠 때 어느 부모의 모습이 아이들에게 더 설득력이 있을까? 아이를 잘 안아주지 않으면서 "하나님은 사랑이시다."와 같은 성경구절을 외우게 하는 엄하고 감정이 메마른 부모일까? 아니면 다정하게 안아주며 하나님의 사랑이 주는 기쁨을 아이와 함께 나누는 사랑 넘치는 부모일까?

우리 부부에게 상담을 받은 사람 중에 성에 지나치게 집착하는 자신의 모습에 무척 괴로워하는 사람이 있었다. 아내와의 성관계 역시 좋지 않았던 그는 어린 시절 자신의 가족을 이렇게 회상했다.

"독실한 그리스도인 가정이었어요. 가족들은 시시때때로 성경구절과 하나님의 법을 읊고, 찬송가를 부르곤 했죠. 부모님은 내가 성경구절을 잘 외우는 '착한 아이'일 때는 칭찬해주었지만, 그 외에는 내 존재를 제대로 인정해주지 않았어요. 부모님 모두 나에게 별로 관심이 없었죠. 성경구절에 대해 내가 어떻게 생각하는지는 전혀 알고 싶어 하지 않으셨어요. 의구심이 들어 질문을 하면, '나쁜 아이'가 되어 벌을 받아야만 했죠."

오늘날 많은 심리학자는 유아와 부모 사이, 일반적으로는 어머니와의 유대를 중요하게 여긴다. 아이에게 애정을 갖고 따뜻하고 부드럽게 대하면, 부모와 아이 사이에는 자연스레 애착관계가 생겨난다. 이러한 애착관계는 아이가 앞으로 나아가 세상을 탐색하는 데 훌륭한 길잡이가 되어준다. 아이는 세상 밖으로 나아가 맘껏 세상을 탐험했다가 '감정적인 재충전'을 위해 부모의 품으로 다시 돌아온다. 그러고는 더 큰 확신을 품고 탐험에 나서는 것이다. 이러한 과정을 잘 겪은 아이는 만 18~36개월에 올바른 정체성을 가지게 된다.

아이가 어릴수록 부모는 조건 없이 베풀고 사랑해주어야 한다. 부모의 사랑이 아이의 성징형성에 큰 영향을 미치기 때문이다. 성생활은 관계 맺고자 하는 본성, 즉 사랑을 주고받는 능력의 한 부분이다. 그래서 가정 안에서 사랑하고 사랑받기를 충분히 경험한 아이는 그 사랑의 신뢰를 바탕으로 나중에 결혼을 통해 하나가 되는 준비를 할 수 있다.

물론 부모가 자녀의 욕구를 '완벽하게' 채워주기란 쉽지 않다. 다만 올바른 성품이 깃들도록 자녀의 기본적인 욕구를 시기적절하게 채워주려고 노력해야 한다.

어린 자녀들과의 관계는 성경 속 창조와 타락의 이야기와 놀라울 정도로 닮았다. 아담과 하와는 하나님께 전적으로 의지하면서도 동시에 그분으로부터 분리된 정체성을 가졌고, 선택의 기회가 있었다. 가정 안에서도 에덴동산에서 일어났던 것과 똑같은 상황이 발생한다. 부모는 아이들에게 사랑을 쏟아붓는 동시에 선택권을 준다. 이 과정을 겪으며 아이들은 자연스레 부모와 분리되어 자신만의 정체성을 확립하고 사랑과 신뢰를 바탕으로 한 타인과의 유대관계도 형성해나간다.

'가정' 안에서 하나님의 축복을 경험하라

동성애자의 권리를 옹호하는 자들은 동성커플도 이성부부와 똑같이 합법적인 부부가 되어 가정을 꾸릴 수 있도록 최선의 노력을 하고 있다. 그렇다면 가족의 경계선을 어디에 두어야 할까? 필요에 맞게, 또는 시대에 맞게 가족의 정의를 내려도 되는지에 대해 의견이 분분하다.

하나님이 생각하시는 가족은 한 여자와 한 남자가 일생 동안 연합하고, 그 연합에서 자녀가 태어나는 것이다. 하나님은 남녀의 결혼관계를 그리스도와 교회의 관계로 비유하셨다. 그리스도와 백성이 상호보완을 통해 영원히 연합하는 관계인 것처럼 남자와 여자도 서로 다르지만 평등한 두 존재로서 상호보완을 통해 영원히 연합하는 관계라는 것이다.

하나님은 우리가 가정 안에서 사랑, 헌신, 연합을 배우고 경험하기를 원하신다. 가족이 깊이 사랑하고, 서로에게 헌신하며, 하나가 되기를 노력하는 것, 이것이야말로 하나님이 원하시는 가정의 모습이다. 하나님은 이런 가정을 만들어가기 위해 노력하는 사람들에게 축복을 내리신다.

그렇다고 해서 편부모가정, 조부모가정을 하나님이 축복하지 않으신다는 말은 결코 아니며 그러한 가정 또한 하나님이 주신 축복을 누릴 수 있다. 우리 사회의 많은 사람이 선택의 여지없이 여러 가족 형태로 살아간다. 이혼한 부모도 다른 선택이 가능했다면, 결코 그런 삶을 선택하지는 않았을 것이다. 미혼자 중 결혼하지 않으려고 꾸준히 노력하는 경우는 거의 없으며, 아이 없는 부모 중 일부러 아이를 낳지 않으려고 하는 경우도 거의 없다. 비전통적인 가족관계에 있는 사람들, 예를 들면, 미혼모의 경우도 뒤돌아보면 그것이 잘못된 선택이었음을 깨닫는다. 우리는 하나님이 그런 가족 안에서도 일하신다는 것을 기뻐해야 할 뿐 아니라 그들을 지지하고 도와주며 사랑함으로써, 그 사람들이 하나님의 축복을 가능한 한 많이 경험할 수 있도록 힘써야 한다. 또 우리 아이들에게도 똑같이 하도록 가르쳐야 할 의무가 있다.

결혼식, 성인식 및 세례식, 이웃사람의 이혼소식 등을 듣거나, 공공장소에서 서로 손을 잡고 있는 동성애자를 보았을 때, 또는 자녀가 편부모가정의 자녀와 교제하는 것을 알았을 때, 우리는 자녀들에게 가족에 대해 가르칠 수 있는 기회를 얻는다. 그때 우리는 자녀들에게 하나님의 뜻에 대해 이야기하며 자녀들이 함께 삶을 나눌 수 있는 특별한 한 사람을 찾고자 하는 열망을 갖기를, 그리고 그 열망이 좋은 것임을 가르쳐야 한다. 하나 됨과 연합에 대한 열망은 동거 및 동성 간 결혼이나 하나님이 원하지 않는 방식으로는 충족될 수 없음도 가르쳐야 한다. 물론 어떤 가족관계든 하나님의 뜻에 온전히 부합하지는 못하므로, 자신의 가족에 대해서 늘 겸손한 자세를 지니도록 도와주어야 한다.

하나님의 진리를 배울 수 있는 가정이 되게 하라

그리스도인 부모는 자녀들에게 하나님과 하나님의 법을 신뢰하고, 그 법에 대한 순종의 가치가 얼마나 큰지 가르치고 싶어 한다.

나아가 부모뿐 아니라 자녀들도 궁극적으로 구원받기를 소망한다. 믿음의 핵심은 하나님의 사랑에 반응하는 것으로, 우리의 죄를 자각하고, 하나님께 그 죄를 고백하여 하나님으로부터 죄 사함을 받고, 그분과의 관계를 회복하는 것이다. 물론 죄지은 우리가 서로 용서하고 하나님께 용서를 받았다고 하더라도 죄의 결과는 여전히 우리가 감당해야 할 몫으로 남아 있다. 다른 사람을 흉본 것에 대해 용서를 구했다고 해도, 안타깝지만 우리 행동으로 말미암은 깨진 관계와 상처받은 마음은 쉽게 되돌릴 수 없음을 받아들여야 한다.

부모는 가정에서 하나님이 어떻게 우리를 사랑하시고, 용서하시고, 훈련시키시는지 가르쳐야 한다. 만약 자녀가 잘못을 저질렀을 때, 단순히 매를 들고 훈육을 끝낸다면 하나님의 사랑에 대해 가르칠 절호의 기회를 놓치고 말 것이다.

우리 부부는 아이들이 부모의 사랑을 의심하지 않도록 늘 노력한다. 아이들이 잘못된 행동을 하면, 그 상황을 모른 척하지 않고 그들이 잘못을 인정하고 그들 스스로 자신의 행동이 잘못되었음을 말하게끔 했다. 그런 다음 우리 부부는 왜 그들의 행동이 잘못되었는지 간단히 설명하고, 하나님의 법이 왜 의미 있는지에 대해서도 다음과 같이 말해주었다.

"제니퍼, 네가 뭘 잘못했는지 얘기해보렴."
"브랜든의 장난감을 가져갔어요."

"그래, 또 다른 잘못은 없니?"

"장난감을 안 가져갔다고 거짓말했어요."

"그렇게 하는 게 옳았을까?"

"아뇨, 제가 잘못했어요. 죄송해요."

"제니퍼, 네가 그렇게 얘기해줘서 기쁘구나. 잘못했을 때는 잘못을 솔직하게 고백하는 것이 옳단다. 우리가 나쁜 행동을 했을 때, 하나님은 우리가 정직하기를 바라시고, 또 내가 너를 사랑하고 잘못을 용서하는 것과 똑같이 하나님 또한 항상 우리를 사랑하시고 잘못을 용서해주신단다."

우리 부부는 아이들이 사과하거나 잘못을 뉘우치면 용서해주었다. 그리고 그 후에 아이들은 매를 맞거나 타임아웃을 당하거나 특권을 포기하는 벌을 받았으며, 그다음에는 반드시 화해의 시간을 가졌다. 아이를 안아주고 마음을 어루만져주면서, 화해의 시간이 친밀한 사랑의 시간이 될 수 있도록 노력했다. 그러고는 다시는 아이의 잘못을 들추어내지 않았으며, 평소의 관계로 완전히 돌아갔다.

우리 부부는 '고백→용서→훈련→화해'라는 성경적 방식을 우리 가정 안에서도 적용하면서 복음의 진리가 무엇인지 아이들이 본능적으로 알 수 있게끔 했다. 그래서 우리 가족의 삶이 하나님의 진리를 배울 수 있는 학습의 장이 되도록 했다.

Chapter 05

성욕은 부끄럽고 나쁜 것이 아니라 선한 것이다

젠은 성에 대한 이야기를 전혀 나누지 않는 가정에서 자랐다. 부모님은 성욕을 수치스럽고 불행한 삶의 한 부분이라고 여기셨다. 젠은 남편 로저와 대체로 행복하다고 여겼으며 주님께 성실하고 헌신하는 남편을 진심으로 존경했다. 그들은 성관계에 대한 대화를 거의 나누지 않았다. 젠은 로저와의 성관계가 불쾌하진 않았지만, 그렇다고 기대한 만큼 황홀하지도 않았다. 하지만 귀여운 아들을 얻은 것은 정말 기쁜 일이었다. 만 6개월 된 루크는 그녀 삶의 특별한 기쁨이었다.

그런데 어느 날부터 젠은 근심에 싸이기 시작했다. 수유할 때 아들이 간혹 발기하는 모습을 목격하고부터였다. 기저귀가 축축해져서 바로 수유를 멈추고 기저귀를 갈아주려고 보았을 때, 아들은 분명히 발기해 있었다. 그 이후에도 수유 중에 다리 사이를 가볍게 만지면 발기하곤 했다. 이게 어떻게 된 거지? 아기가 발기를 하다니, 이게 정상인가? 남자들은 사춘기 전까지는 성징을 띠지 않는다고 하던데, 이것을 어떻게 받아들여야 하지? 내가 뭔가 잘못을 해서 아기가 이런 식으로 발기하는 건가?

성은 언제부터 발달하기 시작하는가?

어머니의 자궁에서 만 9개월을 성장한 아기는, X염색체를 가진 어머니의 난자가 아버지의 X 혹은 Y염색체 정자 중 어느 것과 수정하느냐에 따라 성별이 결정된다. 성별은 임신할 때부터 결정되지만, 만 3개월이 될 때까지는 성별의 구별이 거의 불가능하다.

성의 구별

만 5~7주부터 태아의 생식기구조가 발달하는데, 이것을 '생식기더미'라고 한다. 처음에는 남아와 여아 모두 사마귀 같은 돌기가 동일하게 보이는데, 이 돌기가 변화하여 여아에게는 난소로, 남아에게는 음낭으로 발달한다. 만 7~8주에서 임신중기까지는 생식기관이 놀랍게 변화한다. 생식기더미 내 동일한 신경조직, 근육조직, 피부조직이 남아는 음경의 머리, 몸통, 음낭으로 변형되고, 여아는 음핵의 머리, 몸통, 음순으로 변형된다. 임신 마지막단계까지, 정상적인 아이의 외음부의 해부학적 구조는 그 생식선인 난소 또는 음낭의 정체성 및 각 염색체와 일치한다.

남아와 여아는 두뇌발달에도 차이를 보인다

남아와 여아의 두뇌는 초기 발달단계부터 차이가 있다. 생식기에 영향을 주는 호르몬이 아이의 두뇌에 미세하지만 아주 중요한 자극을 주기 때문이다. 여아의 경우 월경과 임신을 미리 준비할 수 있도록 주기적으로 뇌에 자극을 주는 호르몬이 분비되지만, 남아의 경우에는 그러한 호르몬이 분비되지 않는다. 이것 말고도 무척 다양하고 복잡한 호르몬이 성별에 따라 다른 자극을 주는데, 이로 인해 임신기간 동안 태아는 두뇌발달에 영향을 받곤 한다.

태어날 때부터 아이들은 성적인 존재다

뇌구조 및 생식기를 보면, 우리 아이들이 자궁 안에서부터 성적인 존재라는 사실을 알 수 있다. 초음파연구에 따르면, 남아는 출생 전 자궁 안에서 음경의 발기를 경험한다고 한다. 출생 전부터 이미 성적 존재인 남아가 출생 시나 수유 시에 발기하는 것은 드문 일이 아니다. 과학연구에 따르면, 여아도 수유 시에 음핵이 단단해지고 질이 촉촉해지는 현상을 드물지 않게 경험한다고 한다. 유년기와 사춘기를 거치면서 남아는 더욱 빈번히 발기하며, 여아 또한 정기적으로 질의 윤활현상을 경험한다.

그러므로 젠은 아들 루크의 발기에 대해 그리 걱정할 필요는 없다. 이미 태어날 때부터 루크는 성적인 창조물이다. 어린아이들은 그들이 경험하는 모든 즐거움에 전인간적으로 반응하므로, 발기나 질의 윤활현상같이 성적인 반응을 하는지도 모른다. 하나님은 우리 아이들 모두를 성적인 존재로 만드셨고, 우리의 성욕은 선하다고 말씀하셨다. 따라서 '선한 성욕'과 '성욕으로 인한 죄'라는 문제 앞에서 본질적인 것은 선한 성욕이라는 것을 깨닫자. 하나님이 아담과 하와에게 주신 성욕이라는 축복을 우리 자녀에게 꼭 전해줄 의무가 우리에게 있다.

성이야기는 부모에게 맨 먼저 듣는 게 좋다

그리스도인 성교육에 대한 다음 원칙으로 넘어가보자.

> **성교육 제3원칙**
> 처음에 들은 메시지가 평생 간다.

아이들은 자라면서 동시에 성욕도 발달하므로 부모는 기회가 있을 때마다 성욕에 대해 자녀와 대화를 나누어야 한다. 그 대화를 통해 자녀는 성욕에 대한 올바른 개념과 하나님을 향한 믿음을 형성하고, 부모를 진리를 가르쳐주는 믿을 만하고 권위 있는 사람으로 여기게 된다.

성이야기는 부모에게 맨 먼저 듣는 게 바람직한데, 만 3~5세 자녀들에게는 그림책을 활용하여 성이야기를 시작하면 좋다. 그동안 자녀에게 거리낌 없이 성에 대해 이야기해온 부모라면 문제없이 성이야기를 이끌어갈 수 있지만, 그렇지 않은 부모라면 이야기책을 통해 주제에 접근하는 것이 좋다. 만 4세 된 케빈이 목욕 중 비누질하다가 발기한 상황을 통해 어떤 식으로 대화를 이끌어가면 좋을지 살펴보자.

아이 아빠, 내 음경이 왜 이렇게 단단해요?
부모 하나님은 남자를 만드실 때 아주 민감하게 반응하도록 음경을 만드셨단다. 그래서 때로 음경을 만지면 기분이 좋아지지. 기분이 좋아지면, 몸의 다른 곳에 있던 혈액이 적은 양이지만 음경으로 가게 된단다. 그래서 음경이 더 커지고 단단해지는 거야.
아이 그건 나쁜 거예요?
부모 아니, 전혀 그렇지 않아. 남자라면 당연히 겪는 거야. 하나님이 너를 그렇게 만드셨단다.

우리 모두가 성적인 존재임을 인정하라

부모라도 아이들의 성적인 행위를 억지로 막을 수는 없다. 만약 젠이 아들의 성적인 행위를 보고 매를 들거나 안아주지 않는 등 부정적으로 반응한다면, 나중에 아들인 루크는 엄청난 트라우마를 겪게 될 것이다. 하나님이 선물로 주신 성적인 모습을 받아들이지 못해 스스로를 억압하고 부정하게 되는 것이다. 루크와 같은 아기들은 자신이 음경을 가지고 있다는 사실조차 모를 만큼 어리지만 엄마가 자신을 아끼고 사랑하는지 아니면 미워하고 거부하는지는 온몸으로 느낄 수 있다. 따라서 부모는 아이가 아주 어릴 때부터 아이의 성욕에 대해 어떻게 반응하는 게 좋은지 알아둘 필요가 있다. 기저귀를 갈아줄 때마다 아이의 생식기를 보고 아이를 성적인 존재로 창조하신 하나님께 감사기도를 드려라. 만약 성욕을 부정적으로 느끼거나 성욕에 대해 혼란스러운 느낌이 든다면, 자기 자신과 하나님께 솔직히 그 사실을 고백하고 인정하라. 그리고 책을 읽거나, 기도하거나, 도와줄 수 있는 다른 사람들과의 대화를 통해 그 감정을 해결하라.

 아이가 성적인 존재이듯 부모인 우리도 성적인 존재이므로 자신의 성적 반응에 대해 거부감을 느낄 이유가 없다. 예를 들어, 여성의 가슴에는 성적 반응을 일으키는 쾌락감지기가 많아서, 많은 여성이 수유할 때 받는 자극으로 성적 흥분을 느끼곤 한다. 처음에는 당혹스러워서 수유를 힘들어하는 여성도 있겠지만, 적응하면 수유를 즐겁게 여기게 되므로 너무 걱정하지 말자. 남성도 마찬가지다. 원하지 않을 때에도 성적 흥분을 느끼면서 음경이 단단해지는 경험을 하곤 한다. 이처럼 성적 흥분을 느끼는 스스로를 솔직하게 인정할 줄 알아야 한다. 성적 반응을 보이는 것은 죄도 아니고 타락도 아니다. 오히려 우리 모두가 '성적인 존재'임을 드러내는 증거다.

정확한 용어로 생식기를 명명하라

　우리는 아이들에게 신체부위를 가르칠 때, 정확한 명칭을 알려주어야 한다. 그런데 대부분의 부모는 팔꿈치, 뺨, 눈, 손가락 등에 대해서는 아이에게 정확한 명칭을 알려주면서도 생식기에 대해서만큼은 잠지와 고추라는 애매모호하고 비유적인 용어를 쓰곤 한다. 하나님은 다른 신체부위를 만들 때처럼 신성한 의도를 가지고 심사숙고하여 완벽한 성기관을 만드셨다. 그러므로 아이들에게 성기관에 대한 정확한 명칭을 가르쳐라.

　어린 아들에게는 음경과 고환(피부, 음경 아래의 근육주머니)에 대해서 말해주고, 고환 안에 2개의 정소가 있다는 것을 가르쳐야 한다. 어린 딸에게는 눈으로 보이는 생식기인 외음부와 주요부위인 음순과 질 정도를 가르쳐주면 된다. 특히 질에 대해 설명할 때에는 거울을 사용하여 딸이 자신의 질을 볼 수 있게끔 앉게 하거나 몸을 구부리게 하라. 생식기의 명칭을 알려주면서 남자는 소변이 음경에서 나오지만, 여자는 질과 조금 떨어진 작은 요관 구멍에서 나온다고도 설명해주어야 한다.

　만약 딸이 요관 구멍 바로 위에 있는 음핵을 보고 무엇인지 묻는다면, "그건 음핵이야. 하나님은 네가 자라서 사랑하는 사람과 결혼했을 때, 네게 좋은 느낌을 주려고 그것을 만드셨단다."라고 얘기해주면 된다.

소중한 몸을 만들어주신 하나님께 감사하라

아이에게 우리의 몸은 하나님이 만들어주신 아름다운 작품임을 알려주라. 그리고 소중한 몸을 주신 하나님께 감사해야 함을 강조하라. 아이는 자신의 몸을 '감사하는 마음으로'(딤전 4:3) 받아야 한다.

우리 부부는 아이들과 "그게 뭐지? 누가 만드셨지?"와 같은 놀이를 하며 하나님께 대한 감사함을 가르치려고 노력했다. 놀이는 이렇게 진행된다. "그게 뭐야?" "뺨!", "누가 만드셨지?" "하나님!", "정말 예쁜 뺨이구나! 난 네 뺨이 너무 좋아! 그건 뭐지?" "음경!", "누가 만드셨지? 의사선생님?" "아니, 하나님!", "맞았어, 하나님은 네 음경을 잘 만들어주셨구나. 예쁘네! 그건 뭐야?"

목욕시간도 아이 몸이 하나님이 만들어주신 아름다운 창조물이라는 것을 일러주는 아주 놀라운 기회로 삼을 수 있다. "빌리, 나는 하나님이 너를 남자로 만들어주셔서 너무 기뻐." "하나님은 너를 정말 멋지게 만들어주셨구나." 또는 "하나님이 너에게 정말 멋진 몸을 주셨구나!" 하고 소중한 몸을 만들어주신 하나님께 감사함과 경이로움을 표현하는 것이다.

더불어 아이의 생식기는 씻어줄 때나 상처를 치료할 때 외에는 가급적 만지지 말고, 생식기가 개인적인 소중한 기관임을 아이에게 가르쳐주자.

자신의 생식기를 만져보게끔 하라

　남자아이들은 소변을 보거나 목욕하다가 자연스레 생식기를 만지게 되므로, 자신의 생식기를 만지는 데 거부감이 별로 없다. 그러나 여자아이들 중 대다수는 자신의 생식기를 만지기 꺼린다. 종종 부모로부터 음순, 질, 음핵 등에 손을 직접 대서는 안 되고, 휴지나 물티슈로 깨끗이 닦아야 한다고 배웠기 때문이다. 이러한 가르침 때문에 여자아이들은 자신의 생식기를 불결하다고 여기게 되고, 그 결과 성인 여성 중에는 태어나서 성인이 될 때까지 자신의 생식기를 한 번도 만져본 적이 없는 사람도 있다고 한다. 그들은 자신이 성적인 존재임을 자각하지 못한 채 자라서, 주로 결혼 후 부부관계에 어려움을 겪곤 한다.

　자신의 딸에게 생식기를 만지지 말라고 가르치지 마라. 의학연구에 따르면 여성의 생식기는 결코 더럽지 않으며, 질 속 세균과 입속 세균을 비교했을 때 건강한 질은 오히려 입보다 더 깨끗하다고 한다. 윤활작용을 하면서 질 스스로 세척하기 때문이다.

　자신의 몸을 만지지 말라고 배운 여자아이는 성생활 자체를 불결하다고 생각하여, 성생활이 가져다주는 기쁨을 누리지 못할 가능성이 크다. 따라서 우리는 자신의 딸이 생식기를 만져보게끔 가르쳐야 한다. 그리고 생식기는 위대한 예술가인 하나님께서 선물로 주신 아름다운 창조물이라고 가르쳐야 한다.

생식, 임신, 출산에 대해 정확하게 이야기하라

만 3세 전의 유아에게도 기본적인 생식에 대해 가르쳐야 한다. 임신과 출산과정을 알려주면, 아이는 무척 놀라고 신기해하면서도 금세 이해하고 받아들인다. 다음은 만 4세 아이와 임신과 출산에 대해 대화를 나누는 상황이다.

부모 맞아. 수 이모는 오늘 아기 낳으려고 병원에 갔어. 지금 낳고 있는지도 모르겠네.

아이 엄마, 아기가 정말로 이모 배에 있어요?

부모 그렇단다. 그런데 음식이 들어가는 위장에 있지는 않아. 모든 여자에게는 위장 바로 밑에 아기집이라는 자궁이 있어. 너에게도 있단다. (아이의 배꼽과 생식기 사이를 만지며)케이틀린, 바로 여기쯤이야. 얼마나 큰지 궁금하지? 네 손으로 주먹을 쥐어봐. 잘했어. 그 정도 크기란다. 그게 네 안에 있지. (식탁 위 과자 부스러기를 가리키며)엄마 자궁 안에 있는 아기는 모두 처음에는 이것처럼 작단다. 네가 엄마 배 속에 있었을 때도 처음에는 이렇게 작았어. 하지만 만 9개월 동안 자라면서, 자궁을 이만하게 크게 만든단다.

아이 그렇게 커지면 아프지 않아요?

부모 어떨 때는 기분이 안 좋아지기도 하지만, 배는 아주 천천히 커지니까 아프지 않아. 그리고 엄마는 아기를 아주 많이 사랑하니까 괜찮아. 하나님은 아주 놀라운 방법으로 여자를 만드셨단다. 임신하면 여자의 배가 잘 늘어나게끔 해서 아기를 안전하게 지켜줄 수 있게 하신 거지. 놀랍게도 자궁 안에서 자란 아기는 질을 통해 세상 밖으로 나온단다.

아이 내 질은 너무 작은데요?

부모 지금은 그렇지. 하지만 네가 더 커서 임신할 때쯤 되면, 아기가 나올 수 있게 질의 근육이 크게 늘어날 거야. 하나님이 그렇게 만드셨지. 아기가 질을 통해 나올 때는 좀 아프단다. 하지만 엄마는 아기를 무척 사랑하기 때문에 그런 아픔은 참을 만하다고 생각할걸? 엄마도 너를 낳고 품에 안았을 때, 네가 너무 사랑스러워서 내가 언제 아팠었나 했다니까.

아이 이모가 아기 낳을 때 많이 아프지 않았으면 좋겠어요.

부모 엄마도 그렇구나. 아마 이모가 병원에서 돌아오면, 아기가 젖 먹는 모습을 보여줄 거야. 엄마와 너처럼 여자는 몸에서 나온 젖을 아기에게 먹일 수 있단다. 이것 또한 하나님이 주신 놀라운 선물 중에 하나야. 지금은 네 가슴이 작지만, 나중에는 더 커져서 아기를 낳으면 젖을 먹일 수 있게 된단다. 이모는 모유수유하려고 한대. 엄마도 너와 네 동생에게 모유수유를 했단다.

이차성징에 대해 긍정적으로 이야기하라

부모는 이미 이차성징을 겪었지만 유아는 아직 겪기 전이라서, 유아와 부모의 몸은 다른 점이 참 많다. 사춘기가 지나면 남성과 여성은 생식기관의 다양한 변화를 겪는데, 이것이 바로 이차성징이다. 남성은 수염이 자라고, 변성기를 겪고, 음경과 고환이 커지고, 음모가 자란다. 여성은 가슴이 커지고, 다리나 겨드랑이의 털뿐 아니라 음모가 자라고, 엉덩이가 커진다.

유아들이 이차성징을 긍정적으로 받아들이도록 가르치고, 그들도 앞으로 이런 변화를 겪을 것이라고 알려주자.

아이 아빠, 아빠는 왜 가슴이랑 다른 곳에도 털이 있어요? 나는 없는데.
부모 자세히 보면, 네 팔다리와 온몸에도 털이 나 있단다. 한데 적절한 시기가 되면, 더 많은 곳에서 털이 자랄 거야. 색깔도 더 짙어지고 더 두꺼워질 테고. 네 팔다리에도, 수염이 나는 얼굴에도, 또 음경 바로 위에도 그렇게 될 거야. 실제로 음경 위에 털이 자라면, 드디어 네가 소년에서 남자로 될 준비가 되었다는 증거란다.
아이 그런데 내가 준비가 안 되어 있으면요?
부모 글쎄, 지금은 조금 두렵겠지만, 하나님은 네가 준비되었는지 아닌지를 알고 계신단다. 하나님이 네 몸을 만드셨으니까. 가장 적당한 순간에 네 몸이 변하기 시작할 거야. 그 변화는 바로 너를 위한 것이란다. 신 나고 놀라운 일이지. 걱정하지 마라. 네가 남자가 되는 그 시간에 아빠가 도와줄 테니까. 궁금한 건 뭐든지 알려줄게. 어떤 기분이 드는지 나와 얘기하자.

부모들은 대개 성적 발달을 부정적으로 인식하는 가정에서 성장했다. 월경을 '저주', 남자를 '짐승'이라고 부르면서 여자를 성적 객체로 깔보는 대화방식으로는 자라나는 아이들에게 올바른 성인식을 심어주기 어렵다. 그리스도인인 우리는 우리의 놀라운 몸에 대해 하나님의 태도를 배우도록 노력해야 한다.

적절한 성교육 기회를 절대 놓치지 마라

계획한 시간에 아이를 앉혀놓고 학교수업처럼 하는 성교육은 생각한 만큼 최고의 효과를 발휘하지 못한다. 오히려 아이들이 자연스럽게 성에 대해 흥미를 가지는 그 특별한 순간, 즉 아이들이 먼저 성에 대해 호기심을 가지고 질문할 때 최고의 효과를 불러온다. 이때 부모가 아이에게 만족스러운 대답을 해주면, 아이들은 의문이 생길 때마다 다른 곳에서 해답을 찾으려 하지 않고 부모에게 물어보게 된다.

> **성교육 제4원칙**
> 가르칠 기회를 놓치지 말고, 어떤 질문이든 받아주는 부모가 되라.

자녀에게 성을 제대로 가르치려면 '자발적으로 가르치기', '가르칠 기회 놓치지 않기', '성적인 질문에 기꺼이 답하기'의 다음 3가지 요소가 균형을 이루어야 한다.

자발적으로 가르치기

자녀에게 성교육이 필요하다고 판단된다면, 부모는 주저하지 말고 자발적으로 가르쳐야 한다. 책상에 앉아서 공부 가르치듯이 따분하게 가르쳐서는 안 되고, 실감 나고 재미있는 대화로 자녀를 이끌어야 한다.

가르칠 기회 놓치지 않기

일상에서 성교육할 기회는 매 순간 찾아온다. 목욕할 때, 배변훈련을 할 때, 임신한 사람을 보았을 때, 동생 기저귀를 가는 모습을 볼 때, 동물의 생식기를 볼 때, 아이가 이해하지 못하는 저속한 농담을 할 때 등과 같이 성교육을 할 수 있는 상황이 생기면, 부모는 그 기회를 놓치지 말고 가르쳐야 한다.

다음은 만 4세 된 딸이 방에서 발가벗고 앉아 몸을 구부려서 질을 들여다보는 것을 아빠가 우연히 발견한 상황이다. 아이는 손가락으로 음순을 벌리고 있다가, 아빠의 인기척을 느끼자마자 바로 앉았는데 떳떳하지 못한 표정을 짓고 있다. 아빠로서는 그냥 지나치든지 무시하든지 아니면 아내에게 맡기고 싶은 순간일지 모른다. 이 순간을 어떻게 가르칠 기회로 삼을까?

부모 안녕! 뭘 보고 있었어?
아이 (죄책감과 당황스러움이 느껴지는 표정을 지으며)그냥……요.

부모 질을 보고 있었니? 신기하게 생겼지?

아이 아니…… 네.

부모 질이 왜 필요한지 아니? 언젠가 네가 결혼하고 하나님의 축복으로 아기를 가지게 되면, 아기는 만 9개월 동안 네 배 속에서 자라다가 질을 통해 밖으로 나온단다. 그래서 질이 필요한 거야. 이처럼 하나님은 놀라운 방법으로 너를 만드셨지. 너는 질을 통해 나온 아기를 안고, 젖을 먹이고, 사랑하게 된단다. 지금 우리가 너를 사랑하듯이 말이야. 그럼 남자아이도 질을 가지고 있을까?

아이 아니요. 남자아이는 아기를 못 낳잖아요.

부모 그래. 하나님께서는 남자아이들에게 질 대신 음경을 주셨단다. 그래서 남자아이들은 배 속에 있는 아기가 질을 통해서 나오는 것이 어떤 경험인지 절대 모를 거야. 너는 나중에 아기를 갖고 싶니?

아이 네, 갖고 싶어요!

성적인 질문에 기꺼이 답하기

부모와 편안하게 성에 관한 대화를 할 수 있다고 생각하면, 아이들은 거리낌 없이 질문을 쏟아내기 시작한다. 성에 관한 아이의 질문에 기꺼이 답해주고, 더 많이 질문하도록 아낌없이 칭찬하고 격려하라. 다음은 자녀가 혈흔이 묻은 생리대를 쓰레기통에서 우연히 발견하는 장면이다. 이때 엄마는 자녀에게 월경을 설명할 기회를 얻게 된다.

아이 　엄마, 저게 뭐예요? 누가 피났어요? 다쳤어요?

부모 　아니야. 그 피는 엄마 질에서 나온 거야. 아프지도 않고 다치지도 않았어. 왜 그런지 아니? 엄마는 지금 여자들만 하는 '월경'을 하기 때문이야.

아이 　월경? 그게 뭐예요?

부모 　하나님은 여자들의 자궁 속에 아기가 자랄 수 있게 만드셨단다. 아기가 자궁 안에서 만 9개월 동안 잘 자라려면, 먹을 것과 숨 쉴 공기가 필요해. 그걸 엄마의 혈액에서 얻는단다. 그래서 아기를 가질 나이가 된 여자들은 매달 자궁 안에 약간의 혈액을 가지고 있어. 아기가 생기면 자궁 안의 혈액에서 먹을 것과 공기를 얻을 수 있도록 말이야. 그런데 아기가 생기지 않으면 혈액은 필요 없으니까 밖으로 내보내고, 아기가 생길 수 있는 다음 달을 위해 새로운 혈액을 들여온단다. 그래서 여자들은 매달 조금씩 피를 흘리는데, 그게 바로 월경이야.

아이 　아프지 않나요? 피날 때는 항상 아프잖아요!

부모 　아니, 월경을 할 때는 상처 날 때처럼 아프진 않아. 그렇다고 해서 기분이 썩 좋은 것도 아니지. 월경이 시작되면, 이틀간은 배나 허리 부위가 조금 아프단다. 물론 통증의 정도는 사람에 따라 다르지. 하지만 심하게 아픈 건 아니니 걱정할 필요 없단다. 엄마는 너처럼 예쁜 아기를 낳고 또 돌볼 수 있어서 참 기뻐. 이처럼 내 몸을 특별하게 만들어주신 하나님께 감사해. 이게 바로 진짜 기적이지! 엄마는 매달 월경을 할 때마다 내 몸이 얼마나 멋진 기적인지 떠올린단다. 너도 그럴 거야!

모르면 모르는 대로, 알면 아는 대로 이야기하라

부모는 종종 아이들의 질문에 답을 하지 못할까 봐 지레 겁을 먹는다. 이런 상황이 닥치면, 우선 "글쎄, 아빠도 답을 잘 모르겠는데 한번 찾아보고 며칠 후에 얘기해주면 어떨까?"라고 대처해보자. 물론 반드시 답을 찾아 아이에게 이야기해주어야 한다.

부모 입장에서는 아이들이 인체 및 생식기능에 대해 꼬치꼬치 물어오면 정말 난처하다. 그러나 어떤 순간에도 하나님의 시각에서 성생활에 대해 가르칠 기회를 얻을 수 있도록 아이의 질문에 귀 기울여야 한다. 이러한 태도는 자녀가 올바른 성징을 형성하는 데 도움이 된다.

다음은 만 5세인 빌리가 여동생이 젖 먹는 것을 본 뒤 부모에게 난처한 질문을 하는 상황이다.

아이 아빠, 어떻게 엄마 가슴에서 젖이 나와요?

부모 그러게. 정말 신기하지? 여자의 가슴 안에는 젖을 만드는 유선과 유관이 있거든. 아빠 생각에는 엄마의 혈액으로부터 물, 단백질, 당류같이 아기에게 필요한 것을 유선과 유관으로 가져온 뒤 다 같이 섞어서 젖을 만드는 것 같아. 정말 놀라운 건 뭔지 아니? 엄마젖이 아기에게 가장 완벽한 음식이 될 수 있도록 하나님이 만드셨다는 거야.

아이 가장 완벽한 음식이란 게 무슨 말이에요?

부모 어떤 음식보다도 엄마젖이 아기가 아프지 않고 건강하게 자랄 수 있도록 도와준다는 얘기야. 아기가 태어나고 처음 며칠 동안은 초유가 나온단다. 초유에는 질병으로부터 아기를 보호하는 면역성분과 영양분이 듬뿍 들어 있지. 그걸 먹으면 아기는 거의 아프지 않고 잘 자란단다. 엄마의 젖이 아기에게는 그 어떤 것보다 좋아. 또 소젖은 송아지에게, 염소젖은 아기염소에게, 사람 젖은 사람의 아기에게 가장 좋단다. 하나님은 어떻게 아기를 돌봐야 하는지 가장 잘 아시기 때문에 이렇게 엄마젖을 만드신 거야. 하나님은 우리를 사랑하시고 또 우리 삶을 좋은 것으로 채워주고 싶어 하신단다. 그래서 하나님이 성경을 통해 말씀하시는 내용을 믿는 것이 무척 중요해.

신체노출, 적정선을 유지하라

부모와 성이야기를 나눈 뒤, 더욱 호기심이 생긴 아이는 콕 집어서 "나는 어디서 나왔어요? 보여주세요!"라고 엄마에게 떼를 쓸지도 모른다. 아이의 반응에 당황하지 말고, 아이에게 기본적인 성에 대한 예의범절을 가르칠 수 있는 절호의 기회로 삼아라. 아이에게는 이렇게 말해주면 된다. "엄마의 질은 아빠하고만 나눌 수 있는 엄마의 개인적인 부분이라서 너에게 보여줄 수 없단다. 네 질도 네 개인적인 부분이지. 엄마와 아빠는 너를 씻겨줄 때만 거기를 만지는 거야. 그 부분이 어떻게 생겼는지 그림을 그려줄까? 아니면, 책에 나온 그림을 보여줄까?"라고 말이다.

어떤 부모는 집에서 옷을 벗고 돌아다니는 아이를 염려하기도 한다. 그래서 다른 사람이 볼까 봐 옷 입으라고 아이에게 광적으로 소리를 지르기도 한다. 반면 옷을 벗고 돌아다니는 것에 너무 무신경한 부모도 있다. 그럼 아이의 신체노출에 대해서 어디까지 허용해야 할까? 사실 그 기준을 어디에 두어야 할지 확실한 답은 없다. 정숙에 대한 기준이 문화마다 차이가 커서, 정숙함과 순결에 대해 성경적 미덕을 적용하기에는 어려움이 있기 때문이다.

그렇지만 어느 쪽이든 양극단으로 치닫는 태도는 분명 바람직하지 않다. 특히 아이의 신체노출에 대해 과민하게 반응하는 태도는 몹시 위험하다. 아이들이 성에 대해 부정적으로 받아들일 수 있기 때문이다. 아이의 신체노출에 전혀 신경을 쓰지 않는 경우도 문제가 된다. 아이가 성생활에 대한 적절한 기준을 세우지 못하고 자라기 때문에, 자칫 쉽게 성관계를 맺게 될 가능성이 있다. 그러므로 부모는 아이의 신체노출을 과도하게 막지 않도록, 또 아이의 신체노출을 자랑거리로 삼거나 너무 무신경하게 대하지 않아야 한다.

'이야기'에는 놀라운 힘이 있다

성경 속 메시지가 왜 '원칙에 대한 학습'의 형식이 아닌 '이야기' 형식인지 생각해본 적이 있는가? 예수님은 신학과 윤리학을 가르치는 대신 비유와 이야기에 많은 시간을 할애하셨다. 예수님은 우리 삶에 이야기가 미치는 영향력을 알고 계셨기 때문이다. 예를 들어, '성적인 부도덕을 멀리하라.'와 같은 원칙도 필요하지만, 요셉이 보디발의 아내를 피해 달아나는 상황을 다룬 이야기도 필요하다.

이야기에는 상징과 암시를 통해 믿음이 녹아 있으며, 아이들은 이야기 속에서 자신의 모습을 비춰보며 자연스레 깨달음을 얻는다.

> **성교육 제5원칙**
> 예화는 매우 효과적인 학습도구이다.

정확한 통계, 명백한 사실, 확고한 원칙과 달리 이야기에는 사람을 몰입하게 하는 강력한 힘이 있다. 그래서 이야기는 아이에게 올바른 가치를 가르치고 심어주는 데 가장 효과적인 학습도구이다. 이야기에 흠뻑 빠진 아이는 이야기가 전달하는 가치 또한 가슴속에 새기게 된다.

이야기에는 긍정적인 인물과 내용이 나오기도 하지만 부정적인 인물과 내용이 나오기도 한다. 긍정적인 가치관과 미덕을 지닌 영웅이 등장하는가 하면, 인간의 악함과 실패를 보여주는 악당도 등장하는 것이다. 그러나 이야기의 결말이 행복하든 슬프든 간에, 또 이야기 속 상황이 긍정적이든 부정적이든 간에 이야기는 아이에게 가치, 신념, 도덕, 성실 등과 같은 중요한 메시지를 전달하기 때문에 아이는 자연스레 올바른 가치와 인성을 지니며 올곧게 성장하게 된다.

이야기는 책, 영화, 연극, 노래 등 다양한 분야에서 흔하게 접할 수 있는데, 그리스도인 부모는 그 무엇보다 성경이야기를 토대로 하여 아이에게 가치를 전달하도록 애써야 한다. 우리 부부는 아이와 함께 성경이야기를 읽고, 토론하고, 연극을 해보며, 아이들이 성경에서 전하는 하나님의 뜻과 가치를 생생하게 느낄 수 있게 노력했다.

아이와 함께 성경 속 인물이 살았던 삶으로 빠져들어보라. 특히 일러스트가 풍성한 성경이나 이야기로 술술 풀어낸 성경은 아이들이 성경내용을 생생하게 느끼게 하는 데 도움이 된다. 그리고 성경인물이 어떻게 생각하고 어떻게 느꼈을지 아이들과 함께 상상해보고 이야기를 나누어라. 성경이야기가 주는 교훈이 무엇인지 아이들에게 질문하고, 성인의 삶으로부터 배운 교훈을 우리 삶에 적용해보라. 요셉과 보디발의 아내에 대한 이야기(창 39장)뿐 아니라, 성생활에 대해 중요한 가르침을 주는 아담과 하와(창 1~4장), 야곱과 라헬(창 29장), 다윗과 밧세바(삼하 11장), 솔로몬과 그의 많은 아내(왕상 11장), 현숙한 아내(잠언 31장), 솔로몬의 애가와 같은 성경이야기들이 있다.

물론 성경이야기로만 국한해서는 안 된다. 톨킨의 『인류기록보관소(The Archives of Anthropos)』, 『호빗(The Hobbit)』, 『반지의 제왕

(The Load of the Rings)』, 루이스의 『나니아 연대기(The Chronicles of Narnia)』, 로이드 알렉산더의 『프리데인 연대기(The Chronicles of Prydain)』 등 믿음의 가치를 표현한 뛰어난 문학작품이나 기독교서적 또한 많은 도움이 된다.

영화도 유용한 이야기제공처 중에 하나다. 한번 본 영상은 쉽게 잊히지 않기 때문에 영화선택에 주의해야 한다. 매우 자극적인 요소가 있는 영화라면 피하는 게 좋다. 영화 속에 아이에게 들려주고픈 영원한 가치가 있는지, 혹시나 자극적인 요소가 있는 것은 아닌지 말이다.

마지막으로 우리 자신에 대한 이야기, 가족에 대한 이야기, 그리고 친구의 이야기를 잊지 마라. 가장 영향력 있는 이야기는 우리 삶에서 나온다. 대부분의 부모는 다양한 경험을 했을 테고, 그 경험을 기반 삼아 앞으로 아이들이 살아가는 동안 겪을 사랑과 성생활에 대해 조언해줄 수 있다. 신실한 사랑, 이혼 및 사건들, 승리와 실패, 사춘기, 첫사랑, 첫데이트, 가장 좋았던 관계와 가장 나빴던 관계, 배우자와의 사랑, 아이들에 대한 사랑 등 많은 이야기를 들려주라. 부모의 경험에서 비롯된 이야기는 자녀에게 큰 영향을 끼친다.

신명기 6장을 보면, 아이들의 성품형성을 통해 믿음을 세우라고 나온다. 아브라함과 모세의 믿음, 신약에서 베드로와 바울에게까지 이어진 믿음, 곧 하나님과 그의 아들인 예수 그리스도 안에 내재한 구원을 이루는 믿음을 받아들이라고 가르친다. 가족의 삶에 있어 3가지 요소인, 부모가 먼저 하나님께 순종하기, 그분의 율법과 진리를 아이들에게 전하고 가르치기, 그리고 그들의 삶을 믿음에 대한 이야기와 믿음을 상기하는 일로 가득 채우기는 절대적으로 필요하다. 이야기를 잊지 말자!

Chapter 06

자녀에게 성적 기쁨에 대해 이야기하라

커트는 허리를 똑바로 펴지 못할 만큼 등이 아플 때가 종종 있다. 의사선생님은 진동안마기로 등을 마사지하라고 조언했다. 어느 날 저녁, 그는 또 몸을 움직일 수가 없었다. 낮에 이웃사람의 자동차에 짐 싣는 것을 도와준 탓이었다. 아내 다나가 진동안마기로 그의 등을 마사지해주며 고통을 덜어주고 있을 때였다. 만 3세 된 딸 수지가 이 모습을 지켜보며 옆에서 계속 종알거렸다. "아빠, 많이 아파? 수지는 너무 슬퍼. 엄마, 아빠 등에 문지르고 있는 게 뭐야? 기분 좋아?"

등 마사지가 끝난 후, 커트가 다나의 부축을 받아 화장실에 가려고 침실을 나왔을 때였다. 그들은 그 자리에서 굳어버렸다. 수지가 다리 사이에 진동안마기를 넣어 생식기를 누른 채로 TV 만화를 보고 있었다. "수지야······." 다나는 차마 말을 잇지 못했다. 수지는 해맑게 웃으며 말했다. "엄마, 아빠 말이 맞았어. 이거 하니까 기분이 정말 좋아!"

성적 기쁨은 하나님이 주신 좋은 선물

유아들도 생식기를 만지거나 문지르면 기분이 좋다는 것을 안다. 그래서 어떤 아이들은 의도적으로 생식기에 자극을 주는 행위를 하기도 한다. 이런 아이들 앞에서 부모는 어떻게 대처해야 할까? '성적 호기심 및 성적 유희'에 대해 아이들과 이야기할 때에는 Chapter 05에서와 마찬가지로 신체와 성욕의 선함에 대해 강조하면 된다. 우리 몸이 하나님께서 성스럽게 창조한 결과물이라면, 성적인 기쁨은 신성한 선물이다. 부모의 임무는 아이들에게 성적인 기쁨이 선물이라는 시각을 부여하는 것이다. 그러나 그 선물이 잘못 쓰여 자칫 타락할 우려가 있으므로, 하나님이 의도하신 방법으로 선물을 즐겨야 함을 가르쳐야 한다.

어린 자녀에게 성적 기쁨에 대해 이야기하라

초등학교도 가지 않은 어린 자녀에게 '성적 기쁨에 대해 이야기해도 될까?' 하고 걱정하는 사람이 있을 수 있다. 그러나 '처음에 들은 메시지가 평생 간다.'고 했다. 처음에 들은 내용이 아이들에게 가장 큰 영향을 끼친다. 세상에서 얻어들은 왜곡된 내용을 바로

잡기보다는 처음부터 성생활에 대한 바른 시각을 갖도록 돕는 것이 더욱 효과적이다.

아이들이 또래에게 잘못된 성지식을 얻거나, 이웃집에서 포르노 비디오를 보며 성적 기쁨에 대한 왜곡된 시각을 갖기 전에 부모가 먼저 나서야 한다. 아이들이 어떠한 신념을 갖게 되는 데에는 아이들과 아주 가까이 있는 부모의 영향력이 가장 크다. 또한 아이가 어릴수록 부모에 대한 신뢰가 높기 때문에 부모를 가장 신뢰할 때 미리 성적 기쁨에 대한 올바른 시각을 심어주어야 한다.

생식기는 인간의 기쁨을 위해 만들어졌다

생식기는 인간의 기쁨을 위해 하나님이 계획하고 만드셨다. 여성의 음핵은 아주 민감한 부분으로, 부부관계 시 여성에게 기쁨을 주기 위해 존재한다. 성생활로 인한 기쁨은 하나님이 주신 순수한 선물이다. 이러한 성적 기쁨에 대해 아이들에게 간단하게 설명하되, 하나님이 성생활로 인한 기쁨을 주신 목적에 대해 꼭 덧붙여 설명해야 한다.

신디와 빌은 수도꼭지에서 미온수가 나오는 욕조에 만 3세 된 스티브를 앉혔다. 그들은 서로 바라보며 조용히 대화를 나누고 있었는데, 갑자기 큰 소리가 나서 돌아보고는 깜짝 놀라고 말았다. 스티브가 흐르는 물에 음경을 대고는 크게 웃고 있는 것이 아닌가. 스티브는 물에서 한 발짝 물러서서, 자신의 음경을 경이롭게 쳐다

보다가 다시 수도꼭지 앞으로 다가가서 흐르는 물에 음경을 대고는 더 크게 소리 질렀다. 빌은 물을 끄고 아들과 대화를 시도했다.

부모 물이 나오는 곳에 음경을 대고 있었구나.

아이 (아빠의 반응이 어떨지 몰라서 고개만 끄덕인다.)

부모 혹시 기분이 좋아서 웃은 거니?

아이 네, 진짜 재밌어요!

부모 맞아. 그렇게 하면, 정말 재밌고 즐겁지. 하나님이 네 음경을 네가 기분 좋게 하려고 만드셨다는 걸 알고 있니?

아이 정말요?

부모 그럼! 하나님이 왜 그러셨는지 아니? 하나님은 네가 자라서 결혼하면, 네 아내와 함께 신 나고 재밌는 일을 하길 바라시거든. 하나님은 마치 풀로 붙여놓은 것처럼 너희 둘이 가까워지는 특별한 방법을 가르쳐주고 싶어 하신단다. 아내를 사랑하는 방법을 너에게, 너를 사랑하는 방법을 아내에게 말이다. 그래서 음경을 통해 좋은 느낌을 받을 때면 너를 행복하게 해주기 위해 하나님이 주신 특별한 선물이라는 것을 기억하면 좋을 거야.

아이에게 생식기가 사람의 기쁨을 위해 만들어졌다는 것을 알려주는 것은 유익하다. 부모 또한 그 기회를 통해 하나님이 주신 선물을 올바른 시각으로 볼 기회를 다시금 얻게 된다.

하나님은 우리가 그 선물을 올바른 방법으로 사용하길 원하신다. 그런데 아이들이 자신의 몸을 기쁨의 원천으로 인식할 수 있는 기회를 막고, 오히려 아이들을 수치스럽게 하고 비판하고 벌주는 것은 해가 된다. 유년기의 이러한 경험은 자기 자신을 받아들이는 데 의심을 품거나 성에 대한 부정적인 생각을 가지게 하기 때문이다. 예의범절을 가르치는 것과 성적 쾌락에 대한 긍정적인 경험을 나무라는 것은 별개의 것이므로 구분하여 교육할 줄 알아야 한다.

유아의 성적 호기심, 성인의 잣대로 보지 마라

내 아이가 친구들과 지하실에서 의사놀이를 할 때, 남자아이 4명이 뒤뜰에서 함께 소변을 볼 때, 이웃집 아이와 침실에서 "나한테 네 것을 보여주면, 나도 내 것을 보여줄게."라고 얘기하는 것을 발견했을 때 어떻게 반응해야 하는가?

너무 놀란 나머지 호들갑을 떠는 경우가 있는데, 그러지 말고 아이에게 올바른 성인식을 심어줄 수 있는 기회로 삼아야 한다. 아이 몸이 얼마나 소중하고 축복받은 선물인지, 또 얼마나 큰 기적인지 가르치는 것이다. 만약 아이의 행동에 부모가 과민반응하면 아이는 깊은 죄책감을 갖게 되며, 성적 관심이나 느낌은 나쁜 것이라고 잘못 인식하게 된다. 또 성욕에 대한 질문이나 관심을 표현하면 벌받을 것 같다는 생각을 갖게 되어, 부모가 아닌 다른 곳에서 성적 호기심을 해소할 위험이 있다.

성적 호기심 및 성적 유희에 대해 궁금해하는 자녀를 대할 때는 다음의 내용을 인지하고 대화하면 좋다.

하나님의 선물은 좋은 것이다 아이의 선한 몸은 하나님의 특별한 창조물이자 선물이라는 사실을 각인시켜라.

하나님의 선물은 개인적인 것이다 성이라는 선물의 특성상, 몸 특히 생식기는 개인적인 것이라고 가르쳐야 한다. 하나님은 장난감으로서가 아니라 특별한 목적을 위해 생식기를 창조하셨다.

호기심은 좋은 것이다 아이의 호기심이 선하다는 것을 확실히 말하라. 다음과 같이 말하면 된다. "네가 다른 사람의 몸에 관심이 가고, 그 친구들이 네 몸에 관심을 가지는 건 자연스러운 거란다. 그 부분은 너무 특별하니까. 특별한 건 알고 싶어지잖니? 그건 크리스마스가 되기 전에 크리스마스선물을 뜯어보고 싶은 마음과 같아! 그렇게 느끼는 건 당연해. 개인적인 것에 대해 더 알고 싶은 것 또한 당연하고. 우리가 개인적인 것을 알 만큼 컸다고 느끼게 해주거든."

한계를 정하라 명확한 경계와 기대를 밝혀라. 다음과 같이 말하면 된다. "호기심을 가지는 건 좋지만, 네 음경을 다른 아이들에게 보여주지 않았으면 좋겠어. 그리고 너도 그 애들의 것을 보지 않기를 바란다. 네가 너의 개인적이고 특별하고 소중한 부분을 잘 지키면, 하나님이 놀라운 방법으로 너를 만드셨다는 것을 항상 느끼게 될 거야."

부모가 이렇게 반응하면 대부분의 아이는 나름의 기준을 세우고, 적절한 행동을 하려고 노력한다. 그러나 부모의 적절한 반응에도 불구하고 아이들이 잘못된 성적 유희를 반복해서 즐긴다면, 위의 권고를 반복하고 부모의 지시를 어긴 것에 대해 타임아웃이나 특권의 박탈 같은 단호한 처벌을 해야 한다. 아이들의 성적 유희나 호기심에서 나오는 행동을 '변태'라고 규정지어 처벌해서는 절대 안 된다.

한편 동성친구와 성적 유희를 하는 아이도 있다. 부모의 입장에서는 무척 놀랄 만한 일이지만, 지나치게 근심할 필요는 없다. 아이들은 이성만큼이나 동성에도 많은 호기심을 가지고 있기 때문에, 동성 간에 성적 유희를 하는 것은 사실 아주 자연스러운 현상이다. 그러나 동성 간 성적 유희가 멈추지 않고 반복된다면, 그때는 염려해야 한다.

Chapter 08에서 이럴 경우 부모로서 어떻게 대처해야 하는지 설명하겠다.

부모가 아이의 성적 호기심이나 성적 유희에 대해 과민반응하는 것은 아이들이 어른과 동일한 성적 동기, 곧 육체적 욕구나 성적 갈망 등을 가진다고 짐작하기 때문이다. 성폭행을 당하거나 성적 트라우마가 있는 아이들을 제외하고 이런 경우는 극히 드물다. 그렇기 때문에 아이들의 성적 호기심과 성적 유희 혹은 자위에 성인의 성적 동기를 적용해서는 안 된다.

유아의 자위행위, 어떻게 해야 할까요?

아이들이 가끔 자기 자신을 만지는 것은 도덕적으로나 심리학적으로 문제가 되지 않는다. 성인의 자위에 대해 적용하는 모든 사항이 어린아이들에게 단순히 적용되지는 않기 때문이다. 아이들에게는 성인과 같은 육체적 욕구가 없고, 파괴적인 환상을 마음에 품지도 않는다. 아이들은 자신들의 성기관이 하나님의 놀라운 창조물이자 선물이며 그분의 계획대로 기쁨 또한 누릴 수 있다는 것을, 또 자신의 성욕을 인지하고 그것에 대해 편안하게 느끼는 것이 좋다는 것을 이해해야 한다.

부적절한 상황이나 장소에서의 자위행위

아이들이 부적절한 상황이나 장소에서 자신의 생식기를 만진다면, 부모는 아이에게 예의범절과 분별력을 가르쳐야 한다. 예의범절을 가르칠 때는 부드럽지만 강하게 말해야 한다. "얘야, 다른 사람들이 옆에 있을 때는 네 바지에 손을 넣어 음경을 문지르면 안 된단다. 음경은 아주 개인적인 신체부위여서, 네가 그렇게 행동하면 다른 사람들이 아주 불편하게 느낄 거야." 이 정도로만 얘기해 주면 된다.

어떤 아이들은 과도하거나 부적절한 자위행위를 하기도 한다. 우리 부부가 아는 한 부부에게 18개월 된 딸이 있는데, 그 아이는 무척 활동적인 성격이라서 '흔들벌레'라는 애칭을 가지고 있었다. 성생활에 대한 수업 중에, 그 아버지는 딸이 의도적으로 몸을 흔들고 있다는 것을 알았다. 그 부모는 한쪽 팔로 아이의 엉덩이를 받치고, 부모 옆구리 쪽으로 아이의 다리를 벌리게 해서 안았는데, 그 결과 아이의 질이 부모의 엉덩이 쪽에 밀착되어 약간만 움직여도 음핵에 강한 자극을 받았던 것이다. 기분이 좋아진 아이는 몸을 흔들어대거나 심지어 기저귀에 손을 넣어 음핵을 자극하기까지 했다. 이처럼 공공연하게 자신을 만지거나, 또는 자신을 만진다는 것을 다른 사람에게 말하는 등 유사하게 부적절한 행동을 보이는 아이들을 곧잘 발견할 수 있다.

자위하는 18개월 딸의 부모에게 우리 부부는 이렇게 조언해주었다. 다른 방법으로 아이를 안고, 다른 아이들과 함께하는 여러 운동단체에 가입시키는 등 아이의 관심을 끌 만한 것을 많이 제공하고, 예의에 대해 단호하면서도 부드럽게 가르쳐주라고 말이다. 몇 개월 후 아이의 자위행위는 줄었고 지금은 건강하고, 정서적으로 안정된 성인으로 자랐다.

정서적 방임, 정서적 박탈, 무료함을 원인으로 한 자위행위

특정한 환경, 즉 무료함이 길어지거나, 적절한 지적이나 행동자극이 없는 상황에 있거나, 정서적 방임 또는 박탈의 상황에 있는 경우에는 일부러 주의를 끌려고 자위행위를 하기도 한다. 또 생활

수준이 낮거나 무료한 가정의 아이들의 경우에는 무료함을 달래려고 자위행위를 하기도 한다.

우리 부부가 아는 강박증적인 자위행위자 중 한 사람은 성인이 될 때까지 하루평균 4~6회 자위했다고 한다. 그의 이러한 패턴은 청소년기에 시작되었는데, 성욕이 왕성해서 그런 것이 아니라, 어릴 때 끔찍한 학대를 받고 무시당해서였다. 그는 깊은 정서적 고통을 잊기 위해 혹은 그에 대한 보상으로 자위한다고 밝혔다.

주위의 관심을 끌기 위한 자위행위

마지막으로 어떤 아이는 부모의 관심을 끌기 위해서 자위행위를 하기도 한다. 자위를 하면 부모의 관심을 끌 수 있고, 부모의 감정적인 반응을 얻을 수 있다고 생각하기 때문이다. 따라서 자위하는 아이를 발견했을 때, 과민반응하지 말고 관련성 및 중요성의 욕구를 채워주기 위해 노력해야 한다. 아이가 관련성과 중요성에 대한 정서적 욕구가 채워지고 자신이 속한 세상이 충분히 흥미롭다면, 자위에 대한 관심은 점점 멀어질 것이다.

유아의 성적 비속어 사용, 무조건 야단쳐야 할까요?

어떤 사람들은 음경 대신에 '거시기'나 '똘똘이', 발기 대신에 '꼴린다'나 '선다', 가슴 대신에 '젖통' 같은 속어를 쓰는 것을 더 편하게 여긴다. 그러나 대부분의 속어는 저급하고, 함축적으로는 약탈적 의미가 있다.

직접적인 언어를 사용하기 꺼리며 공손한 속어를 쓰는 사람들도 있는데, 이러한 공손한 속어 또한 그리스도인 관점에서 보면 큰 도움이 되지 않는다. 예를 들어 '성교를 하다.'의 동의어로 '사랑을 하다.'라는 공손한 속어를 쓰는 사람이 많은데, 공손한 속어 또한 정확한 의미를 전달해주지 못하므로 가급적 사용하지 않기를 바란다. 하나님의 뜻에 따른 진정한 사랑은 부부의 성교를 통해 표현되며, 불건전한 두 사람의 성교는 진정한 사랑이 아니다. 그러므로 '성교를 하다.'와 '사랑을 하다.'의 표현은 구별해서 사용하면 좋겠다. 혹시 자녀가 성관계를 통해 '사랑을 하는' 것을 묘사한 TV프로그램이나 영화에 접하게 된다면 "저 사람들은 사랑을 하는 게 아니야. 성행위를 통해 서로의 육체적 욕구를 채우고 상대에게 좋은 감정을 표현하려는 거야. 진정한 사랑은 두 사람이 연합하고, 일생 동안 서로에게 약속을 성실히 지키며 사는 거란다."라고 아이들에게 이야기해주자.

물론 모든 속어가 수용 불가능한 것은 아니며, 부모 각자의 결정에 달려 있다. 아이들은 그 단어의 뜻을 알고 싶어서 속어를 쓰기도 하고, 부모가 그들에게 눈높이를 맞출 능력이 있는지 알아보고 싶어서 쓰기도 한다. 어떤 경우이든, 가장 좋은 전략은 아주 자연스럽게 그 주제를 다루는 것이다. 또한 아이들이 속어의 뜻을 물어

보거나 부적절한 속어를 처음 사용했을 때 절대 벌주거나 야단치지 않도록 조심해야 한다.

아이 지미가 "그러니까 너, 앞으로 내 장난감 갖고는 절대로 못 놀아!"라고 했어요. X 같아!

부모 왜 지미를 'X 같아.'라고 하니? 그게 무슨 말이니?

아이 제이슨이 화나면 하는 말인데요. 무슨 뜻인지는 몰라요.

부모 'X 같아'는 남자의 음경을 가리키는 추한 말이야. 친구에게 그런 말 하지 않았으면 좋겠다. 왜냐하면 하나님은 너의 음경뿐 아니라 모든 남자의 음경을 놀라운 선물로 주셨고, 절대 저속한 것으로 만들지 않으셨어. 그러니까 'X 같아.'라며 음경을 그런 식으로 표현하지 않았으면 한다. 또 지미를 '쪼다'나 '멍청이' 같은 말로도 부르지 말거라. 걔가 잘못된 행동을 하면, 그 행동에 대해 무례하다거나 이기적인 행동이었다고 말해주렴.

아이 네. 알았어요. 그런데 엄마, 'ㅆ* ㅂ*'이 무슨 뜻이에요? 캐티가 나한테 'ㅆ* ㅂ*'이라고 했거든요.

부모 네가 그걸 물어봐줘서 엄만 참 기쁘구나. 'ㅆ* ㅂ*'은 성관계를 한다는 말이야. 성교가 남자의 음경이 여자의 질에 들어가는 것이고, 하나님이 결혼한 사람들을 위한 선물로 만드셨고, 또 너와 내가 결혼한 사람하고만 성관계를 맺기를 원하신다고 얘기했던 거 기억나지? 그런데 대부분의 사람들은 'ㅆ* ㅂ*'이라는 추한 말로 사용한단다. 캐티는 "나는 너한테 무지 화났으니까, 너에게 더러운 말을 할 거야."라는 식으로 그 말을 했을 거야.

캐티가 하나님이 주신 성이라는 아름다운 선물을 추한 말로 표현한 건 참 슬픈 일이구나. 그렇게 하면, 하나님을 기쁘시게 할 수 없단다. 그러니 너는 그런 말을 쓰지 않았으면 좋겠구나.

자녀를 키우는 부모로서 한 번쯤 적절한 성 관련 용어와 수용 가능한 속어표현을 정리해둘 필요가 있다. 가정에서 어떤 종류의 말은 써도 되고 쓰면 안 되는지 기준을 정해야 한다. 아이들이 집에서 비속어를 처음 내뱉었을 때 무조건 벌을 주어서는 안 된다. 차분하게 아이에게 그럴 수 있다고 말해주고, 아이들을 가르칠 수 있는 기회로 삼아 비속어의 뜻에 대해 대화할 수 있음에 감사하자. 아이들에게 비속어 사용은 용납할 수 없다고 가르친 후에도 나쁜 언어를 사용했을 때만 규율을 적용해야 한다.

Chapter 07

아동성추행으로부터 자녀를 보호하라

안드레와 캐롤은 만 4세 된 딸 트리샤의 말을 듣고 충격에 빠졌다. 트리샤는 눈물을 글썽이며 낮에 있었던 일을 꺼냈다. 길 건너에 사는 거칠고 버릇없는 만 5세 리사와 리사의 집 앞마당에서 소꿉놀이를 하고 있었다고 한다. "리사가 바지와 팬티를 내리라고 했어요. 자기 말을 안 들으면 집에 못 가게 한댔어요!"

트리샤의 이야기를 종합해보면, 리사는 트리샤의 음순을 아주 세게 문질렀고, 트리샤의 질에 손가락을 집어넣으려고 시도했다. 그러나 트리샤가 울면서 아프다고 말하자 어쩔 수 없이 그만두었다. 리사는 부모님께 절대로 얘기하지 않겠다는 약속을 받아낸 뒤에야 트리샤를 집에 보내주었다고 했다. 집에 온 트리샤는 부모에게 리사와의 일을 말하지 않고 비밀로 할 작정이었으나, 그날 밤 잠자리에 들었을 때 그 공포와 아픔이 떠올라 두려워졌다. 그래서 부모가 자는 방으로 가서 부모에게 그 비밀을 털어놓았다.

자넷은 아들 브래드가 밖에서 친구들과 노는 게 싫다며 징징대는 것을 보고, 문제가 심각하다고 느꼈다. 브래드는 이제껏 친구들과 노는 것을 거부한 적이 한 번도 없었다. 도대체 브래드에게 어떤 일이 생긴 걸까? 돌이켜보면, 요 근래 옆집에 이사 온 아이들과 함께 놀면서 부쩍 비밀이 많아지긴 했다. 그녀는 브래드와 마주 앉아, 너에게 어떤 일이 벌어졌는지 엄마에게 말해야 한다고 얘기했다.

아이의 말을 다 듣고 난 그녀는 너무 놀라 멍해졌다. 브래드가 옆집의 만 7세 아이에게 구강성교를 강요당했던 것이다. 옆집의 멜리사는 이웃아이들에게 '영화에서 본 행위를' 따라 하도록 부추겼고, 브래드의 음경에 자신의 입을 가져다 대기까지 했다. 길 건너 사는 만 3세 베키도 비록 팬티를 입은 채이긴 했지만, 멜리사에게 성교를 강요당했다. 이 모든 일은 자넷의 차고에서 일어났다.

위 이야기들은 실화이다. 우리 주위에서는 이보다 더 나쁜 일들도 빈번히 일어난다. 우리 아이도 심각한 건 아니지만, 성추행을 당한 적이 있다. 이 경험 덕분에 우리는 어떻게 이런 일이 일어나는지, 또 그런 경험에서 회복하는 것이 얼마나 어려운지 잘 알고 있다.

아동성추행의 현실

오늘날 유년기의 추행은 그리 흔한 일이 아니게 되었다. 많은 아이가 케이블방송이나 인터넷을 통해 포르노비디오 등 온갖 선정적인 내용을 쉽게 접하면서, 늘어날 가능성이 더 커졌다. 성교육을 제대로 받지 못한 아이들이 호기심에 이끌려 성적인 실험을 시도하리라는 건 불 보듯 훤한 일이기 때문이다.

아동성추행은 주로 어디에서 일어나는가?

오늘날 남성의 10~20%, 여성의 20~40%가 자신이 원치 않았지만 이른 성행위를 경험했다고 한다. 이러한 경험은 청소년기에 일어난 경우가 많았다.

대부분의 성추행 가해자는 남성이지만, 여성이 가해자인 경우도 있다. 심지어 그 빈도가 점점 증가하는 추세다. 또한 놀랍게도 낯선 사람에 의한 성추행은 의외로 흔하지 않으며, 가정 안에서 일어나는 것이 대부분이다. 그중에서도 오빠가 여동생을 성추행하는 경우가 가장 많다. 그러나 형제자매 간 추행은 외부로 드러나지 않는 경우가 많은데, 가족이라서 신고를 잘 하지 않기 때문이다. 가족이 성추행했다는 데 깊은 수치심을 느껴 사건을 밝히지 못하기도 하거니와 가해자가 성추행을 하되 폭력을 휘두를 가능성이 높지 않아 그냥 덮어두는 경향이 있기 때문인 듯하다. 그래서 가정 안에서 성추행사건이 벌어진 경우, 부모는 말할 것도 없고 피해자인 딸도 옷차림 등을 조심하지 않은 스스로를 탓하는 결과를 낳는다.

한편 성추행은 재혼가정에서 2배가량 더 높게 발생하고, 특히 의붓오빠와 의붓아버지가 가해자인 경우가 많다. 성 관련 대화를 지극히 꺼리는 등 성에 대해 부정적으로 반응하는 어머니, 어머니와 관계가 좋지 않으며 친구도 거의 없어 소외된 아이, 경제적으로 궁핍한 가정이나 교육수준이 낮은 부모 등은 성추행을 발생하게 하는 요인이 되곤 한다.

부모나 형제자매가 추행할 가능성이 낮은 가정에서도 친구나 이웃, 친지로부터 성추행 당할 위험은 여전히 도사리고 있다. 요즘에는 어디서든 포르노사진이나 비디오를 쉽게 구할 수 있는데, 이러한 것들을 많이 볼수록 왜곡된 성인식을 가지게 되므로 성추행의 위험은 앞으로도 더욱 증가할 것이다.

아동성추행의 결과

대부분의 추행은 성교단계까지는 이르지 않는다. 그러나 직접적인 성행위에 미치지 않았다고 해서 구강성교, 애무 등이 대수롭지 않다고 여겨서는 안 된다. 이는 질 삽입 없이 끝난 강간미수의 경우와 마찬가지로 피해자에게 매우 깊은 상처를 입힌다. 직접적인 성행위만이 아이를 상처 입히고 그보다 덜한 것은 '그래도 괜찮겠지.' 하는 식으로 추측하지 마라.

반대로 섣불리 과장해서도 안 된다. 성추행을 당한 경험이 아이의 삶을 황폐하게 만들고, 아이가 그 흔적을 평생 간직한 채 살 것이라는 고정관념을 버려라. 아이의 삶에서 성추행에 따른 상해의 정도를 결정하는 데는 곧 성추행 자체, 범행빈도, 유인된 방식, 아이의 나이, 부모에게서 느낀 소외감, 성추행을 당한 뒤 부모의 반응, 아이의 성격 및 아이의 삶에서 어려움을 해소해주는 요소의 존재여부(진실하게 사랑해주는 형제자매 및 친구와의 관계, 학교성적, 조부모 또는 다른 안전한 친척과 보낸 시간) 등 여러 요인이 있기 때문이다.

아동성추행 예방법

성추행으로부터 아이를 보호하려면, 미리 아이에게 성추행의 개념 및 범위와 예방법에 대해 알려주는 것이 좋다. 아이들 중에는 상대가 하는 짓이 성추행인 줄 몰라서, 성추행을 당할 때 거절의사를 분명히 밝히지 못하는 경우가 꽤 많다.

아이들에게 성추행의 범위에 대해 정확히 알려주고, 누군가 아이들에게 성추행을 하려고 할 때 어떻게 반응하고 대처해야 하는지 분명히 말해주자. 또한 아이들의 성추행을 막는 가장 좋은 방법은 아이들에게 신념, 기술, 힘이 되는 환경을 제공하여 아이들의 성품을 기르는 것이다.

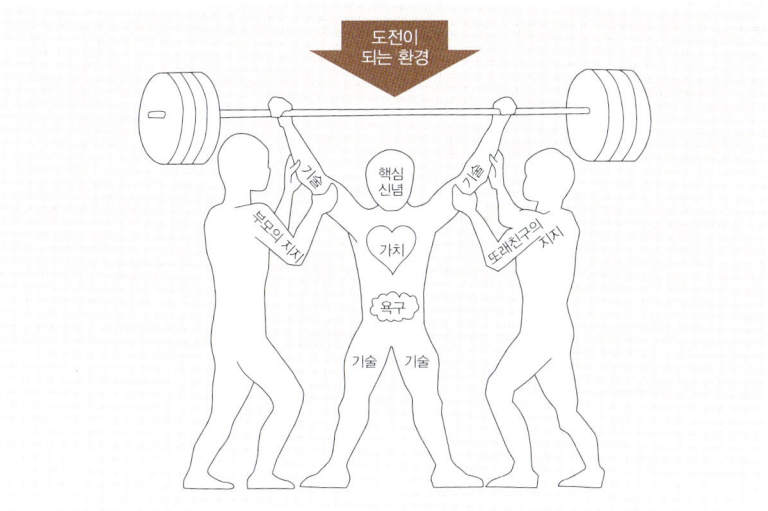

신념에 따른 규칙을 심어줘라

성추행으로부터 아이들을 보호하려면, 아이들에게 다음 3가지 신념을 심어주어야 한다.

네 몸은 소중해 "다른 모든 아이의 몸과 마찬가지로 네 몸은 너 혼자만의 것이야. 네 몸, 특히 생식기(음경 또는 질)는 은밀한 곳이지. 하나님은 그 부위를 소중하게 다루기를 바라신단다. 엄마와 아빠가 너를 씻길 때나, 네가 아플 때 의사선생님이 진료하시려고 널 만지는 것 외에는 너의 그 부위를 보거나 만질 권리를 가진 사람은 아무도 없단다."

비밀로 해서는 안 돼 "누군가가 그 부위를 보거나 만졌다면, 그 사실을 절대 비밀로 해서는 안 돼. 어떤 사람은 그 부위를 만지려고 하거나 그렇게 해도 되냐고 물어볼 거야. 그러고는 그 사실을 누구에게도 말해선 안 된다고 해. 엄마 아빠가 너한테 화낼 거라면서 말이야. 하지만 그 사람의 말은 거짓말이야. 엄마 아빠는 너를 보호해줄 사람이고, 네가 모든 사실을 말할 때만 너를 보호해줄 수 있단다. 절대 너에게 화내지 않을 거니까, 꼭 사실을 말해줘. 누군가가 너를 만진 것에 대해 우리에게 말하지 말라고 했다면, 그건 잘못된 거라는 걸 꼭 기억해. 그 사람이 경찰관, 선생님, 목사님, 아니면 간호사나 의사선생님이라고 해도 말이야."

네 느낌을 믿어 "네 몸은 네 것이야. 우린 너를 신뢰해. 만약 누군가가 너를 바라보고 만졌을 때, 불편한 느낌이 들거나 기분이 나쁘다면, 네 느낌이 맞을 거야. 네가 좋아하지 않는 사람에게 일부러 뽀뽀하거나 안아주거나 하지 않아도 돼. 불편하고 기분이 나쁜 네 느낌을 믿고 그 자리를 벗어나야 해."

성추행에서 벗어나는 기술을 가르쳐라

성추행에 대한 올바른 규칙을 일러주었다면, 그 규칙을 행동으로 옮길 수 있도록 기술적인 부분을 가르쳐주어야 한다.

위험을 인지하라 아이들에게 자신의 감정을 믿는 것, 또는 '좋은 의도로 만지는 것과 나쁜 의도로 만지는 것'에 대한 규칙을 가르쳐주는 것만으로는 충분하지 않다. 아이들이 자신의 감정을 깨닫고, 그 자각을 발달시킬 수 있도록 용기를 북돋워주어야 한다. 위험한 상황임을 인지하는 사고기술을 길러주는 것이다. 그 방법은 간단하다. 아이가 학교나 이웃의 친구들에 대해 말할 때 주의를 집중하라. 이때 의심스럽거나 부적절한 행동을 하는 아이나 어른에 대해 무얼 느꼈는지 물어보고, 아이가 인지한 내용에 대해 칭찬하라. 올바르게 판단한 것을 칭찬하라. 편집증적 망상을 부추기지 말고 주의할 것만을 가르쳐라. 또한 이미 발생한 또래의 추행사건을 예로 들어 그런 상황이 닥치면 어떻게 대처할 것인지 이야기를 나누자.

확고한 태도를 취하라 우리 사회나 부모는 여자아이들에게 유순하게 행동하거나 수동적인 태도를 갖게끔 가르치는 경향이 있다. 또한 그리스도인들은 종종 온순함과 약함을 동일시하는 실수를 범한다. 온순한 사람은 모든 사람에게 밟히는 발판이 될 만큼 약할 거라고 짐작하고, 나아가 성경의 긍정적인 미덕인 온순함과 약함을 동일시하여 약함을 신성시하는 것이다.

그러나 이것은 잘못된 생각이다. 성경에서는 오직 두 사람, 예수 그리스도와 모세에게만 온순함을 적용한다. 이 두 사람은 모두 약하지 않다. 예수 그리스도는 행동이 필요한 상황에서는 강경하셨고, 모세는 당시 지상에서 가장 힘이 있는 이집트 왕에게 걸어 들어가 이스라엘 백성을 풀어줄 것을 강하게 요구했다. 예수 그리스도와 모세는 하나님의 명령을 받고 가장 힘든 시기에 훈련자와 재판관으로서 백성을 이끌었다.

이처럼 온순함은 약함을 의미하지 않는다. 유순함, 친절함, 온순함, 순종과 같은 그리스도인 미덕을 유약함과 혼동해서는 안 된다.

오히려 단호한 태도와 온순함이라는 성경적 개념을 연결시켜야 한다. 그리스도인의 미덕에 '약함'은 존재하지 않는다. 그러므로 자기주장을 할 수 있는 힘을 아이들에게 길러주고, 또 하나님 앞에서는 하나님의 뜻에 따라 자기주장을 내려놓고 순종할 수 있도록 가르쳐야 한다. 아이들이 자신의 생각을 말하고 질문하는 강인함을 보여주면 칭찬해주고, 아이들이 언제 이런 힘을 행사해야 하는지 판단할 수 있도록 가르쳐야 한다.

자신의 아이가 "안 돼!"라고 단호하게 말하지 못해서 강압적인 남자아이에게 성추행 당하기를 원하는 사람은 아무도 없다. 따라서 필요한 상황에 확고한 태도로 얘기할 수 있도록 자녀에게 행동기술을 가르쳐야 한다.

거부는 거부일 뿐이다 부모는 아이들의 거부의사를 존중해주어야 한다. 우리 가족은 모두가 참여하는 '간지럼 태우기 대회'와 '아빠괴물 대 아이들'이라는 레슬링대회를 자주 한다. 두 경기에는 규칙이 하나 있다. 간지럼을 태우고 목을 조르고 비틀다가 더 이상 감당할 수 없을 땐 "그만!"이라고 크게 소리치는 것인데, "그만!" 또는 "끝!"이라 외치면 활동을 바로 끝내야 한다. 이 규칙은 반드시 지켜야 한다. 만약 "그만!"이라고 외쳤는데도, 활동을 끝내지 않으면 화를 내도 좋다고 가르쳤다. 이 놀이를 거부의사를 표현할 수 있는 연습기회로 삼았던 것이다.

집 안에서 게임을 할 때조차 거부의사를 표현해본 적이 없는데,

과연 위험한 상황에 닥치면 단호하게 거부할 수 있을까? 우리 부부는 아이들이 친구들과 노는 동안에도 거부의사를 제대로 밝히면 칭찬해주었다. 예를 들면 이런 식이다. "크리스티, 네가 조수아와 소꿉놀이를 할 때, 조수아 뜻대로 하지 않겠다고 하는 것을 들었단다. 너희가 무엇 때문에 말다툼을 했는지는 모르지만, 네가 어떤 것을 하겠다거나 하지 않겠다고 자신 있게 말할 수 있다는 것이 나는 너무 기쁘구나. 그건 대단한 일이거든!"

힘이 되는 환경을 만들라

자녀에게 힘이 되는 환경을 만들어주라. 아이가 부모에게 솔직히 말하도록 격려하고, 아이가 상황을 올바르게 인지할 것을 믿고, 부모를 절대적으로 신뢰하게끔 하는 것이다. 그러기 위해서는 다음의 내용을 숙지하고 실천해야 한다.

자녀를 지지하라 아이들이 사촌형이나 누나를 안아주지 않으려 하거나 삼촌의 무릎에 앉지 않으려 할 때, 기꺼이 아이들의 의견을 존중해주어야 한다. 예를 들어 아이들이 "샘 삼촌, 우리를 맞아주셔서 감사합니다. 하지만 지금 삼촌의 무릎에 앉고 싶지는 않아요."라고 말했을 때, 예의 바르지만 분명한 태도를 가진 것에 대해 아낌없이 아이들을 칭찬해주는 것이다. 그리고 아이들의 행동을 탐탁지 않게 여기는 사람들 앞에서 적극적으로 아이들을 변호하라. "아니요, 나는 메건이 무례하게 비칠까 봐 걱정하지는 않아요.

예의 바르면서도 강해졌으면 좋겠어요. 항상 완벽한 선택을 할 수는 없겠죠. 아이가 선택의 기로에 선 매 순간마다 부모가 옆에 있어주지 못하니까요. 그래서 아이가 스스로 어떤 결정을 내리려 하는 것을 보니 기쁘네요." 하고 아이가 보여준 분명한 태도를 자랑스러워한다고 말해주라.

자신의 몸을 지키는 신념을 재확인하라 앞에서 언급한 신념에 따른 3가지 규칙을 다시금 떠올려라. 힘이 되는 환경을 만드는 데 꼭 필요한 규칙이다. 아이들이 그들의 몸에 관련된 부분에서는 어떤 비밀도 있어서는 안 된다는 것을 깨닫게 해야 한다. 우리의 몸은 개인적이고 특별한 하나님의 선물이다.

아이의 세계를 인지하라 이웃 및 학교에서 어떤 아이들이 믿을 만하고 어떤 아이들이 그렇지 않은지 알아두라. 그리고 긍정적이고 안전한 친구와 좀 더 친밀하게 지낼 수 있도록 격려해야 한다. 물론 아이가 강압적이라고 느껴서는 안 된다. 어떤 부모가 지혜롭고 힘이 되며 우리의 자녀양육 목표와 일치하는지도 알아두어야 한다. 아이가 친구들과 노는 동안 어떤 일이 벌어지는지 살필 장소로서 집을 내어주어도 좋다.

자신의 몸에 대한 신념을 심어주고, 성추행으로부터 벗어나는 기술을 가르치고, 힘이 되는 환경을 만들어주면, 아이가 성추행 피해자가 될 가능성이 줄어든다. 그런데 최선의 준비를 한다 해도 자녀를 완벽하게 보호할 수 있는 것은 아니다.

아동성추행, 내 자녀가 당했어요!

자녀가 성추행을 당했어도 무조건 전문상담가를 찾지 않아도 된다. 아이에 대한 사랑이 깊고, 숙련된 부모는 전문상담가 없이도 스스로 많은 것을 해결할 수 있다. 하지만 성적인 문제에 대해 자녀와 대화한 적이 거의 없고, 자녀가 심각한 상해를 입은 상황이라면, 전문가에게 상담을 받아보는 편이 좋다.

자녀의 이야기를 듣고 함께 상처를 나누어라

아이가 성추행당했다는 사실을 알았을 때, 부모는 맨 먼저 자녀의 이야기를 침착하게 들어주어야 한다.

분노를 자제하고 자녀의 고백을 들어라 누군가 우리 아이를 상처 입혔다는 사실을 알았을 때, 아이 앞에서 분노하지 마라. 아이에게 화를 내는 게 아니라고 말해도, 대부분의 아이는 부모가 자신에게 화를 내고 있다고 믿는다. 결국 아이는 자신의 몸을 잘 지키지 못했다고 스스로를 탓할 가능성이 크다. 아이를 비판해서도 안 된다. 시간이 지난 뒤, 다음번에 올바른 선택을 할 수 있도록 그 방법을 상냥하게 알려주면 된다.

또한 사실을 알려고 청문회라도 하듯 꼬치꼬치 물으며 아이를 몰아세우지 말아야 한다. 정확한 상황을 파악하는 것도 중요하지만, 무엇보다 이미 일어난 사건에 대해 아이가 어떻게 느끼고 있는지 아이의 반응을 살피는 게 더 중요하다. 물론 그 자리에서 아이를 보호해주지 못했다는 죄책감과 이미 일어난 일을 되돌릴 수 없다는 것에 대한 무기력함 때문에 적절히 반응하는 것이 아주 어려울 수 있다. 그러나 그 순간만큼은 후회와 죄책감은 잊어버려야 한다. 무슨 일이 일어났는지 말하는 게 힘든 아이를 가능한 한 편안하게 해줘야 한다.

자녀의 고통에 귀 기울여라 사건이 벌어졌을 때 가장 먼저 해야 할 일은 아이의 고통에 귀 기울여 진심으로 들어주는 것이다. 아이는 상처받고, 두렵고, 후회스럽고, 화나고, 무기력하고, 더럽다고 느낄 것이고 그런 감정에 대해 얘기하는 것을 무척 힘들게 느낄 것이다. 아이의 말을 잘 듣고, 다독이는 말투로 질문하여 가능한 한 많은 이야기를 나눠라. 아이의 감정을 충분히 이해하고 공감한다는 사실을 알려주고, 아이의 고통을 함께 나눠라. "나도 그 사람(가해자)에게 너무 화가 나. 그 사람이 너에게 한 짓은 정말 잘못된 거야." 하고 말해주는 것이다. 또한 아무리 오랜 시간이 걸릴지라도 상처에 대해 말할 수 있게끔 해야 한다. "네가 극복해야지."라며 다그치거나 조급해해서는 안 된다. 빈말뿐인 약속은 하지 말고, 도와주겠다는 확고한 결심을 아이에게 보여주라.

자녀와 함께 상처의 짐을 나눠라 아이가 상처를 치유하는 데 가장 좋은 방법은 상처의 짐을 나눠서 아이 혼자 감당하지 않도록 하는 것이다. 이것은 고린도후서(1:3~7)에 사도바울이 말한 성령님의 역할과도 같다. 하나님은 우리의 고통을 사라지게 하겠다는 약속은 하지 않으신다. 우리가 고통 받을 때 우리와 함께하시며, 우리의 짐을 나눠지겠다고 약속하신다. 이 구절은, 성령님이 우리 각자에게 주시는 위로는 우리가 다른 사람을 위로하는 능력 안에서 넘쳐난다는 것이며, 고통 받는 아이에게 친구가 되어줄 때 우리가 위로할 기회를 얻는다는 것이다. 고통 중에 있는 아이에게 그리스도가 임재하시기를, 신성한 치유의 손길을 내려주시기를 아이와 함께 기도하라.

고통에도 끝이 있다는 확신을 줘라 자녀가 성추행을 당한 고통으로부터 회복되려면, 곁에서 상실의 고통을 함께 나누는 것이 중요하다. 언제든지 힘을 북돋워주고, 대화상대가 되어주어야 한다. 추행당한 아이는 순수함을 잃었고, 안정감과 확실성도 잃었다. 예전에 가졌던 신뢰조차 완전히 잃어버렸다. 그러므로 상처를 회복하려면 슬퍼할 시간이 충분히 필요하다.

아이의 곁에 있어주면서, 언젠가 이 고통이 끝날 것이라는 확신을 심어주어라. 처음에 아이는 시시때때로 고통을 토로하겠지만, 시간이 지나면 점점 횟수가 줄고 고통도 점점 옅어져 저 멀리로 천천히 사라질 것이다.

안전함을 느낄 수 있게 도와주라

성추행을 당한 뒤 부모가 안전한 환경을 만들어주지 못한다면,

아이는 성추행을 당한 경험으로부터 치유되기 어렵다. 부모는 아이가 안전함을 느낄 수 있도록 적극적으로 도와야 한다. 트리샤의 부모인 안드레와 캐롤, 그리고 브래드의 부모인 자넷은 자신의 자녀에게 안전한 환경을 만들어주었다. 일단 그들의 집과 마당에서 나쁜 짓한 아이를 쫓아냈다. 자녀에게는 나쁜 짓한 아이와 놀지 못하게 하는 건 처벌이 아니라, 자신을 보호하기 위해서임을 충분히 알게끔 이야기해주었다. 그리고 아이에게 한 가지 규칙을 세워주었다. 나쁜 아이들이 같이 놀자고 하면, "엄마가 안 된대."라고 말하게 하는 것이다.

아이가 성추행을 당했을 때, 가장 우선이 되어야 할 것은 아이의 정서적·육체적 안전이다. 안전이 확보된 후에 필요에 맞게 가해아동의 부모를 대면하거나 경찰에 신고하면 된다. 정서적으로 불안한 아이가 원하지 않는 경우에는 상대 부모와 대면하지 않는 편이 좋다.

아이를 보호하려다 보면, 두려운 선택을 해야 할 상황에 부닥칠지도 모른다. 우리 부부의 고객 중 한 명인 캐시는 전 선교사이자 목사인 양아버지에게 성추행을 당했다. 어머니가 재혼한 지 채 몇 주도 안 되어 추행은 시작되었다. 그때 캐시는 만 13세였는데, 만 18세가 되어 집을 나올 때까지 양아버지의 추행은 계속되었다. 신앙심 깊은 어머니는 재혼한 남편에게 경제적으로 의지했고, 남편이 데려온 전처가 낳은 통제불가능한 세 아이와 하루 종일 씨름하고 있었으며, 전남편의 죽음을 여전히 슬퍼하고 있었다. 1년 동안 추행을 겪은 후에, 캐시는 용기를 내어 어머니에게 말을 꺼냈다. 어머니는 흥분해서 캐시가 거짓말한다고, 새로운 결혼생활을 깨려 한다고 몰아붙였다. 캐시는 다시는 어머니에게 이 문제에 대해 이야기하지 않았다. 그 후 4년을 더 견디다가 합법적인 결혼이 가능한 나이에 처음 만난 남자와 충동적으로 결혼했다. 물론 그 선택에 대한 혹독한 대가를 치러야 했다. 만약 어머니가 캐시의 말을 믿어주었다면, 캐시의 인생은 어떻게 달라졌을까?

집 밖에서 성추행을 당했을 때는 아이에게 안전한 환경을 제공하는 일이 비교적 쉽지만 친오빠, 의붓오빠, 의붓누나, 친아버지, 의붓아버지가 가해자라면 상황을 해결하기가 매우 어려워진다. 특히 아내가 남편에게 재정 부분에서 전적으로 의지하는 경우에는 감정적·언어적·육체적으로 무기력해지기 쉽기 때문이다. 현실을 직시하고 해결하기보다 딸의 말을 믿지 않음으로써 상황을 회피하려 한다는 것은 참 슬픈 일이다. 이 딜레마에 대한 해결책이 있다고 주장할 수는 없지만, 잊지 말아야 할 것은 부모라면 자신의 자녀를 보호해야 한다는 사실이다. 가정 내 추행을 대면한 결과, 가정 그 자체가 지닌 안정성 및 가족구성원 모두의 삶이 위협받을지도 모른다. 그렇다고 가정 내 추행을 대면하지 않는 것은 하나님의 소중한 아이를 무방비상태로 내버려두는 것이나 다름없다. 과연 하나님은 우리가 그런 대가를 치르면서 결혼관계나 재정적 안정에

연연하기를 원하실까?

성추행 신고하기

자녀가 성추행을 당했을 때, 부모는 2가지 선택의 기로에 서게 된다. 경찰서에 신고할 것인가와 추행사실을 다른 가족들에게 알릴 것인가이다. 두 행동 모두 이웃 또는 가정에 분란을 일으킬 게 분명하므로 대부분의 부모는 자녀에게 벌어진 사건이 일회성에 그칠 것이라고 애써 믿으며 갈등을 피하려는 경향이 있다. 하지만 이것은 잘못된 판단이다. 대부분의 추행은 일회성에 그치지 않는다.

우리 부부가 아는 어떤 가정에서는 가장이 사망한 뒤에야, 그가 50세부터 사망할 때까지 9명의 손녀, 질녀, 질손녀들을 추행했다는 사실이 드러났다. 대부분의 여자아이는 사건이 발생하자마자 부모에게 말했지만, 모든 부모가 가족관계를 해칠까 봐 두려워서 그 문제에 직면하지 못하고 뒷걸음질 쳤다. 이 소녀들은 성인이 된 지금도 그 사건으로 받은 상처가 고스란히 남아 있다.

언제 신고해야 하고 언제 신고하지 말아야 하는가에 대해 일반적으로 통용되는 규칙은 없다. 하지만 성인에 의한 성추행은 단독범행이 아닐 가능성이 있다는 것을 명심해야 한다. 만약 부적절하게 느껴진다면 어떤 행동이든 적절히 대응하고 신고해야 한다. 아이들 간의 성추행을 다룰 때는 단순히 성적 호기심에서 벌어진 행동인지, 성추행임을 알면서도 하는 행동인지, 성인의 성생활을 흉

내 내는 시도인지를 구별할 줄 알아야 한다. 앞에서 예로 든 구강성교 및 성행위를 강요한 아이들의 경우에는 분명 그 연령대에 맞지 않는 성지식과 경험을 가진 아이가 있었다. 아이들이 어디에서 그런 행동을 알게 되었는지, 그리고 그 아이들 본인들이 어떤 성추행을 겪었는지를 밝혀야 한다.

아이들을 보호하기 위해 성추행에 대해 경고함으로써 아이들 삶의 기쁨과 순수함을 침범해야 한다는 사실은 부모인 우리의 마음을 몹시 아프게 한다. 그러나 아이들을 보호하기 위한 가치 있는 일임을 잊지 말자. 자녀가 성추행을 당했을 때, 자녀의 회복에 쏟는 고통과 노력도 물론 가치가 있다.

Chapter 08

유년기에서 청소년기에 걸쳐서 형성되는 성정체성과 성적 기호

코니는 아들 제이가 동네 남자아이들과 잘 어울리지 못하는 것 같아서 늘 걱정이었다. 제이는 또래아이들보다 예민하고 감성적이었다. 예술적이고 창조적인 놀이에 관심이 많았고, 친구들과의 거칠고 공격적인 놀이에는 관심이 없었다. 친구들과 집에서 같이 노는 일은 있었지만, 밖에서 팀을 이뤄 하는 거친 놀이에는 어떤 핑계를 대서든 참여하지 않았다. 이제 제이는 다른 남자아이들이 기를 쓰고 참여하는 야구나 다른 스포츠에도 일절 참여하려고 하지 않는다. 이러다가 제이가 자라서 여성으로 성전환을 하거나 동성애자가 되려는 건 아닐까? 이런 상황에서 부모는 어떻게 대처해야 할까?

36세 첼리스트, 해리슨은 자신의 삶을 이렇게 회고했다. "나는 늘

시무룩하고 말수가 적은 아버지와 억압적인 데다 가끔 히스테리도 부리는 어머니 밑에서 자랐습니다. 부모님은 내가 열 살 때 이혼하셨어요. 나는 늘 내가 다른 남자아이들과 다르다고 생각했어요. 왼손잡이에다, 조용하고, 음악과 예술을 사랑하고, 스포츠는 잘 못 했어요. 심지어 싫어했죠. 친구들은 이런 나를 이상하게 여겼고, 제 주위에는 자연스레 동성애자들이 모여들었어요. 부모의 이혼으로 겪은 상처 때문인지 이성과 데이트할 때도 안정감을 느끼지 못했고, 또래아이들에게 성향이 다르다는 이유로 외면받았다는 사실과 주위에 모여든 동성애자들 때문에 성정체성에 심각한 혼란을 겪었습니다. 하지만 서른네 살에 결혼할 때가 이르자 비로소 확신했죠. 나는 동성애자가 아니라는 것을요. 내 성정체성을 확신하기까지의 과정은 무척 힘들었지만, 하나님이 내게 원하시는 것이라고 느꼈습니다. 덕분에 지금 나는 축복받았음을 깨달았죠."

자녀의 성정체성은 언제 형성되는가?

'성정체성'은 자신이 남자아이인지 여자아이인지, 남성인지 여성인지를 알고 내적 확신을 갖는 것이다. 성정체성은 아주 어려서부터 형성되기 시작한다. 대부분의 부모는 좋고 나쁨을 떠나 자녀의 성별에 따라 아이에 대한 기대를 달리하는 경향이 있어서, 아이들은 부모 및 사회환경으로부터 자연스레 성별에 대한 고정관념을 배운다.

성정체성의 시작

어린아이들은 일상생활 속에서 부모의 말과 행동을 주의 깊게 살펴보며 자연스레 성정체성을 형성한다. 때로 아이들은 부모의 반면교사로서 부모 앞에서 부모의 가치관과 태도를 드러내어 부모를 안심하게도 하고 기겁하게도 한다.

성정체성은 서서히 형성되어 만 5세쯤 되면 내면에 견고하게 자리 잡는다. 만 3~5세의 아이는 성정체성에 대한 강한 호기심을 표현한다. "여자아이들이 남자아이들보다 더 좋아!"라든가 "아빠, 우리 남자들만 캠핑 갈 수 있어요?"라며 남녀를 구별하는 표현을 자주 하고, "엄마, 난 커서 엄마처럼 예쁘고 사랑스러운 사람이 될래요."라며 자신의 이상형을 드러내기도 한다.

올바른 성정체성을 기르려면 아이가 동성부모와 자신을 동일시해야 한다. 즉, 남자아이는 아버지와 동일시하고 여자아이는 어머니와 동일시하는 것이다. 아이는 부모가 자신을 사랑하고, 있는 그대로 자신을 받아줄 때 더욱 동성부모와 동일시하려고 한다. 즉, 우리가 아이의 성정체성을 길러주기 위한 특별한 방법은 없고, 단지 곁에 있어주면서 아이와 긍정적인 관계를 맺으면 된다는 얘기다. 아이가 동성부모에게 사랑받고 존중받고 있다고 느끼도록 아이의 관계욕구를 충족해주라. 반드시 말로 표현할 필요는 없다. 차를 수리할 때나 장 보러 갈 때 아들을 데려가는 것, 그리고 그것을 즐거워하는 것만으로도 아버지는 이미 '아들을 사랑한다.'는 중요한 메시지를 아들에게 보내고 있는 것이다.

성정체성을 복잡하게 하는 요인

아이들이 자신의 성정체성에 대해 혼란스러워하는 데는 여러 가지 이유가 있다. 이혼이나 사고 등으로 인해 부모 중 한 사람이 곁에 없거나, 동성부모가 자신을 무관심하고 냉담하게 대하거나, 동성부모가 알코올의존자 또는 만성정신질환자와 같이 바람직하지 않은 모습일 때, 아이는 자신이 부모 모습을 닮을까 봐 몹시 힘들어한다.

물론 이성부모의 태도도 아이들의 성정체성을 흔들리게 할 수 있다. 일반적으로는 남성, 개인적으로는 남편을 끔찍하게 증오하는 어머니가 있다고 상상해보라. 남성에 대해 비꼬는 듯한 말을 자주 하고, 남성적인 것을 혐오하는 어머니 밑에서 자란 아들은 올바른 성정체성을 가지기 어렵다.

사춘기 때 느끼는 혼란도 성정체성을 흔들리게 만드는 요인이 되곤 한다. 성에 대한 고정관념이 점점 사라지고 있는 오늘날, 부모는 우리 아이들에게 성별을 분명히 말해주고, 아이들이 올바른 성정체성을 갖고, 자신의 성정체성에 확신을 가지도록 격려해야 한다.

불완전한 성정체성의 무서운 결과들

올바른 성정체성을 기르지 못했을 때, 최악의 상황은 '성전환'이다. 성전환은 남성이면서 여성의 몸에 갇혀 있다고 느끼거나, 여성이면서 남성의 몸에 갇혀 있다고 느끼는, 이른바 남녀의 성이 반대의 성으로 바뀌는 현상을 말한다. 이러한 현상을 참지 못하면 목숨이 위험한데도 성전환 수술을 감행하는 사람들도 종종 있다. 그나마 다행인 것은 이처럼 극단적인 현상이 흔하지 않다는 것이다.

올바른 성정체성을 기르지 못한 사람들 중 일부는 성적인 자극을 위해 복장을 바꿔 입는 복장도착증, 자신의 생식기를 보여주어 여성을 공격하는 노출증과 같은 성도착증을 갖고 있기도 하다. 성도착증은 남성성이 약화되며 나타나는 것이며 혼음이나 성 중독증, 그리고 동성애 또한 올바르지 못한 성정체성에서 비롯된 현상이다.

많은 십대 소년이 또래친구들에게서 "성교를 통해 네가 남자라는 걸 증명해봐."라는 도전을 받곤 한다. 그러나 성정체성이 불완전한 상태에서 성관계를 맺으면, 육체적 욕구에 따른 열망만 추구하여 결국 성 중독증으로 이어진다.

상처받은 여성성을 회복하고자 혼음하는 여성이나, 자신의 남성성을 확인하고자 성적 희열을 추구하며 포르노를 따라 강박적으로 자위하는 남성의 경우도 불완전한 성정체성을 가지고 있을 가능성이 크다.

성정체성 혼란에 따른 동성애

동성애의 원인은 아직 확실하게 밝혀지지 않았다. 뇌구조가 다르다는 등의 유전적 혹은 생물학적 요인을 동성애의 원인으로 꼽는 사람도 있지만, 유전적 요인의 영향은 몹시 미세한 것으로 밝혀졌다. 동성애의 원인을 하나로 꼽기에는 현상이 아주 복잡하여 그 모든 것을 설명할 수 없다.

동성애를 느끼게 된 원인

연구결과에 따르면, 남성동성애자 중에는 어린 시절에 '여자 같은 남자아이'라고 여자 취급을 받은 경우가 꽤 있다고 한다. 어떤 정신과의사는 유년기에 여성성이 강하다고 진단받은 남자아이들에 대해 연구했는데, 그들 중 많은 사람이 자라서 동성애자가 되었다는 사실을 발견했다. 이처럼 남녀의 성향이 약한 아이들은 정체성이 더 약해지고, 결국에는 자신의 성에 전형적이지 않은 행동을 하게 되어, 성정체성 붕괴와 같은 결과를 낳는다. 이 연구가 성정체성에 대한 원인을 보여주는 것인지 결과를 보여주는 것인지는 확실하지 않다. 둘 다에 해당될 수도 있다.

동성애에 강하게 반응하는 또 다른 요소들이 있다. 그들은 일반적으로 동성부모와 분리되어 있다. 대부분의 남성동성애자는 아주 어릴 때부터 아버지와 분리되었다고 느꼈다.

이성으로부터의 성추행 경험이 동성애를 형성하다

여성동성애자들 중에는 어린 시기에 성추행을 당한 경험이 있는 경우가 많다. 그들은 이성 간 성추행의 피해자로, 남성과의 성생활에 깊은 회의감과 불안감을 가지고 있다. 남성동성애자들도 마찬가지이다. 그들 중 대부분은 만 12세 이전에 여러 형태의 성추행을 당했고 형이나 또래, 성인남자와 구강 및 항문성교를 경험하기도 했다.

동성애, 선택의 여지가 있는가?

오늘날의 연구에 따르면, 동성애를 선택하는 요인은 무척 다양하다. 다양한 요인이 동성애적 정체성을 띠도록 자극하는데, 그런 자극에 반응하여 유년기와 청소년기에 하는 선택은 이후에 아이의 정체성에 큰 영향을 끼친다.

나이가 어릴 때 이미 결정한 동성애는 나중에 바꾸기가 너무 어렵다. 가족이나 친구가 동성애를 적극 반대한다고 해도 그들의 선택을 막기가 어렵다.

동성애에 대해 성경은 어떻게 말하는가?

원인에 상관없이 성경의 가르침은 명확하다. 하나님은 성경에서 동성애적 행위를 미워하신다고 강한 어조로 말씀하신다.(레 18:22, 20:13, 신 23:18, 롬 1:26~27, 고전 6:9, 딤전 1:10) 요즘 많은 교회가 동성애가 도덕적이라는 태도를 수용하는데, 이것은 기본적으로 하나님의 말씀의 권위를 무시하는 행위이다.

반면에 이성애가 도덕적이라는 기초에 바탕을 둔 전통 그리스도인들은 대개 동성애의 행위를 비도덕적이라고 본다. 즉, 그리스도인의 성도덕성의 핵심은 한 남자와 한 여자를 일생 동안 하나로 연결하는 게 성관계라는 것이다. 남자와 여자 사이에 허락된 성관계라는 하나님의 선물을 동성끼리 사용하는 것은 그 선물을 오용한다는 것이다. 동성애자들이 주장하는 사랑의 진정성은 인간적으로는 인정할 수 있지만, 하나님이 인간에게 주신 성이라는 선물을 오용한다는 점에서 영적으로는 하나님께 등 돌리는 것과 같다. 단언컨대 동성애자들의 주장은 그리스도인의 성도덕의 핵심과는 거리가 멀다.

자녀를 이성애로 이끄는 방법

모든 부모는 자녀들이 성전환, 혼음 및 성 중독증으로 힘들어하기를 바라지 않는다. 특히 많은 그리스도인은 동성애적 삶의 방식이 부도덕하다고 생각하고, 동성애를 방지하고 싶어 한다. 물론 자녀는 자신의 동성애를 부모가 막으려 한다는 사실에 분노할지도 모른다. 그러나 조사결과, 대부분의 동성애자는 자신에게 선택권이 주어진다면, 지금과는 다른 삶을 선택하고 싶어 했다.

그럼 어떻게 하면, 자녀를 이성애로 이끌면서 편안하고 확고하게 성을 인지하게 만들 수 있을지 알아보자.

자녀에게 자신의 성을 분명히 말해주라

부모는 기회가 될 때마다 "나는 하나님이 너를 여자아이로 만들어주셔서 정말 기뻐!" 혹은 "하나님이 너를 남자아이로 만드시다니, 아주 멋진 일이야!"라는 말을 하여 자녀가 자신의 성을 정확히 인지할 수 있도록 도와야 한다.

또한 모든 기회를 이용하여 아이의 성별과 성장을 연결시킬 줄 알아야 한다. 음악적 재능이 뛰어난 아들에게는 바흐 같은 위대한 남성 그리스도인 음악가의 발자취를 따라갈 것이라고 격려하고, 운동신경이 뛰어난 딸에게는 하나님이 여자에게도 똑같이 환상적인 운동기술을 주었다고 감사하는 등 자녀가 하나님이 주신 성이라는 선물을 온전히 받아들일 수 있도록 힘써라.

동성부모와 양질의 시간을 보내라

자녀가 동성부모와 자신의 성을 동일시할 수 있도록 격려하라. 성정체성이 확립되는 가장 중요한 시기는 만 5세다. 따라서 자신의 아이가 만 5세가 될 때까지 아버지는 아들 곁에, 어머니는 딸 곁에 있어주어야 한다.

보통 부모가 회사를 다니면서 경력을 쌓는 시기와 어린아이를 양육하는 시기가 겹치게 마련이어서 직장업무와 집안일의 균형을 맞추기가 쉽지 않다. 그러나 아이에게 올바른 성정체성을 심어주려면, 아이와 양질의 시간을 보내야 한다는 것을 반드시 기억하라. 아이에게 잠깐 시간을 내주는 것만으로는 부족하다. 아이가 자신의 성을 부모와 동일시하기까지는 꽤 시간이 걸리기 때문이다.

자녀를 온 마음을 다해 사랑하라

자녀가 자신의 성을 부모와 동일시하는 데에는 부모의 솔직하고 지속적인 관심과 사랑이 절대적으로 필요하다. 온 마음을 다해 아이를 사랑하라. 그리고 관대한 사랑과 적절한 규율이 조화를 이루는 자녀양육이야말로 아이의 삶에 가장 좋은 결과를 가져다준다는 것을 기억하라. 부모의 사랑과 존중으로 관계욕구가 채워진 아이는 다른 곳에서 매우 부적절한 방법으로 그 욕구를 충족하려 들지 않는다.

팀은 아들에게 관심이 없는 아버지와 남편에게 받은 상처를 극복하고자 교회활동과 교제에 깊이 빠져 있는 어머니 밑에서 자랐다. 팀은 만 5세 무렵 할아버지뻘 되는 이웃사람과 '특별한 관계'를 가지게 되었는데, 만 7세 무렵이 되자 그 관계는 성적으로 발전하여, 팀은 노인과 정기적으로 구강성교를 나누게 되었다. 팀은 충족되지 못한 부모와의 관계욕구를 노인과의 잘못된 관계를 통해 채우려 했던 것이다. 이 상태는 4년 이상 지속되었고 팀은 아직도 동성애적 충동과 싸우고 있다. 아이가 팀처럼 부모 대신 자신을 사랑하고 존중해줄 사람을 찾아 위험한 곳에 가지 않도록 보호하라.

부모 스스로의 모습을 살펴라

자녀가 올바른 성정체성을 갖지 못하도록 방해하는 장애물이 부모 자신에게 있다면, 부모는 자신과 자녀의 미래를 위해 장애물을 제거하도록 노력해야 한다. 이를테면, 부부 갈등, 이성에 대한 부정적인 태도, 이혼한 전배우자에게 품는 분노와 좌절감 등이 장애물에 해당하고, 부모는 이러한 장애물이 자신에게 있음을 솔직히 인정하고 해결할 수 있도록 노력해야 한다. 특히 전배우자에게 분노와 좌절감 등의 나쁜 감정을 품고 있는 편부모라면, 자녀 앞에서 그 감정을 적절히 조절할 수 있도록 노력하면서 자녀의 감정적 욕구를 채워주는 데 힘써야 한다.

편부모가정 중에는 부모의 보호를 받아야 하는 아이들이 오히려 부모 역할을 하는 경우가 종종 있다. 부모가 배우자로부터 채우지 못한 감정적 욕구를 아이에게서 대신 채우려고 하다 보니, 이런 반대 상황이 생기는 것이다. 편부모의 입장에서 자녀를 키운다면, 전배우자, 조부모, 이웃사람, 또는 주일학교 선생님 등 아이가 신뢰할 만한 동성성인들과 교제할 수 있도록 기회를 만들어주고, 아이도 그렇게 하도록 격려해야 한다.

아이가 자신의 성별에 맞지 않는 행동을 해도 과민반응하지 마

라. 오히려 자녀의 행동을 있는 그대로 받아들이도록 노력해야 하는데, 이때 동성부모의 역할이 중요하다. 이를테면, 아주 남성적인 아빠가 예민하고 예술에 관심이 많은 아들을, 아주 여성스러운 엄마가 선머슴 같은 딸을 있는 그대로 받아들이고 존중해주어야 한다. 물론 이성의 옷을 즐겨 입는다든가, 이성이 되고 싶다는 말을 반복해서 한다든가, 아들인데 화장을 하는 등 아이가 지나치게 성별에 맞지 않는 행동을 한다면 고민해야 한다. 이런 상황에서 동성부모는 아이와 긍정적인 시간을 보내는 데 더욱 힘쓰고 아이가 성별에 맞는 활동에 참여하기를 독려해주어야 한다. 그런데도 아이의 행동이 변하지 않는다면, 정신건강전문가와의 상담을 권한다.

부모는 자녀와 동성친구들끼리의 성적 유희에 대해서도 이야기 나누어야 한다. 만약 자녀의 행위가 성정체성의 혼란에서 비롯된 것이 아니라면, 크게 걱정할 필요 없이 일반적인 성적 유희를 대하듯 올바른 방향으로 자녀를 이끌면 된다.

대부분의 사람은 모든 동성애적인 행위는 동성애자들 사이에서만 일어나고, 일단 동성애자가 되면 일생 동안 그렇게 살아야 한다고 믿는다. 그러나 동성친구들끼리의 일시적인 성적 유희를 두고 동성애적인 행위라고 규정짓지 마라. 오늘날 아이들은 동성애자가 된다는 것이 무엇을 의미하는지 잘 알고 있다. 성적 기호는 청소년기 말이나 심지어 갓 성인이 되어서도 완전하게 정해지지 않는다. 그러므로 아이에게 성급하게 동성애자 딱지를 붙이는 우를 범하지 마라. 오히려 그 딱지가 아이 마음에 새겨져 평생 그에 맞춰 살아가는 자기 충족적 예언이 될 수도 있다.

이성애와 동성애를 결정짓는 데 중요한 시기

대체로 유년기에 성정체성이 길러지고 성적 기호에 영향을 받지만, 이성애적인지 아니면 동성애적인지를 결정짓는 시기로 청소년기도 아주 중요하다. 성정체성을 결정하는 과정은 단순하지 않기 때문이다. 성정체성 내용의 흐름을 위해 유년기를 지난 청소년기의 동성애적 성향을 살펴보고자 한다.

너무 일찍 성정체성을 결정하도록 강요하지 마라

우리는 성적 기호에 대해 흑백논리로 생각하는 사회에 살고 있다. 동성애자 아니면 이성애자라든가, 동성에게 성적으로 호감을 느끼는 사람은 무조건 동성애자라는 식으로 말이다. 그러나 이것은 잘못된 생각이다. 많은 청소년이 동성애적인 생각을 하고 동성애적인 충동을 겪지만, 이것은 청소년기에 겪는 정상적인 과정에 불과하다. 최근 발표된 연구조사에 따르면, 몇 년 간 청소년을 추적조사한 결과, 동성에게 매력을 느낀다고 말한 청소년 중에서 11% 정도만 그다음 해에도 여전히 같은 마음을 가진 것으로 밝혀졌다. 이처럼 십대는 충동적이고 성적 호기심이 강해서 작은 성적 자극에도 쉽게 반응한다. 지극히 정상적인 십대 남자아이라도 남성 간의 구강성교에 관한 이야기를 듣고 흥분할 수 있으며, 동성애 행위를 다룬 이야기를 듣고 황홀감을 느낄 수도 있다.

그러나 동성애자 권리단체들은 동성애자라는 사실을 이른 나이부터 받아들이도록 분위기를 조장한다. "만약 완전히 이성애자가 아니라면, 당신은 동성애자이다. 우리와 함께하라. 그리고 더 이상 자신의 정체성에 대해 고민하지 마라."라고 주장하는 것이다. 문제는 너무 일찍 자신의 성정체성을 결정하도록 강요한다는 것이다. 물론 어떤 십대들은 청소년기에 아주 안정적인 동성애적 기호를 가지기도 한다. 그러나 대부분의 십대는 다른 사람들과 다르다는 사실을 알면, 그동안 경험하지 못한 극심한 고통을 겪게 된다.

따뜻한 공감과 조언이 혼란을 잠재운다

성정체성에 대해 혼란을 느끼며 청소년기에 접어든 아이에게는 동성부모나 동성부모와 같은 존재, 즉 조부모, 친척, 오빠나 언니, 청소년부 목사, 스카우트 단장, 교사 등이 해주는 공감과 조언이 혼란을 잠재우는 데 큰 역할을 한다. 친구를 안았을 때 친밀감을 느끼고 그 친구에게 집착하는 딸에게, 탈의실에서 친구들의 생식기를 호기심 가득한 시선으로 훔쳐보고 원치 않게 발기한 아들에게, 그것은 청소년기에 겪는 정상적인 현상 중에 하나이며 놀랄 이유가 전혀 없다는 것을 알려주어야 한다. 아버지는 아들에게 이렇게 조언해줄 수 있다.

"리야, 이제 네가 일생에서 가장 힘겨운 시간을 맞이하려 하는구나. 네가 겪는 고통이 무엇인지 아빠도 잘 안단다. 때로는 모든 게 옳지 않은 것처럼 느껴질 때도 있고, 성에 대해 지나치게 많이 생각한다고 느끼기도 할 거야. 발기를 경험하며 당황스러울 때도 있을 테고 말이야.

무엇보다도 가장 혼란스러운 건 네가 원하지 않는 이상한 방향으로 성적인 느낌을 갖는 거겠지. 그러나 그런 느낌은 지극히 정상적인 일이란다. 예전에 어떤 녀석들이 더럽고 추한 표현으로 성에 대해 얘기하는 걸 들은 적이 있단다. 그 애들의 말을 듣고, 탈의실에 있는 다른 아이들의 몸이 보고 싶어졌어. 단순한 호기심이었지만, 꽤 흥분되는 일이었지.

또래 중에는 '게이'라고 불리는 아이들이 있었는데, 당시에는 그게 무슨 뜻인지 몰랐어. 그냥 느낌상 좋지 않은 말이라고만 생각했지. 게이라고 불리는 아이를 다른 아이들이 괴롭히고 놀리는 걸 봤거든.

동성애자들이 성행위하는 얘기를 들었을 때는 역겹다고 생각했어. 근데 바로 호기심이 생기는 거야. 또 반쯤 흥분한 나를 보고 '내가 이런 식으로 생각하다니 어디가 단단히 잘못된 것은 아닐까?'라고 생각했었어.

앞으로는 너도 아빠처럼 설명할 수 없고 이해할 수 없는 이상한 느낌을 많이 받을 거야. 그런 느낌을 받아도 괜찮단다. 네가 겪고 있는 건 이 아빠도 겪었고 대부분의 남자가 겪는 거란다. 또 너한테 두뇌와 의지가 있으니까 너의 느낌에 따라서만 행동하지 않을 거라는 걸 믿으렴. 네가 하나님을 신뢰하고 하나님이 원하시는 방식으로 올바르게 행동한다면, 네 감정은 올바른 방향으로 나아갈 거야. 그리고 이 아빠는 어떤 말이든 들을 준비가 되어 있단다. 지금 아빠한테 얘기하고 싶은 것은 없니?"

자녀를 늘 믿어주고 지지해줘라

아들이 축구를 싫어한다고, 딸이 치마 입는 걸 꺼리고 이성에 관심이 없다고 해서 정신과의사에게 끌고 가서는 안 된다. 부모는 항상 아이들을 믿어주고 사랑하고 지지해야지, 최악을 상상해서 아이들의 확신을 무너뜨려서는 안 된다.

십대인 아이가 자신이 동성애자인 것 같다는 고민을 부모에게 털어놓을지도 모른다. 이때 부모는 조급하게 아이를 동성애자로 단정해서는 안 된다. 십대에 동성애적 느낌과 동성애적 행동을 경험했어도 이성애적 기호를 가진 사람으로 성장하는 경우가 대부분이기 때문이다. 따라서 아이가 동성애적 관심과 느낌 때문에 혼란스러워하는 것인지, 아니면 실제로 아이가 동성애적 기호를 가지고 있는 것인지 주의 깊게 살펴보아야 한다. 부모는 자녀가 혼란스러운 마음을 가라앉히고 괜찮다는 소리를 듣고 싶어서 그러는 것인지, 아니면 전문가를 찾아가서 해결해야 하는 문제인지 구분할 수 있는 지혜를 가져야 한다.

만약 부모가 자신이나 자녀를 위해 동성애에 관한 전문상담을 받고 싶다면, 어떤 전문상담사를 찾아가야 할지 신중히 고민해야 한다. 전문상담사가 동성애를 자연스럽게 받아들이는지, 아니면 바람직하지 않은 것으로 받아들이는지에 따라 상담내용이 크게 달라지기 때문이다. 다음 질문을 통해 적절한 전문상담사를 찾아보면 좋을 듯하다.

하나, 상담사는 그리스도인인가, 아니면 적어도 그리스도인의 믿음을 존중하거나 받아들이는가? 상담을 받고 가족의 믿음이 상처 입을 가능성은 없는가?

둘, 상담사는 동성애를 정상적이며 일반적으로 받아들일 수 있는 성생활의 변형이라고 여기는가?

셋, 상담사는 동성애적 욕망과 관심이라는 문제를 다룰 만한 전문적인 훈련과 경험이 있는가?

부모가 자신의 믿음에 적합한 동성애 전문상담사를 찾고자 할 때, 그리스도인의 믿음과 동성애 전문상담사로서의 능력을 혼동하지 않도록 주의해야 한다. 확고한 믿음이 있다는 이유로 전문상담사의 역할을 소홀히 한다면 적합한 상담사로서의 자격이 없다. 믿음과 실력을 겸비한 사람을 찾기 바란다.

동성애자는 이성애자로 변화가 가능한가?

그리스도인 중에는 종종 회개하고 기도하고 노력하면, 동성애자도 이성애자로 변할 수 있다고 주장한다. 물론 동성애자들 중에 이성애자로 변한 사례가 있긴 하지만 '동성애에 대한 치료효과'를 조사한 연구결과에 따르면, 치료의 영향력이 그리 크지 않다고 한다. 영적인 치료법이 효과를 보이는 경우는 거의 없고, 아주 잠깐 스스로를 이성애자로 착각하는 게 대부분이라고 한다.

많은 그리스도인이 하나님을 기쁘시게 하기 위해서 모든 동성애자가 이성애자로 변화되어야 한다고 주장하지만, 진정 하나님이 원하시는 것은 무엇일까? 하나님은 그 어떤 순간에도 인간이 순결한 삶을 살기를 바라며, 순결함은 결혼관계의 이성애자뿐 아니라 독신의 동성애자에게도 모두 적용됨을 기억하자.

초등고학년 시기에 부모의 역할은 무척 중요하다. 이 시기에 부모는 아이들이 사춘기를 맞이하면서 겪을 놀라운 변화를 긍정적인 태도로 안내할 수 있는 절호의 기회를 갖게 된다. 이때 부모의 결정에 따라 아이들의 미래가 달라진다는 사실을 꼭 기억하라. 부모는 아이들이 올바른 성품을 길러나갈 수 있도록 끊임없이 노력해야 한다.

PART 03
만 6~11세, 올바른 성관계를 배우는 사춘기 전단계

6 만 10세쯤 되면, 아이들은 사춘기라는 놀라운 변화의 과정을 겪는다.
사춘기를 겪기 전에, 아이들에게 미리 알려주어야 한다.
앞으로 멋지고 놀라운 변화를 겪게 될 것이라고 말이다.

Chapter 09

성관계가 뭐예요?
부부관계 외의
성관계는 왜 나쁘죠?

킴벌리는 부모에게 성교육을 받지 못하고 자랐다. 그녀는 고등학생일 때 남자친구를 만나 성관계를 맺었고, 21세인 지금 만 2세와 8개월 된 두 아이를 키우는 엄마가 되어버렸다.

킴벌리의 이야기를 보면 부모에게서 배우는 성교육이 얼마나 중요한지 다시 한 번 생각해볼 수 있다. '사춘기도 오지 않은 어린아이에게 성관계에 대해 설명했다가 오히려 역효과가 나면 어쩌지?', '괜히 빨리 성장하라고 밀어붙이는 셈이 되어버리는 건 아닐까?', '혹시 아이들에게 트라우마를 남기는 것은 아닐까?', '아이들이 미리 알아야 할 필요가 있을까?', '괜한 선입견을 갖게 하지는 않을까?' 이처럼 성교육의 적절한 시기에 대해 의문을 갖는 사람도 많을 것이다.

물론 성교육을 시작해야 하는 시기가 딱 정해져 있는 것은 아니다. 그러나 많은 교사의 말에 따르면 만 9~10세의 아이들이 집에서 정기적으로 미성년자 관람불가 영화를 보고, 인상 깊었던 장면을 친구들에게 생생하게 들려준다고 한다. 뿐만 아니라 스마트폰의 발달로 아이들은 손쉽게 성이야기를 접하게 되었다. 그러므로 자녀를 보호하려면, 발빠른 시대 흐름을 잘 파악하여 자녀 성교육의 시기를 전략적으로 결정해야 한다.

대중매체나 친구들의 입을 통해 알게 되는 성지식은 저속하고 선정적이며 지나치게 세세할 수 있어서 아이들에게 성에 대한 편견을 갖게 만든다. 아이들에게 성관계에 대해 왜곡되고 파괴적인 첫인상을 주지 않으려면 부모가 성교육을 해야 하며, 아이들이 잘못된 성지식을 접하기 전에 성교육을 시작해야 한다. '처음에 들은 메시지가 평생 간다.'는 말처럼 세상에서 얻어들은 왜곡된 정보를 바로잡는 것보다 처음부터 성생활에 대한 아이의 시각을 제대로 형성해주는 것이 더 효과적이기 때문이다.

아이들이 세상의 왜곡된 성에 이미 노출된 후에 성생활과 성관계에 대한 영적인 시각을 가르치려 하는 것은 오랜 기간 인스턴트음식을 먹고 자라도록 내버려둔 후에 균형 잡힌 영양에 대해 가르쳐주려는 것과 같다. 따라서 자녀가 만 5~7세, 즉 유치원생에서 초등학교 2학년 사이에 있을 때 성관계에 대해 가르칠 것을 권한다.

성관계에 대해 정확하고 분명하게 이야기하라

성교육 제6원칙
메시지를 정확하고 분명하게 전달하라.

성관계에 대해 정확하고 분명하게 이야기하되, 지나치게 자세히 알려주는 것은 좋지 않다. '분명하게'는 단순하고, 직접적인 것을 말하며, 무분별하고 외설적인 것을 뜻하지 않는다. 추상적이고 모호한 표현은 쓰지 마라. 진실한 정보를 주의 깊게 설명하고 긍정적인 태도로 설명한다면 아이에게 많은 정보를 주어도 문제는 없다. 다만, 아이들은 흥미롭고 이해하기 쉬운 정보는 받아들이지만, 뜬구름 잡는 이야기나 관심 밖의 이야기는 무시해버리므로 아이의 눈높이에 잘 맞추어서 설명해주어야 한다.

초등학생 자녀는 성생활에 관심이 많지만, 부모에게 묻는 걸 매우 어려운 일이라고 여긴다. 그래서 부모와 대화하기보다는 또래 친구들과 더 많이 이야기하곤 한다. 학교에 가면 아주 다양한 친구들이 있고, 자녀는 부모로부터 듣지 못한 새롭고, 놀랍고, 황홀한 정보를 친구들로부터 얻는다. 이 정보들이 과연 자녀에게 유익한 정보라고 장담할 수 있는가? 치과에 가서 이를 빼는 것처럼 부모에게 정보를 얻는 것이 힘들고 성가시게 느껴지면, 아이들은 친구들과 같이 더 쉽게 정보를 얻을 수 있는 정보제공처를 찾게 된다. 이런 이유 때문이라도 성교육에 대한 적임자가 부모임을 자각해야 하며, 잘못된 성문화가 주위 곳곳에 도사리고 있는 사회에서 부모는 자녀가 하나님의 시각으로 성관계의 기초를 세우도록 도와야 할 책임이 있다.

어렵사리 아이가 성에 대한 질문을 꺼냈을 때, 부모는 직접적이고, 간단하며, 분명한 대답을 해주고 아이가 질문한 내용보다 20% 정도 더 많은 정보를 알려주는 게 좋다. 아이가 부모의 이야기에 흥미를 느끼고 집중한다면 성공이다. 아이는 부모를 믿을 만한 성교육자로 여기고, 자신의 이야기나 궁금한 점을 털어놓을 것이다. 하지만 혹시라도 부모의 성이야기에 흥미 없어 하면 즉시 멈추어야 한다.

왜 부모는 성관계에 대해 알려주기가 어려울까?

옆방에서 자는 아이들이 부모가 지금 성관계를 하고 있다는 걸 알게 되었다면 어떨까? 대부분의 부모는 왠지 모르게 께름칙한 기분이 들고, 아이에게 어떤 말을 해주어야 할지 난감해할 것이다. 이처럼 많은 부모가 지극히 개인적인 성관계에 대해 아이들에게 이야기하는 것이 사생활을 침해받는 것 같아 쉽게 말을 꺼내지 못한다. '성관계', '섹스', '성교'라는 표현을 쓰는 것에 익숙지 않아서 돌려서 말하거나 추상적인 표현을 쓰기도 한다.

그러나 불편하고, 께름칙하고, 난감하다고 해서 응당 자녀들에게 해야 할 성관계 이야기를 피해서는 안 된다. '내가 모든 것을 제대로 아는 것도 아닌데, 괜히 아이들에게 잘못 설명해주면 어쩌지?' 하는 두려움, 그리고 자신의 성생활에 대해 말하고 싶지 않은 불편한 마음과 수고스럽지만 기꺼이 맞서 싸워야 한다. 그러한 수고를 감수해야 하는 이유는 우리 자녀들이 그만한 가치가 있기 때문이다.

내 자녀에게 성관계를 어떻게 설명해야 할까?

> **성교육 제7원칙**
> 긍정적인 교훈이 부정적인 교훈보다 훨씬 강력하다.

로마서(2:1~16)에서는 모든 사람의 마음에 하나님의 법이 쓰여 있다고 한다. 이 말씀을 토대로 하면, 아이들에게도 진리를 인식할 만한 마음밭이 있으며, 성에 대한 선하고 긍정적인 시각을 통해 성이 하나님의 놀라운 축복이라는 진리를 이해할 수 있다고 한다.

하나님이 주신 놀라운 축복이 성이라는 사실은 캐롤린 니스트롬(Carolyn Nystrom)의 『내가 태어나기 전에(Before I Was Born)』에서도 잘 드러난다.

친구들이 결혼식에 신랑과 신부에게 줄 선물을 가져오죠.
하나님도 그날 신랑과 신부에게 특별한 선물을 주세요.

'성관계'라는 선물을요.

결혼한 사람 둘이서만 성관계를 하는 게 하나님의 규칙이래요.

건강한 가정을 만들기 위해서예요.

남자와 여자가 결혼하면, 그 두 사람의 몸은 둘만의 것이에요.

두 사람은 서로 끌어안는 걸 좋아해요.

남편이 아내 곁에 가까이 누우면, 남편의 음경이 아내의 질에 꼭 맞게 들어가요.

남편의 정액은 아내의 몸 안으로 흘러들어가고, 두 사람은 기분이 좋아져요.

남편과 아내가 성관계할 때는 서로만을 생각할 수 있도록 둘이서만 있고 싶어 해요.

이렇게 아기가 생겨요. 남편 혼자서는 아기를 만들 수 없어요.

아내 혼자서도 아기를 만들 수 없어요.

하나님은 두 사람의 몸이 딱 맞도록 사람을 만드셨어요.

그래서 두 사람이 함께 아기를 만들 수 있어요.

우리 부부는 만 5세, 만 6세 된 자녀들에게 위의 내용을 읽어준 뒤, 아래와 같은 대화를 했다.

아이 남자의 음경이 여자의 질에 들어가는 게 성관계인가요? 아유, 징그러워요!

부모 아빠도 처음 성관계에 대해 들었을 때 그렇게 생각했어. 그런데 곰곰이 생각해보니까, 너무 어려서 성관계하기가 어려운 나이에는 징그럽게 들리도록 하나님이 만드신 것 같아. 성인이 되어 결혼한 관계에서는 징그럽게 느껴지지 않거든. 언젠가 너도 누군가를 진심으로 사랑하고, 성관계를 할 준비가 되었을 때는 더 이상 징그럽게 느껴지지 않을 거야. 그때는 오히려 멋지게 들리지. 네 엄마랑 데이트하던 시절에 아빠는 성관계를 하고 싶었단다. 그렇지만 성관계는 결혼하기 전에 할 행동은 아니란다. 하나님은 네가 네 남편(혹은 아내)하고만 성관계하길 원하시거든. 네 엄마와 나는 그때 결혼하지 않은 상태였기 때문에 참았단다.

아이 하나님은 왜 그런 규칙을 만드셨어요?

부모 하나님은 성관계를 둘이서만 나누라고 남편과 아내에게 특별한 선물로 주셨거든. 네가 아끼는 아주 소중한 장난감을 떠올려보렴. 다른 친구들에게 주고 싶지 않지? 성관계는 그것과 약간 비슷해. 남편(혹은 아내) 외의 사람과는 나눌 수 없는 거야.

아이 아, 그렇구나.

부모 이런 이야기를 함께 나누니까 아빠는 참 좋구나. 또 네가 관심을 가지니까 기뻐. 만약 더 알고 싶은 게 생기면, 아빠에게 또 물어봐줄래? 성관계에 대해서 많은 사람이 제대로 알지 못하거나 잘못 알고 있단다. 그래서 네 친구들도 너에게 어리석고 잘못된 이야기를 할지도 몰라. 텔레비전에서도 성관계에 대해 아주 나쁘게 생각하는 사람들이 나올 수도 있고 말이야. 그러니까 성에 대한 하나님의 진리를 네가 알 수 있도록 너와 얘기하고 싶어.

가장 기본적이며 물리적인 정보, 즉 남자의 음경이 여자의 질로 들어가는 것이 성관계임을 알게 되면, 아이의 호기심은 충족된다. 그러나 물리적 사실 이외에 아이가 진정으로 부모에게 원하는 것은 무엇일까? 부모가 자신과 성관계에 관한 이야기를 기꺼이 나누고 질문에 기꺼이 대답해줄 것이라는 기대이다.

때로 아이들은 성관계에 대해 더 구체적인 질문을 던진다. 자세, 움직임, 느낌 등 대답하기 당황스러운 질문을 할지도 모른다. 대부분의 부모는 본능적으로 즉답을 회피하거나, 돌려 말하는 등 아이와 어느 정도까지 얘기할지 한계를 두려고 하는 경향이 있다. 하지만 아이들이 질문하게 된 배경을 파악하고 자연스럽게 반응해야 한다.

아이들이 학교운동장에서 성관계에 대해 들었다거나, 친구 집에서 미성년자 관람불가 영화를 보았다고 털어놓을 수도 있는데, 그럴 수 있다며 대수롭지 않게 반응하라. 다만 앞으로는 다른 아이들과 성에 관련된 이야기를 나누지 말라고 당부하라. 다른 아이들의 부모와 성교육의 방향이 다를 수도 있기 때문이다. 하지만 친구에게 잘못된 정보를 들었을 때는 반론을 제기하거나, 그 아이의 말이 맞는지 부모에게 물어보라고 하는 게 좋다. 덧붙여서 성은 더럽고 추하다고 말하는 사람을 만날 수도 있고, 반대로 성은 이 세상에서 아주 놀랍고 소중한 것이기 때문에 지금 당장 성관계를 하지 않는 게 이상하다고 몰아붙이는 사람을 만날 수도 있으나, 그들의 말에 흔들릴 필요 없다고 미리 알려주라.

아이에게 성에 대해 들려줄 때, 사람을 예로 들어 얘기하는 게 중요하다. 어떤 부모는 새와 벌 및 다른 동물들의 짝짓기 하는 모습을 예로 들어 설명하는데, 그러다 보면 자칫 인간의 성생활 속에 함축된 뜻을 놓칠 우려가 있는 데다가 성을 단순히 생물학적 과정으로만 받아들이게 만든다. 성을 원초적이고 동물적인 행위로만 여기게 되며, 성생활과 감정을 연결하는 게 불가능해지는 것이다. 어린아이들이라 할지라도 서로 깊이 사랑하고, 기쁨을 나누고, 평생 동안 헌신하는 것이 무엇인지 이해할 수 있음을 기억하라. 성관계가 남편과 아내의 헌신된 사랑의 표현이자 연합도구라는 인간적인 의미를 제대로 알려주지 않으면, 아이들은 성생활을 비인간화하게 된다. 인간적인 맥락 안에서만 그리스도인의 성도덕은 의미를 가진다는 사실을 명심하라.

그리스도인의 성도덕을 가르치려면 논리가 필요하다

부모가 자녀들의 도덕적 선택에 영향을 주고 싶다면, 성도덕이 무엇이며 그 정당성은 어디에서 나오는지 자녀에게 논리적으로 설명해주어야 한다. "엄마가 그렇게 말했잖아!"라든가 "하나님이 그렇게 말씀하시니까!"라는 식의 단정 짓는 대화는 대부분의 아이에게 통하지 않는다. 특히 그리스도인의 성도덕은 논리적인 설명 없이는 마치 자녀들에게 성도덕을 강요하는 인상만 심어준다.

그리스도인이 따라야 할 성도덕에는 하나님의 모든 지혜와 아름다움, 자비의 뜻이 듬뿍 담겨 있지만 정작 얼마나 많은 그리스도인이 이 사실을 인지하고 자녀에게 가르치고 있을까? 부모는 어린 자녀에게 성도덕이라는 큰 그림을 제시해주고, 자녀가 성도덕의 체계를 완성해나갈 때까지 반복 또 반복해서 가르쳐야 한다.

성도덕을 가르치는 3가지 핵심논리

그리스도인의 성도덕을 가르칠 때 꼭 필요한 3가지 논리는 첫째, 혼전성관계는 부정적인 결과를 초래한다. 둘째, 순종은 하나님을 사랑하는 것이다. 셋째, 연합은 소중하고 값지다는 것이다. 안타깝게도 우리는 자녀들에게 성관계 이후의 결과에 대한 경고는 많이 강조하되, 순종의 가치는 약간 언급하는 정도이며, 연합에 대한 존중은 아예 이야기를 꺼내지도 않는다. 그리스도인의 성도덕성을 논리적으로 자녀에게 가르치려면 3가지를 모두 말해야 하며, 이 3가지는 모두 중요하다.

혼전성관계는 부정적인 결과를 초래한다 부모는 혼전성관계가 미치는 부정적인 결과, 즉 임신과 성병에 대해 자녀에게 말해주어야 한다. 혼전성관계는 육체적이나 정서적으로 황폐하게 만드는 경우가 많으므로 이런 부정적인 결과에 대해 자녀는 응당 알고 있어야 한다. 하지만 부정적인 결과에만 치중하여, "임신해서 네 인생을 망치고 싶니?", "에이즈에 걸려서 골골대다 죽고 싶니?"라고만 이야기해서는 안 된다. 순종의 가치와 연합의 중요성은 안중에도 없고 오직 임신과 성병에 걸리는 것이 얼마나 미련한 짓인지만 강조하는 것은 잘못된 교육방법이다. 이렇듯 성도덕 핵심논리의 무게중심이 부정적인 결과에만 치우치면, 혼전성관계를 해도 임신을 하지 않거나 성병에 걸리지만 않는다면 아무런 문제가 없는 것으로 오해할 수도 있으므로 성도덕의 핵심논리를 잘 파악하여 가르치도록 애써야 한다.

순종은 하나님을 사랑하는 것이다 "너희가 나를 사랑하면, 내 계명을 지킬 것이다. …(중략)… 누구든지 나를 사랑하는 사람은 내 말을 지킬 것이다."라고 예수님은 말씀하셨다.(요 14:15, 23) 하나님은 우리를 완전하게 사랑하시므로 우리도 온 마음을 다해 그분을 사랑하기를 원하신다. 순종은 하나님을 사랑할 때 이루어지는데, 우리가 하나님을 사랑한다고 말하면서도 순종하지 않는 것은 올바른 사랑이라고 말할 수 없다.

성경은 하나님을 기쁘시게 하는 순종에 대해 분명히 밝히고 있다. 즉, 성생활에서의 순종은 우리가 우리 몸으로 하나님을 영광스럽게 하는 것이다.(고전 6:20) 그리스도인들은 영성과 육체가 분리되어 있다는 편견에 빠지기 쉬운데, 우리 몸을 통해 영성을 표현할 수 있음을 깨닫자. 몸으로 하나님을 향한 헌신을 표현할 수 있으며, 우리 몸을 하나님의 계획대로 사용하는 것은 하나님을 영광스럽게 하는 방법이다.

그렇다고 해서, "네가 진정으로 하나님을 사랑한다면, 하나님이 원하시는 순결을 지켜야 하지 않겠니?"라고 하는 것은 성도덕을 설명하기에는 많이 부족하다. 마치 "네가 나를 사랑한다면, 저 메뚜기를 먹을 테지.", "나를 사랑한다면, 물구나무서서 소리를 질러봐.", "네가 나를 사랑한다면, 다시는 내가 싫어하는 그런 말을 하지 않을 거야."라는 식인 것이다.

왜 하나님은 혼전성관계를 금하셨을까? 우리의 충성심을 시험해보기 위해서일까? 절대 그렇지 않다. 하나님은 말씀을 통해 순종의 대가를 이생과 이후의 생에서 약속하셨다.(레 26장, 신 28장, 갈 6:7~10) 이 대가는 우리가 순종하고 난 뒤에 주어지는 것이라서 하나님은 순종을 이유로 우리에게 대가를 지불하신다. 순종을 경험해본 사람만이 하나님이 주신 대가를 경험하는데, 순종하기를 멈춘다면 순종의 의미를 깨닫기는 어렵다.

잠언(8:35)에서 "나를 얻는 사람은 생명을 얻고, 주께로부터 은총을 받을 것이다."라고 했다. 순종으로 하나님의 지혜를 따르는 것은 '주께로부터 은총'이라는 보상을 받을 뿐 아니라 그것이야말로 올바른 생명의 길이다. 하나님의 법은 어떤 것이 우리에게 최선인가, 우리는 어떻게 살아가야 하는가(시 90편, 잠 1~4장)에 대한 밑

그림이다. 실제로 우리는 이에 대해 "너희가 행복하게 살도록 (내가 오늘 너희에게 명하는) 주 너희 하나님의 명령과 규례"(신 10:13)라고 직접적으로 들었다. 성생활에 대한 하나님의 법을 따르는 것은 우리가 해야 할 최선의 길이라는 것은 분명하다. 그런데 왜 최선일까? 그에 대한 대답은 성생활 자체의 본질에 대한 이해를 통해 얻을 수 있다.

연합은 소중하고 값지다 하나님은 창세기를 통해 연합에 대해 말씀하셨다. "그러므로 남자는 아버지와 어머니를 떠나, 아내와 결합하여 한 몸을 이루는 것이다."(창 2:24) 그리고 사도바울은 고린도전서에서 연합에 대해 이렇게 말했다.

> 여러분의 몸이 그리스도의 지체라는 것을 알지 못합니까? 그런데 내가 그리스도의 지체를 떼어다가 창녀의 지체를 만들 수 있겠습니까? 그럴 수 없습니다. 창녀와 합하는 사람은 그와 한 몸이 된다는 것을 알지 못합니까? "두 사람이 한 몸이 될 것이다."라고 하신 말씀이 있습니다. 주님과 합하는 사람은 그와 한 영이 됩니다. (고전 6:15~17)

이처럼 성관계는 두 사람의 연합, 즉 '하나 됨'을 말한다. 루이스 스미데스(Lewis Smedes)는 『그리스도인을 위한 성(Sex for Christians)』에서 성관계를 이렇게 설명하고 있다.

남녀가 성관계를 맺고 있다면, 두 사람의 생각이 어떻든 상관없이, 그들의 행위의 실체는 몸과 영혼을 연합하게 한다. 어떤 그리스도인이 창녀와 성관계를 나누고 마치 옷장 속에 옷을 처박듯 잊어버리려고 했다고 해서, 그가 창녀와 성관계를 통해 연합했고 그 사실을 외면했다는 진실은 사라지지 않는다. 그가 사랑이 없는 육체적 욕구를 채우기 위한 성관계를 가볍고 대수롭지 않은 것으로 여긴다 할지라도 사실상 가벼운 성관계란 존재하지 않는다. 이런 관점은 사도바울이 사람들에게 한 간음에 대한 질문에서 분명하게 나타난다.

바울이 왜 간음은 잘못된 것이라고 했을까? 사람들이 간음행위에 내재된 실체를 어겼기 때문이다. 즉, 결혼관계가 아닌 남녀가 삶을 연합하려는 의지는 없으면서 삶을 연합하려는 행위만 한 것이다. 삶의 연합에 대한 헌신 없는 성관계는 간음과도 같다.

삶을 연합하려는 의지와 행위, 이것이야말로 그리스도인 부모가 자녀에게 가르쳐야 할 성도덕의 핵심논리이다. 행위만 있고 연합하려는 의지가 없는 성관계는 하나님이 허락하시는 성도덕이 아님을 자녀에게 가르쳐야 한다.

결혼을 통한 남녀의 연합은 하나의 사건이자 또 하나의 과정이다. 그들의 성적 연합은 서로의 사랑을 가장 충만하게 표현하는 것이며, 이로써 둘은 한 몸이 된다. 하지만 하나가 되는 과정은 한 번에 이루어지지 않고 지속적인 노력이 요구되며, 성관계는 연합하고자 하는 과정의 일부분이다. 성관계를 통해 남녀는 서로만을 바라보고 육체적 황홀감을 느끼며 연합한다. 서로에게 벌거벗음으로 연합하고, 자신을 내어주어 서로를 기쁘게 함으로 연합하고, 임신과 출산을 통해 연합한다. 성관계에는 인간이 완전히 이해할 수 없는 신비한 무엇이 존재하는데, 남녀가 서로를 위해 기꺼이 자신을 내어줄 때 진정으로 '한 몸'이 된다.

하지만 여기에서 주의할 점은 자녀에게 하나님이 계획하신 연합의 모습을 이야기하되, 성관계를 맺었다고 해서 그 사람과 반드시 결혼을 해야 한다거나, 자신의 인생을 망쳤다고 생각하지 않도록 가르치는 것이다.

십대시기에 열정적으로 사랑하는 관계를 유지할 목적으로 혼전 성관계를 맺었다고 해도 결혼으로 반드시 이어질 수 없으며, 즉각적인 연합이 일어날 것을 기대하지 않도록 해야 한다. 앞에서 말한 것처럼 연합은 지속적인 노력의 과정이 필요하다. 또 성관계를 이미 경험해버려서 이제 다시는 누군가와 결혼을 통해 하나가 될 수 없으니 삶을 영원히 망쳐버렸다고 생각해서도 안 된다. 이러한 왜곡된 모습들은 죄로 부서진 영혼을 치유하고 회복할 수 있는 하나님의 능력을 부정하기 때문에 일어난다.

성관계를 통한 연합의 진리는 결혼관계 안에서의 아름다운 성관계와 하나님의 축복을 이해하게 도와준다. 더불어 하나님의 뜻을 오용할 때 얼마나 끔찍한 결과를 낳는지도 이해하게 도와준다. 이는 마치 아주 값진 그림을 결혼선물로 받고서는 다과상으로 쓰는 것과 같다. 값진 그림 위에 과자와 음료수를 올려놓고 쏟기도 하면서 함부로 사용하는 것이다.

하나님은 결혼관계에서 서로가 연합하도록 성관계를 창조하셨다. 하지만 문제는 사람들이 결혼관계가 아닌 혼외관계에서도 성관계를 맺어 원래 배우자와의 연합을 어렵게 만든다는 데 있다. 결혼한 사람이 자신의 배우자와 성관계를 맺었다가 다른 사람과도 맺었다가를 반복한다면, 그는 과연 누구와 진정 연합할 수 있겠는가. 성적으로 관대해질수록 이혼이 증가하며, 혼전성경험이 많을수록 결혼관계가 불안정하고 간음 빈도수가 높으며 결혼관계에 대한 만족도가 낮다는 점을 잊지 말자.

성도덕의 삼겹줄

전도서의 저자는 "삼겹줄은 쉽게 끊어지지 않는다."(4:12)라고 했다. 위에서 말한 성도덕의 핵심논리에는 삼겹줄이 큰 줄기를 이루고 있다. 성관계가 두 사람만의 관계가 아니라 하나님과의 삼겹줄 관계라는 건 그리스도인이라면 누구나 알 것이다. 성관계에서의 하나님의 명령은 단지 임의적인 규칙이 아니라 결혼관계를 보호해주고 지속시켜주고 축복해주는 절대적인 규칙이다. 하나님의 규칙은 평생 동안 연합하지 않을 사람들과 우리 삶이 연결되지 않도록 차단하고 문란한 성도덕행위로부터 우리를 지켜준다.

결혼관계를 통한 성관계가 삶을 연합하는 행위라면, 혼전 및 혼외성관계는 연합을 막고 정서를 황폐하게 만든다. 이처럼 하나님과 두 사람이 연결되어 있는 삼겹줄 안의 결혼관계는 서로를 지지해주며 아름다운 연합으로 이끈다. 다음은 연합의 의미를 자녀에게 설명해주는 내용이다.

아이 성관계를 하는 것이 '연합하는 것'이라고 하는데, 그게 무슨 뜻이에요? 이해가 안 돼요!

부모 아빠도 그래. 네 엄마와 나는 4년 전에 결혼했는데, 아직도 그게 어떤 의미인지 배우고 있단다. 같이 생각해보자. 너는 어른이 되면, 온 마음으로 사랑하고 또 평생 동안 너를 사랑해 줄 아내를 얻고 싶니?

아이 네. 아빠와 엄마처럼 저도 사랑하는 사람이 있으면 좋겠어요.

부모 그렇구나. 그건 모든 사람이 진정으로 원하는 거란다. 그리고 하나님은 성경을 통해 사람은 혼자 있는 게 좋지 못하다고 말씀하셨어. 서로 사랑하며 함께 살게 하셨는데, 특별히 가까운 한 사람, 즉 남편에게는 아내, 아내에게는 남편과 연합하도록 하셨어. 둘은 너무 가까워서 서로 다른 사람인데도 서로의 한 부분처럼 느낀단다. 아빠에게서 그 특별한 사람은 누구를 가리킬까?

아이 엄마!

부모 그렇단다. 하나님은 남편과 아내가 아주 가까워지도록 특별한 접착제를 만드셨어. 그 접착제가 뭘까?

아이   성관계요?

부모   맞아. 하지만 그게 유일한 접착제는 아니란다. 아이를 가지는 것, 한 집에 같이 사는 것, 그런 것들도 접착제지. 그런데 남편과 아내가 아닌 두 사람이 성관계 접착제를 사용하면 어떤 일이 일어날까?

아이   그 선물을 주신 하나님께서 화가 나실 것 같아요.

부모   음, 맞는 말이야. 결혼한 부부가 성관계를 하는 건 올바르게 사용하는 것이란다. 일생 동안 최선의 방법으로 서로 사랑할 수 있도록 서로를 붙여주니까. 그리고 하나님이 화가 나시는 것도 맞아. 접착제를 선물로 줄 때 올바른 방법으로 사용하라고 했기 때문에 화가 나겠지. 만약 아빠가 너에게 선물을 주었는데, 네가 잘못된 방법으로 쓴다면 아빠는 네가 나를 무시한다는 생각이 들고, 네가 아빠를 사랑하지 않는 것 같이 느껴져. 무슨 말인지 이해하겠니?

아이   알겠어요. 마치 아빠가 주신 야구글러브를 연못 속 진흙을 퍼내는 데 쓰는 것과 같은 경우겠네요.

부모   그렇지. 하나님도 똑같이 느끼실 거야. 하나님은 성관계를 선물로 주셨단다. 우리가 하나님이 원하는 방식으로 선물을 사용하지 않으면, 이렇게 말하는 거랑 같아. 선물이 마음에 들지 않는다고, 그 선물을 하나님이 원하시는 용도로 사용하고 싶지 않다고, 나는 그만큼 하나님을 사랑하지 않는다고.

Chapter 10

파괴적이고 비도덕적인 메시지로부터 자녀를 지키는 예방조치

미국의 가족계획연맹은 아빠와 딸의 대화를 통해 성관계에 관한 그들의 가치관을 드러냈다.

어느 토요일, 아빠가 만 12세의 딸을 플루트 음악학원에 데려다주는 길이었다. 딸이 아빠에게 물었다.

"아빠, 몇 살이면 그걸 할 수 있어요?"

"그거? 혹시 성관계를 말하는 거니?"

"네."

"글쎄, 그건 정말 특별해서 몇 살이 되면 할 수 있다고 딱 규정지어서 말하기 어렵단다. 다만 성관계를 하느냐, 하지 않느냐를 결정하는 데 무엇보다 네 감정이 중요하지. 자신의 감정에 확신이 없거나, 단지 상대가 원해서 하는 건 절대 안 된단다. 아빠와 엄마가 보기에 아직 너나 네 친구들이 그것을 할 준비가 되어 있는 것 같지는 않아. 하지만 네 생각이 우리와 다르다면 피임을 해서 임신만은 꼭 피하렴."

대화에서도 알 수 있듯이 미국의 가족계획연맹은 자녀들에게 성도덕에 대한 확고한 신념을 심어주지 않는다. 대신에 아이에게 성관계를 맺을 준비가 되어 있는지 감정을 돌아보라고 하며, 올바른 피임을 통해 임신을 피하라고 말한다. 부모가 아무리 아이들에게 도덕적 시각으로 이야기해도 성관계를 막을 수 없으며, 옳고 그름에 대한 이야기는 시간낭비일 뿐이라고 주장하는 것이다. 이러한 가족계획연맹의 입장은 미국 내의 비기독교적인 시각과 일치한다.

이러한 분위기 속에서 성적 순결함을 지켜내기란 쉽지 않은 일이다. 자녀들이 가정 밖에서 무분별하게 쏟아지는 성 관련 정보에 이리저리 흔들리지 않고 어떻게 성적 순결함을 지켜낼 수 있는지 그 준비방법에 대해 알아보자. 그리스도인 부모라면 자녀들이 순결한 삶을 선택하여 살 수 있도록 옳고 그름에 대한 기준을 가르쳐서, 파괴적이고 비도덕적인 세상의 메시지로부터 자녀들을 보호해야 한다.

성도덕 예방조치를 취하는 방법

파괴적이고 비도덕적인 메시지로부터 아이들을 보호하려면 무엇을 어떻게 해야 할까? 그리스도인 대부분은 모든 비기독교적 영향으로부터 아이들을 격리시키는 게 가장 쉬운 방법이라고 생각한다. 그러나 사실상 이것은 불가능하며, 시간과 에너지낭비일 뿐이다. 다른 사람들이 좋지 않은 이야기를 할 때 그들의 말을 듣지 말라고 조언해주는 것은 어떨까? 이것 또한 그리 큰 도움은 되지 않는다. 아이들은 부모가 아닌 다른 곳에서 얻는 솔깃한 정보에 당연히 영향을 받기 때문이다. 아이들을 보호하는 가장 효과적인 방법은 바로 아이들이 불가피하게 맞닥뜨리게 될 잘못된 정보와 부정적인 영향에 대비하여 예방조치를 취하는 것이다.

성교육 제8원칙
파괴적이고 부도덕한 메시지에 아이들이 대항할 수 있도록 예방조치를 취하라.

병균에 대한 항체를 몸 안에 만들기 위해 우리는 예방접종을 한다. 소아마비, 천연두, 독감 같은 위험한 질병의 병원균에 조작을 가하여 독소를 죽이거나 약화시킨 다음 우리 몸에 그 비활동적인 병균을 주사하는 것이다. 우리 몸은 그 병균을 인식하고 파괴하기 위해 항체 등을 만드는데, 비활동적인 병균은 애초에 위협을 주는 존재가 아니었으므로 우리 몸은 처음부터 무서운 질병에 대한 방어력을 기르게 된다.

아이들이 세상에서 직면하게 될 비도덕적 메시지라는 병균에 대항할 수 있도록, 예방접종하듯이 심리학적인 예방조치를 취해보

자. 자녀가 어릴수록 대중매체, 학교친구, 또는 비종교적 성교육수업을 통해 성에 대한 파괴적인 정보를 접하기 전에 예방조치를 취해두는 게 좋고, 부모와 자녀와의 관계가 가까울수록 그 효과는 매우 크다. 예방조치의 방법은 간단하다. 비도덕적인 메시지들은 하나님이 원하시는 성생활이 아님을 알려준 뒤에, 반대의견에 자녀들을 노출시키는 것이다. 이를테면, 순결함이 하나님이 원하시는 올바른 성생활의 모습임을 자녀들에게 알려준 뒤에, 진짜 어른이 되려면 반드시 성관계를 가져야 한다고 주장하는 반대의견에 노출시키는 것이다. 하나님이 원하시는 성생활의 모습과 비기독교적인 문화에서의 성생활 모습의 차이를 이해하게 된 자녀들은 자신의 신념에 심하게 흔들리지 않게 된다.

 이러한 효과는 사회심리학 분야의 한 연구결과를 통해서도 입증되었다. 연구결과에 따르면, 부모로부터 성도덕에 대한 예방조치

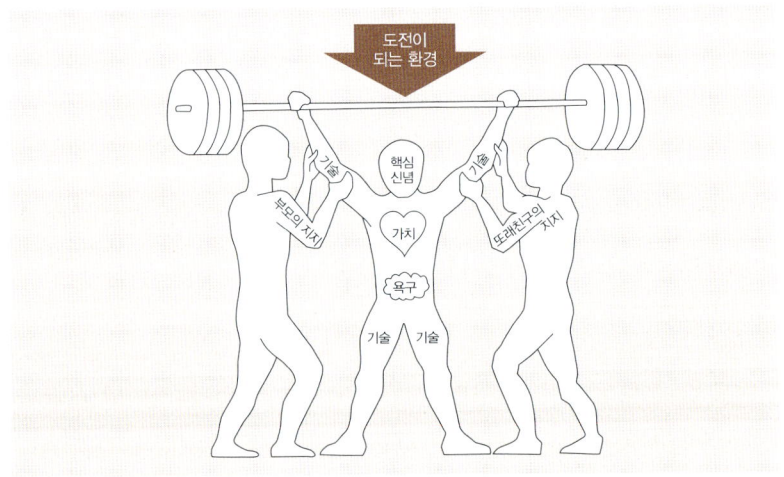

를 받은 아이들은 반대의견에 부딪힐 때, 오히려 자신의 신념을 더욱 강하게 다지는 기회로 삼는다고 한다.

자녀를 비기독교적인 성도덕에 노출시켜라

아이들이 비기독교적인 성도덕에 노출되더라도 호들갑을 떨거나 염려할 필요는 없다. 물론 처음에는 아이들도 부모에게서 배운 성도덕과 너무나도 다른 비기독교적인 성도덕과 마주하면, 어떻게 받아들여야 할지 몰라 당황스러워한다. 그러나 하나님이 원하시는 성도덕의 모습을 꾸준히 배웠다면, 아이들은 이런 경험을 통해 자신들의 신념을 확고히 다져나갈 것이다.

아이가 성장하면서 때로는 신념의 차이 때문에 또래친구들에게 놀림이나 따돌림을 당할 수 있는데, 이때 같은 신념을 지닌 부모의 존재가 아이에게 큰 힘이 된다.

자신의 성적 신념을 공개선언하게 하라

자녀가 부모 앞에서 성에 대한 자신의 신념을 공개적으로 선언하게 해보라. 연구에 따르면, 자신이 받아들인 신념을 다지는 데 공개선언만큼 강력한 것은 없다고 한다.

성적 신념을 능동적으로 실천하게 하라

자녀가 신념을 수동적이고 소극적인 태도가 아닌 능동적으로 실천해볼 수 있게 도와주어야 한다. 자녀는 부모에게 배운 내용을 직접 실천할 때 더 깊은 확신을 가지게 되기 때문이다.

논리적 사고기술을 체득하게 하라

생각보다 이른 시기에 자녀들은 자신의 성적 신념에 반박하는 사람들을 만나게 될 것이다. 그게 또래친구일 수도 있고, 이성친구일 수도 있다. 그때 자신의 신념을 확고하게 내세우지 못하고, 반대의견에 그만 말문이 막혀버린다면, 아이의 성적 신념은 낮아질 수밖에 없다.

부모는 자녀들이 세상적인 성도덕에 효과적으로 반박할 수 있도록 논리적 사고기술을 미리 알려주어야 한다. 논리적 사고기술은 첫째, 자녀에게 그리스도인 성도덕의 핵심을 이해시키고, 둘째, 자녀에게 그리스도인 신념에 도전하는 비기독교적 성도덕의 시스템을 이해시키며, 셋째, 성도덕 예방조치를 위한 비도덕적 사례를 설명하는 방식이다.

성도덕을 파괴시키는 세상의 메시지들

넌 좀 즐겨도 돼. 순결? 너만 유별나게 행동하지 마!

오늘날 젊은이 중에는 삶의 진정한 의미를 모른 채 육체적 욕구의 만족을 통해 삶의 의미를 찾고자 하는 사람이 있다. 그들은 "넌 좀 즐겨도 돼.", "네 몸은 성관계를 맺기 위해 만들어진 거야."라고 주장하며 상대를 압박하기도 한다. 그러나 그들의 말은 모두 비도덕적인 메시지이다. "남자는 성관계를 꼭 가져야만 해.", "성관계를 거절하는 건 곧 남자친구를 고문하는 거나 마찬가지야.", "성적 욕구가 채워지지 못하면 무척 고통스러워."와 같은 과장된 정보도 비도덕적인 메시지이다.

순결을 지키려는 친구에게 "너만 유별나게 행동하지 마."라며 마치 성관계를 하지 않는 사람에게는 어딘가 문제가 있다는 식으로 면박을 주는 것도 성적 금욕을 전혀 중요하게 여기지 않으므로 비도덕적 메시지에 해당한다. 이러한 메시지들에 대해서는 미리 부모가 잘못된 정보임을 알려주어 성도덕 예방조치를 취해야 한다.

나에게 적합한지 알려면 미리 성관계를 해봐야지!

오늘날 비기독교적 문화나 미국의 가족계획연맹에서 말하는 성도덕은 미묘하게 성을 왜곡하고 있다. 듣다 보면 그럴듯하지만 앞에서 말한 성도덕의 핵심논리와는 거리가 멀다. 성을 왜곡하여 가르치고 있는 내용들은 다음과 같다.

- 성관계 자체는 언제나 긍정적이다. 단지 강간이나 근친상간처럼 자유의지가 아닌 성관계는 본질적으로 나쁘다.
- 사람은 이기적이고 독립적인 존재라서, 이득이 있을 때만 관계를 맺는다.

- 실제로 성관계를 맺는다고 해도 이러한 인간본성 때문에 연합에 이르지는 못한다.
- 내 발에 맞는 신발을 사려면 미리 신어보는 게 최선이듯, 실제 성관계를 해보지 않으면 나에게 적합한지 알 수 없다. 또 사람은 변하기 때문에 한때 나와의 성관계가 적합했더라도 지속되지 않을 수 있다.
- 성관계와 윤리는 지극히 개인적인 문제라서 사람마다 옳고 그름의 기준이 각각 다르다. 성관계를 다른 사람이 왈가불가 상관할 일이 아니다.
- 성관계를 했다고 해서 크게 달라지는 건 없다. 순결한 사람이나 순결하지 않은 사람이나 별반 다른 게 없으며, 성관계를 했다고 해서 좋은 결과가 생기거나 나쁜 결과가 생기는 건 아니다.

더불어 비기독교 문화에서는 자녀들에게 성도덕을 아무리 이야기해도 소용이 없으므로, 다음과 같이 성교육할 것을 주장한다.

성관계에 앞서,
- 자신이 성적으로 상대를 착취하거나 상대에게 착취당하고 있지 않음을 확신해야 한다.
- 원치 않는 임신을 하거나 성병에 걸리지 않게 조심하자는 이야기를 상대와 편안하게 나누고, 그에 적절한 조치를 취해야 한다.
- 자신들의 행동에 따른 결과, 즉 임신이나 성병감염 등을 감당할 수 있을지 고려해보아야 한다.

- 건강한 성인은 성관계에 대해 감정적으로 헌신하고 그에 따른 책임과 의무를 다할 의지가 있어야 한다.
- 성생활의 기쁨을 즐기려면 사려 깊은 결정능력도 있어야 한다.

이것이 없다면, 성관계는 기쁨보다는 더 많은 스트레스와 근심을 초래할 것이다.

가족계획연맹은 십대들이 성관계를 통해 느끼게 될 감정을 통제할 만큼 성숙하지 않아서 성관계를 뒤로 미룰 것이라고 주장한다. 그들은 이른 성관계가 십대들에게 죄책감이나 근심을 안겨주며, 십대들이 성관계를 한 뒤 상대에게 집착하고 의지하게 될까 봐 두려워하기 때문에 섣불리 성관계를 맺지 않을 것이라고 말한다. 또한 일부 십대는 성적 충동을 강하게 느끼지 않아서 성관계를 하고 싶어 하지 않는다고 말하기도 한다. 그러나 이러한 가족계획연맹의 논리에 과연 동의할 수 있는가?

요즘 대부분의 십대는 성관계를 어른이 되는 과정이라고 생각하는 경향이 크다. 그래서 오히려 빨리 성숙해지고 싶은 마음에 성관계를 시도하는 십대가 늘고 있다. 결국 십대들이 성숙하지 않아서 성관계를 뒤로 미룬다는 가족계획연맹의 주장은 현실과 전혀 맞지 않으며, 부모는 가족계획연맹의 이러한 시각을 미리 파악하여 아이들에게 예방조치를 취해두는 게 좋다.

교회에서 접하는 비도덕적이고 파괴적인 메시지

교회에서도 비도덕적이고 파괴적인 메시지를 접할 수 있다. 다양한 교파에서 주최하는 성 세미나, 여러 기독교서적에서 출간되는 성 관련 도서들을 접할 때는 주의가 필요하다. 특히 동성애를 수용해야 한다는 주장이나 하나님의 진리를 아주 미묘하게 왜곡하여 전달하는 내용에 현혹되지 않아야 한다. 하나님이 원하시는 진정한 성도덕에 대한 분별력이 없는 사람들은 그들의 주장이 잘못되었음을 알아차리지 못해 다음과 같이 주장한다.

- 성생활은 인류를 위한 하나님의 좋은 선물이다. 성과 죄를 함께 언급하는 것은 좋은 선물의 의미를 퇴색시키는 것이다.
- 하나님은 우리를 성적 존재로 만드셨다. 따라서 충만한 성적 표현은 개인의 충만한 발전에 필수적이다. 성적으로 금욕하는 독신자는 미개한 사람이며, 반쪽짜리 사람이다.
- 성생활은 하나님의 선물이므로 우리는 모두 성적 표현을 충만하게 경험할 자격이 있다. 하나님이 동성애적 기호를 선물로 주셨다면 그것을 경험하지 못하게 하셨을 리가 없다.
- 독신생활도 하나님이 주신 선물이다.(마 19:10~11, 고전 7:7) 만약 미혼이지만 언젠가 결혼할 생각이라면, 하나님은 당신이 성적 갈망을 충족시키기를 원하심에 틀림없다.
- '모든 율법은 사랑하라는 계명으로 통한다.'는 주장은 사랑의 감정이 있다

면 성적 표현은 도덕적으로 용납된다는 의미이다. 기독교의 사랑윤리는 '혼외성관계 금지'와 같은 모든 미약한 율법을 진부하게 한다. 우리는 율법이 아니라 사랑을 따라야 한다. 진정한 사랑의 감정을 가지고 행하는 모든 행위는 잘못된 게 아니다.
- 하나님이 관계의 하나님이고. 우리의 성생활은 하나님의 형상 안에서 관계를 맺는 것이기 때문에, 우리가 성욕을 행위로 옮길 때, 우리는 하나님과 가장 가까워지고, 우리 안에 있는 '하나님의 힘'에 접하게 된다. 사랑을 통한 성관계는 우리를 바로 하나님처럼 관계의 존재, 창조적 존재, 그리고 연합하는 존재로 만든다.

아이들은 하나님에 대해 언급하는 것만으로도 혹할 우려가 있다. 그래서 하나님의 말씀을 약간 왜곡하여 설득하면, 파괴적이고 비도덕적인 메시지를 가려내지 못하고 온전히 수용하게 된다. 부모는 이런 메시지로부터 아이들을 예방조치해야 한다.

어떻게 자녀들을 안전하게 예방조치할 수 있는가?

기독교적인 성도덕을 심어준 뒤에 반기독교적인 의견에 노출시키면, 아이들은 누가 비도덕적인 성윤리를 기초로 그리스도인의 시각에 반대하는지 헷갈리지 않는다. 이때 아이들에게 그리스도인의 시각에 반대하는 의견뿐 아니라 핍박이 있을 수도 있다는 점을 알려주어야 한다. 그리고 아이들이 자신이 믿는 것들을 말로 옮길 수 있도록 도와줘야 한다. 아이들이 전통적인 그리스도인의 길을 갈 수 있도록 헌신하고, 아이들이 자신의 올바른 의견을 표현할 수 있도록 지지해주어야 한다. 또한 반대의견에 분별력 있게 대응하여 맞설 수 있도록 도와주어야 한다.

부모는 TV, 옥외광고판, 유행가, 영화 등에 담긴 비도덕적인 메시지의 의미를 아이들보다 먼저 알아차려야 한다. 그러고 나서 이런 메시지를 기회로 삼아 아이들에게 예방조치를 해두어야 한다. 아래의 예화를 살펴보자.

아이 아빠, 어제 클린트 방에서 벌거벗은 여자 사진을 봤어요. 침대 위에 떡하니 걸려 있지 뭐예요. 사진 속 여자는 팔로 가슴을 가리고, 다리는 비스듬히 뻗고 있었어요. 소중한 부분은 보이지 않았는데, 그래도 다 벗은 사진이었어요. 클린트는 매일 밤 자기 전에 그 사진을 가만히 바라본대요.

부모 클린트 부모님은 그 사진에 대해 아신대?

아이 그럼요. 걔네 엄마가 사주셨대요.

부모 그래? 놀랍구나.

아이 저도 정말 놀랐어요. 클린트는 열 살밖에 안 됐잖아요. 나 같으면 침대 위에 그런 사진을 걸어놓진 않겠어요.

부모 네가 그러지 않을 거라니 다행이다. 클린트는 그런 사진을 방에 걸어놓고 뭘 배울까? 또 그런 사진을 만들고 판매한 사람들은 어떤 생각을 가지고 있을까?

아이   잘 모르겠어요. 혹시 여자는 나체를 보여줘도 괜찮고, 남자는 그런 여자를 봐도 괜찮다고 생각한 거 아닐까요?

부모   그래. 나도 그렇게 생각해. 그 사람들은 남자가 여자의 몸을 보고 성관계에 대해 생각해도 괜찮다고 여기는 것 같구나. 그들은 아마 여자에게 가장 중요한 것은 외모라고 믿겠지. 사진 속 여자도 그렇게 생각하지 않을까? 여자라면 자신과 같이 아름다운 외모를 지녀야 한다고 말이야. 이 세상 사람들이 외모를 중요하게 여길수록, 다른 여자들이 외모를 가꾸려고 그녀의 운동비디오, 다이어트책, 그리고 쓰레기 같은 성 관련 책을 구매할 테니까. 물론 돈은 많이 벌겠지. 그런데 하나님은 그 사진에 대해 어떻게 느끼실까? 하나님은 우리 집 벽에 그런 사진을 걸어놓길 원하실까?

아이   절대 아니에요!

부모   왜 그렇게 생각했니?

아이   하나님은 우리 몸을 개인적으로 만드셨고, 부부간에만 보여줄 수 있다고 하셨어요. 그리고 아름다운 외모가 이 세상에서 제일 중요한 건 아니니까요.

부모   하나님이 너의 지혜로운 말을 듣고 굉장히 기뻐하시겠는걸. 하나님은 남편과 아내가 일생 동안 함께하도록 도와주는 선물로서 아름다운 성관계를 주셨단다. 성관계는 결혼관계를 위해 필요한 것이지, 사람들의 성적 호기심을 자극하여 돈을 벌려고 있는 게 아니란다. 얘야, 앞으로 몇 년이 지나면 많은 사람이 너를 어리석다고 할지도 몰라. 그 사람들은 지금 당장 네가 성관계를 해도 괜찮다고 말할지도 몰라. 병을 옮기거나 임신만 안 시키면 된다고 말하면서 말이야. 그 사람들은 겉모습이 아름다운 여자가 최고라고 떠벌릴 거야. 하지만 그 말은 다 거짓이야. 모든 사람은 하나님이 만들어주신 자신만의 개성이 있어서 비로소 아름다운 거란다. 진정한 아름다움은 사람의 선함과 관계가 있어. 겉모습보다는 그 사람의 내면이 아름다운지를 살펴봐야 해. 내면이 아름다운 사람은 하나님을 사랑하고 성에 대한 하나님의 규칙을 순종한단다.

부모 빌, TV에서 뉴스기자가 방금 뭐라고 했는지 들었니? 더 이상 교회가 개인의 도덕적 결정에 개입해서는 안 된다고 말하는구나. 이게 무슨 말인지 이해하니?

아이 아뇨. 모르겠어요.

부모 기자는 아무리 교회라도 사람들이 어떻게 살아야 하는지 말할 권리가 없다고 주장하고 있단다. 옳고 그름은 개개인이 마음속으로 결정할 일이지 다른 사람이 가타부타 말해서는 안 되는 거라고. 기자의 주장대로라면 아빠처럼 네 엄마하고만 성관계를 해야 한다는 생각도 옳지만, 많은 사람과 성관계를 해도 된다고 생각하는 사람들의 생각 또한 옳은 일이 된단다. 이렇게 사람마다 다른 규칙을 적용하는 게 과연 맞는 것일까?

아이 에이, 그건 공평하지 않아요. 하나님은 우리 모두에게 같은 규칙을 주셨잖아요!

부모 맞아. 너도 나와 생각이 같구나. 그런데 왜 사람들은 저마다 각자의 규칙이 있다고 말하는 걸까?

아이 음, 그 규칙을 지키기 싫어서 그런 거 아닐까요?

부모 그렇지. 규칙을 지키기 싫어서 그 규칙이 잘못되었다고 말하는 거란다. 너도 곧 학교친구들에게 비슷한 말을 들을 거야. 모든 사람에게 똑같이 적용되는 규칙은 없다고 말이야. 만약 그런 게 있다면 모든 사람이 그 규칙에 동의할 거라고 너를 설득할지도 몰라. 그런데 친구들의 말은 틀렸단다. 성경에 따르면 하나님은 사람들을 위해 규칙을 만들어주셨어. 하지만 태초부터 사람들은 그 규칙을 어기기 시작했지. 사람들이 어긴다고 해서 그 규칙이 옳지 않은 건 아니란다.

아이 그럼 대부분의 사람이 성경에 나온 하나님의 규칙을 어겨도 된다고 생각하나요?

부모 그래, 많은 사람이 그렇게 생각한단다. 사람들마다 각자 다른 규칙이 적용되어야 한다고 말이야. 하지만 우리와 같은 그리스도인은 하나님이 우리 인간을 만드셨고, 우리 모두를 위해 규칙을 만드셨다는 걸 믿는단다. 우리는 다른 사람들이 하나님의 규칙에 순종하도록 만들거나, 그 규칙에 대해 크게 소리 낼 수는 없어. 하지만 우리는 하나님의 규칙대로 살고, 또 다른 사람들에게도 그렇게 살라고 권해야 한단다.

위의 대화에서 부모가 파괴적인 메시지와 적절한 기독교의 진리를 어떻게 분별하는지, 파괴적 메시지에 어떻게 반박하는지, 파괴적 메시지에 대해 오가는 논쟁에 대해서 어떻게 설명하는지, 그리고 아이를 어떻게 칭찬하는지 주목하라.

　이처럼 기독교적 가치에 반대하는 의견의 핵심이 무엇인지 아이에게 명확하게 알려주어야 한다. 아이가 그리스도인 시각으로 성생활을 이해하고 실천할 수 있도록 반기독교적인 가치의 거짓됨과 유혹에 대해 정확히 알려줘라. 너무도 충격적이고 파괴적인 메시지라도 반박의 근거는 얼마든지 찾아낼 수 있다. 그리스도인 시각으로 파괴적인 메시지를 바라보고 그에 대항하라. 우리 아이들이 미래에 어떤 상황을 접할지 모른다. 적절한 때가 있을 거라고 생각하며 대화를 미루지 말고, 지금 당장 아이와 대화를 시작하라.

　부모　사라야, 이제 열두 살이 되었구나. 앞으로 친구들이 남자아이들과 어울리려면 성관계를 해야 한다고 너를 설득할 거야. 성관계를 세상에서 가장 멋진 행위라고 치켜세우면서, 성관계를 하지 않겠다는 너를 겁쟁이라고 놀려댈지도 몰라. 하지만 이런 잠꼬대 같은 소리에 휘둘릴 필요 없단다. 성관계는 부부간에 할 때만 멋진 것이거든. 예전에 얘기했듯이 부부간에 맺는 성관계는 몹시 멋지단다. 기쁨을 줄 뿐 아니라 너와 네 남편이 평생 동안 사랑할 수 있도록 도와주기 때문이지. 그런데 성관계의 진정한 의미를 모르는 사람들은 성관계가 어른이 되는 과정이고, 성관계를 했을 때 비로소 성숙해질 수 있다고 착각한단다. 혹시 네 주위에도 성관계를 해야 한다고 주장하는 사람들이 있니?

　아이　네. 성관계를 안 하면 진짜 사랑하는지 어떻게 알 수 있냐며, 정말 누군가를 사랑하면 성관계를 하게 될 거라고 하던걸요.

부모 그 말을 듣고 기분이 어땠니?

아이 혼란스러웠어요. 친구들 말이 틀리다면, 성관계를 하지 않고 어떻게 진정한 사랑인지 알 수 있는지 모르겠어요.

부모 맞아. 혼란스러울 거야. 특히 좋아하는 남자아이랑 데이트하다 보면, 그 아이와 성관계를 하는 상상만으로도 흥분될 거야. 이러한 감정은 지극히 정상적이란다. 그런 감정을 털어놓았을 때 네 친구들은 성관계를 해보면 진정한 사랑인지 알 수 있다고 말하기도 해. 그러나 진정한 사랑인지 아닌지는 좀 더 지나봐야 안단다. 하나님은 성관계를 맺지 않고 서로를 알아가면서 인내하는 것으로 진정한 사랑인지 테스트해보라고 하셔. 그러고 나서 둘이 정말 사랑하는지, 평생 서로만을 사랑할 것을 약속할 수 있는지 알아보라고 말씀하시지. 평생 서로만을 사랑하겠다는 서약, 그게 바로 결혼이란다. 결혼한 뒤 둘의 사랑을 영원히 견고하게 다지기 위해 성관계를 하는 거야. 이처럼 평생을 함께할 부부간에 나누는 사랑이야말로 진정한 사랑이지. 너는 한 남자와 영원히 사랑하고 싶지?

아이 네! 저는 캐티 이모처럼 이혼과 재혼을 세 번이나 반복하고 싶지 않아요. 그런데 결혼하고 나서 성관계를 어떻게 해야 할지 모르면 어쩌죠?

부모 성경험이 없어서 잘 못할까 봐 걱정할 필요 전혀 없단다. 결혼하기 전에 성관계를 갖지 않은 사람이 남편과의 성관계를 더 즐기고, 행복한 결혼생활을 하는 법이거든. 결혼 전에 경험이 없더라도 배우자와 성관계를 하면서 자연스레 배워나갈 거야.

사라의 부모는 아이가 현혹될 만한 왜곡된 신념에 대해 명백히 바로잡아주고, 사라가 느끼는 혼란스러운 감정에 깊이 공감해주었다. 그리고 일생 동안 단 한 사람과 사랑을 나누고 싶어 하는 우리 모두의 기본소망에 호소하여, 반대신념을 반박하고 저항할 방법을 제시해주었다.

사실 이 대화는 사라 부모의 독백에 가깝다. 사라가 질문하기 전에 부모가 먼저 주제를 꺼냈기 때문이다. 자신의 감정이나 생각 등을 적극적으로 표현할 기회를 자녀에게 충분히 준 다음, 자녀를 바른 길로 이끌기 위해 추가적으로 이러한 대화를 하면 보다 효과적이다.

앞에서의 대화처럼 부모와 진솔하게 성에 대한 이야기를 나눈 아이들은 세상의 유혹과 위험에 휩쓸리지 않고 맞서 대항할 수 있다. 우리 부부는 기회만 생기면 대화를 통해 아이들에게 성에 대한 예방조치를 해두곤 했다. 한번은 이런 일이 있었다. 큰아이와 작은아이가 각각 만 11세와 9세였을 때의 일이다. 여름휴가를 맞아 토론토거리를 걷고 있었는데 한참을 걷다가 아이들이 따라오지 않는다는 걸 알아채고, 다시 돌아와 아이들이 도대체 어디에 시선을 빼앗겼는지 살펴보았다. 그것은 성인용품을 파는 가게였다. 진열대에는 입이 떡 벌어질 만큼 다양한 콘돔과 가죽제품이 가득했다. 아이들은 현란한 색깔의 콘돔과 벨트, 채찍, 끈팬티, 수갑, 쇠줄 등에 눈을 떼지 못하고 있었다.

그 순간 나는 재빨리 아이들을 가게와 떨어진 곳으로 데리고 가서 그들이 본 것들을 잊도록 기도했다. 그러나 내 소망과는 달리 아이들은 호기심 어린 눈으로 "무슨 가게예요?"로 시작하여 온갖 질문을 퍼부었고, 아이들의 질문에 대답하면서 성관계의 의미에 대해 토론하게 되었다. 나는 아이들에게 이렇게 이야기했다. "이 가게는 사람들이 성관계를 할 때, 더욱 흥분하도록 물건을 만들어 판매하는 가게야. 저기 수갑과 채찍이 보이지? 어떤 사람들은 수갑을 차거나 채찍질하면, 더 기분 좋게 성관계를 할 수 있다고 생각한단다. 성관계는 하나님이 주신 아름다운 선물인데, 성관계를 더럽고 추악한 것으로 만들어버리는 거야. 과연 하나님이 성관계를 할 때 다른 사람을 벌주고 상처 주라고 계획하셨을까? 또 사랑하는 사람에게 수갑을 채우고, 채찍질하는 사람들은 과연 성관계를 뭐라고 생각하는 걸까?" 하고 이 기회를 통해 성관계에 대한 그리스도인의 시각을 아이들에게 다시 한 번 심어주었다.

Chapter 11

변화무쌍한 사춘기와 청소년기, 어떤 준비가 필요할까?

만 10세쯤 되면, 아이들은 사춘기라는 놀라운 변화의 과정을 겪는다. 사춘기를 겪기 전에, 아이들에게 미리 알려주어야 한다. 앞으로 멋지고 놀라운 변화를 겪게 될 것이라고 말이다. 아이들이 기쁜 마음으로 사춘기의 변화를 받아들일 수 있도록 발판을 마련해주고, 성적인 매력과 기쁨을 이해할 수 있도록 도와주어야 한다. 또한 아이가 겪을 사춘기의 감정적 기복에 대해서도 대비해야 한다.

아이가 초등고학년이 되면, 대부분의 부모는 아이의 성교육이나 성품형성에 노력을 기울이지 않는다. 때로는 포기하는 지경에 이르기도 한다. 이 시기의 아이들은 가족보다는 또래집단과 학교생활에 열중하며, 궁금한 게 있어도 예전만큼 부모에게 질문하지 않는다. 부모 또한 자녀의 급격한 변화가 두렵고, 더 이상 부모를 의지하지 않고 부모로부터 멀어지려는 아이들의 모습에 당혹감을 느껴서 대화를 꺼린다.

사실 부모 또한 무척 혼란스럽고 고통스러운 사춘기를 겪었다. 그 고통의 기억에서 벗어나고자, 아이들이 자신과 똑같은 길을 걷고 있다는 사실을 애써 무시하는 것이다. 그러나 초등고학년 시기야말로 자녀의 성품에 큰 영향을 끼치는 최적의 시기임을 잊지 말아야 한다. 그리고 자녀에게 성교육을 할 때에는 반복해서 가르치는 게 중요하다는 것을 깨달아야 한다.

성교육 제9원칙
반복해서 가르쳐라.

어린아이들은 똑같은 책을 여러 번 반복해서 읽어도 전혀 싫증 내지 않는다. 똑같은 게임을 해도 마찬가지다. 그만큼 반복을 좋아한다. 아이들은 반복을 통해 배우고, 그 속에서 편안함과 기쁨을 누린다.

성교육도 반복해서 학습할 필요가 있다. 왜냐하면 이 세상이 부도덕한 메시지로 끊임없이 우리 아이들을 유혹하기 때문이다. 선정적인 영화와 TV 프로그램, 자극적인 광고는 아이들에게 성생활에 대한 부도덕하고 파괴적인 메시지를 꾸준히 전달한다.

아이들을 보호하려면 계속 반복하여 아이들을 가르쳐야 하는데, 초등고학년 시기야말로 아이가 혼란스러운 사춘기를 겪기 전에 올바른 성교육을 반복하여 할 수 있는 좋은 시기이다.

사춘기에 겪는 모든 것에 대해 설명하라

아이들에게 사춘기가 점점 빨리 찾아오고 있다. 여자아이는 만 12세가 되기도 전에 초경을 하는 경우가 많으며, 이르면 만 9세에 초경을 하는 경우도 더러 있다. 물론 만 16~17세에 늦게 초경을 시작하는 경우도 있다. 남자아이는 보통 여자아이보다 2년 정도 늦게 사춘기가 찾아와서 만 13~14세쯤 되면, 사춘기를 겪는다.

일반적으로 사람은 미성숙한 상태에서 지내는 시간만큼, 성적으로 성숙한 상태의 시간을 지낸 뒤 결혼한다. 남자는 사춘기까지 13~14년의 시간을 지내고, 사춘기부터 결혼까지 약 14년을 지낸다. 여자는 사춘기까지 약 12년을 지내고, 사춘기부터 결혼까지 약 13년 이상을 지낸다.

아이들에게 앞으로 몇 년에 걸쳐서 성인의 몸이라는 선물을 받게 될 것이라고 알려주라. 선물을 주는 분은 하나님이고, 하나님은 그 선물로 너희들이 행복하길 원하신다고 말해주라. 부모 또한 하나님에게 그 선물을 받아 몹시 기뻐하고 있으며, 그 선물에 대해 가능한 한 많은 것을 알려주고 싶다고, 또 그 선물을 현명하게 사용하는 방법을 알려주고 싶다고 말해주라.

자녀에게 이러한 사실을 일러주는 데 무엇보다 중요한 것은 부모의 태도이다. 긍정적이되 단호한 태도로 대화에 임해야 한다. 또한 가능한 한 사춘기가 시작되기 전에 대화를 시작해야 한다. 사춘기가 오면, 아이들 스스로가 사춘기를 의식해서 자신의 신체변화에 대해 대화를 나누는 걸 어려워하기 때문이다.

여자아이의 성적 변화

여자아이들은 보통 남자아이들보다 1~2년 먼저 사춘기를 맞이하는데, 이 시기에는 외모에 관심이 많아서 몸무게가 늘어나는 것을 걱정하기도 한다. 엉덩이, 허벅지, 어깨의 선이 부드럽게 발달하여 곡선형이 되며, 유두 밑이 발달하면서 가슴이 부풀어 오른다. 가슴이 발달하고 1년 이내에 음모 및 겨드랑이털과 솜털 같은 수염이 나는 등 체모가 증가하며, 호르몬의 영향으로 체취가 강해져 탈취제를 사용하게 되기도 한다. 때로 뾰루지와 여드름이 날 수도 있다. 기운이 펄펄 넘치다가도 착 가라앉기도 하는 등 감정의 극과 극을 경험하기도 한다.

또한 생식기외부를 이루는 음순이 더욱 커지고 진한 붉은색을 띠게 된다. 남자아이들이 자극을 받으면 바로 발기하듯이, 여자아이들도 자극을 받으면 질의 윤활현상을 경험한다. 어떤 여자아이는 남자아이들이 겪는 몽정처럼, 잠에서 깨어난 뒤 질이 젖어 있는 현상을 경험하기도 한다.

초경은 가슴이 발달한 뒤 1년이나 1년 반 사이에 시작하는 게 일반적이다. 초경을 시작하기 전 몇 달 동안은 불규칙하게 요통을 느끼기도 하고, 복부의 부드러움과 팽만감을 경험하기도 한다. 아이들이 몸의 증상에 놀랄 수도 있으니, 초경이 시작되기 전에 이런 증상들에 대해 미리 알려주어야 한다. 또한 월경을 시작한 후, 처음 얼마 동안은 주기가 불규칙하므로 아이가 실수하지 않도록 부모가 미리 생리대 등을 챙겨주어야 한다.

한편 딸의 초경을 축하해주는 가정도 있다. 성인기를 맞이하는 시작점으로 인식하고 축하파티를 여는 것이다. 파티를 하든, 모녀 간에 조용하지만 특별한 저녁을 먹든 간에 무엇보다도 중요한 것은 딸과 긍정적인 시간을 보내라는 것이다. 초경은 하나님이 주신 놀라운 선물로, '여성성'을 상징한다. 딸이 하나님의 뜻깊은 선물에 감사할 수 있도록 도와주라.

사춘기를 겪으면서 여자아이의 몸은 더욱 예민해진다. 음핵 및 생식기조직 등에 자극을 받으면 성적으로 더 빨리 흥분하게 되는데, 어떤 여자아이는 이 사실을 알고 일부러 자신의 손이나 베개 등으로 생식기를 문질러 자위를 시도하기도 한다. 오르가슴의 경험에 대해 다음과 같이 말해주라. "애야, 앞으로 너는 네 성기관을 통해 기쁨을 경험하게 될 거야. 여자와 남자는 모두 오르가슴을 느낄 수 있단다. 오르가슴은 사람이 성적인 기쁨을 느낄 때, 경험하는 짧은 폭발 같은 아주 강한 쾌감이야. 부부가 서로를 기쁘게 하는 것을 배우고 성관계를 가지면 오르가슴을 경험할 수 있지. 네 또래의 여자아이들과 남자아이들도 잠자는 동안 꿈속에서 오르가슴을 느끼기도 하는데, 그 꿈은 성적인 것일 수도 있고 아닐 수도 있어. 또 스스로 자신의 생식기를 만지거나 다른 사람에게 만져달라고 해서 오르가슴을 느낄 수도 있지. 하지만 오르가슴은 하나님이 주신 굉장한 선물이란다. 하나님이 주신 다른 선물들처럼, 하나님이 원하시는 방식으로만 사용해야 해." 하고 말이다.

사춘기 때 여자아이들은 이성을 회피하는 행동을 하기도 하고, 반대로 이성을 매혹시키려는 행동을 하기도 한다. 다양하고 새로운 사회적 기술을 시도하기도 하는데, 이를테면 '부끄러워하기', '과묵한 척하기', '난폭한 척하기', '수다스러운 척하기' 등이 있다. 여자아이들은 같은 연령대의 남자아이들보다 일반적으로 학교성적이 뛰어나며, 그에 따른 만족감이 큰 편이다. 여성성에 대한 관심이 높아지며, 이상적인 여성성을 위해서라면 무엇이든 시도하려 한다.

한편 오늘날 사춘기가 빨라지면서, 아이들이 성관계를 맺는 시기도 점차 빨라지고 있다. 결국 임신을 감당할 능력과 체력을 갖기도 전에 너무도 이른 나이에 임신하는 상황이 빈번하게 벌어지고 만다. 기억해두라. 만 16세 이전에 임신하면, 아이를 낳을 때 사망할 확률이 성인여성보다 4배나 높다. 십대에 임신할 경우, 태아의 건강에도 심각한 영향을 끼친다. 십대산모는 달을 채우지 못하고 조산할 가능성이 크며, 이러한 복잡한 상황을 겪고 태어난 아기는 자칫 정신지체를 일으킬 수도 있다. 또한 십대산모의 아기는 체중 미달로 태어나거나 선천적 기형아로 태어날 확률이 높다.

남자아이의 성적 변화

여자아이들보다 뒤늦게 사춘기에 접어드는 남자아이들은 대체로 만 10~13세에 신체적으로 큰 변화를 겪는다. 키가 부쩍 자라고 어깨가 넓어지며 근육이 발달한다. 또한 유두 주변의 가슴이 미세하게 부풀어 오르며 약간 부드러워진다. 이것은 체내호르몬의 변화 때문에 생기는 정상적인 반응이므로 이상하다고 여길 필요가 전혀 없다. 이 시기에는 체취도 강해진다. 피부와 모발이 지성으로 바뀌며, 팔과 다리에 털이 많아진다. 겨드랑이털이 자랄 뿐 아니라 수염 및 턱수염도 자라서 이 시기에 남자아이들은 면도를 시작한다. 음모는 여자아이들과 마찬가지로 처음에는 직모로 자라다가 점점 더 곱실거리고 굵어진다. 얼굴에 뾰루지와 여드름이 나며 변성기를 겪는다.

또한 음경과 음낭이 커지면서 음낭은 더욱 늘어지고 음낭 피부의 주름이 많아진다. 사춘기에 들어선 남자아이들은 이유 없이 발기하기도 하는데, 이러한 경험 때문에 무척 당혹스러워하기도 한다. 그러나 이 시기에 이유 없는 발기는 지극히 자연스러운 증상이므로, 아이들에게 놀랄 일이 아니라는 사실을 알려주어야 한다. 앞에서 말한 오르가슴에 대해 남자아이들에게도 알려주라. 이 시기에 대부분의 남자아이는 잠결에 사정하는 몽정을 경험하는데 성적인 꿈을 꾸면서 몽정하기도 하지만, 성적인 꿈을 꾸지 않고도 몽정을 할 수도 있다. 몽정으로 첫 사정을 경험한 아이들은 다른 사람의 반응이 두려워서 어쩔 줄을 모른다. 이때 부모는 아들을 비난하거나 훈육해서는 안 된다. 몽정은 자발적으로 통제할 수 없는 반응이므로, 자연스러운 현상이라는 사실을 알려주어야 한다. 또한 당황스러운 상황임을 충분히 공감하고 있으며, 원한다면 언제든 이부자리를 직접 갈아도 된다고 말해주어야 한다. 이 시기에는 자위를 시도하고, 성관계에 대해서도 깊이 생각하는 남자아이들이 많다는 점도 유념해두고 자녀와 이야기를 나누어야 한다.

사춘기에는 신체적 변화뿐 아니라 정서적으로도 많은 변화를 겪는다. 남자아이들은 예전보다 더 강한 성감을 느끼고 여자아이들에 대한 성적 관심이 급격히 발달하는데, 이러한 자신의 변화를 이상하다고 생각하여 겁을 먹고 근심하는 경우도 많다. 왠지 스스로가 비정상적으로 느껴지고, 또래친구들이 자신을 받아들이지 않을 것 같아 걱정하는 것이다. 남자아이들 대부분은 또래에게 인정받고 싶어 하며, 남자답지 못하다는 소리를 들을까 봐 두려워한다. 그래서 실패나 실수하지 않으려고 노력하며, 남자다워지려고 온갖 힘을 기울인다. 여자아이들에게 관심이 가면서도 애써 이 사실을 숨기려 하거나 방어적인 태도를 보이기도 한다. 여자아이들과 어울리고 싶지만, 괜히 실패할까 봐 두려워서 시도하지 않는 것이다.

남자아이들은 여자아이들과는 달리 신체적인 변화가 확연히 드러나지 않는다. 그러나 아버지는 아들의 성장과 변화에 늘 관심을 기울이고, 아들이 성인기에 접어들었음을 기쁜 마음으로 환영해주어야 한다.

불편한 성적 흥분을 설명하는 방법

사춘기에 아이들은 성감이나 성적인 갈망이 강해져서 예기치 않게 성적 흥분을 느끼는 경우가 잦다. 특히 남자아이들은 평소에 관심이 없거나 좋아하지 않는 여자아이에게서도 성적 흥분을 느끼기도 한다. 사촌누나, 여동생, 또는 가족처럼 지내던 친구에게조차 성적 매력을 느낄 수도 있다. 여자아이들도 마찬가지다. 선정적인 TV 광고나 잡지광고, 변태성행위를 묘사하는 저속한 농담에도 반응하며, 그들이 싫어했던 사람과 성관계 맺는 모습을 상상하며 흥분하기도 한다.

사춘기는 성적으로 성숙한 성인이 되기 위한 자아가 완벽하게 형성되기 전이기 때문에, 십대아이들은 때때로 동성애행위에 대해 듣거나, 동성의 몸을 떠올리는 것만으로도 성적 반응을 하기도 한다. 이 시기에는 성욕에 대한 분명한 형태를 갖추지 못한 상태라서 정상적인 이성애자들도 동성에게 매력을 느끼고, 성적 흥분을 할 수 있다는 사실을 유념해두어야 한다. 아이들에게 이러한 당혹스러운 감정이 들어도 걱정하지 말라고 말해주고, 시간이 지나면 자연스레 해결될 것이라고 알려주라.

때때로 아이들은 동성애행위를 포함한 성적 행위를 시도하기도 한다. 예를 들어 레슬링하면서 서로의 생식기를 잡는 남자아이들, 데이트에 대해 이야기 나누며 키스하고 애무하는 여자아이들, 서로를 바라보면서 자위하는 남자아이들의 경우가 그렇다. 혹시 이러한 행동을 목격했다면, 절대 아이들을 동성애자로 낙인찍지 마라. "그런 게이 짓거리 당장 그만둬!" 혹은 "동성애자가 되려고 그러니?"라는 식으로 말하지 마라. 이러한 부모의 반응을 보며 아이들은 '내가 비정상적인가 봐.', '정말 내가 동성애자인 걸까?'라는 의구심을 품게 된다. 아이들의 감정에 대해선 지극히 정상적이지만, 스스로가 마땅히 보호해야 할 사적인 부분을 다른 사람에게 드러냈고, 자신의 신체를 성결하게 하지 못한 점에 대해 훈육해야 한다. "빌, 네가 제레미와 서로의 음경을 보여주면서 성적 놀이를 했으니, 앞으로 일주일 동안은 제레미와 놀아서는 안 돼. 물론 다른 아이의 몸에 호기심을 갖는 것은 아주 정상적인 일이야. 하지만 네 몸은 개인적인 것이라서 소중하게 지켜야 한단다. 왜냐하면 네 아내에게 특별한 선물로 주어야 하거든. 네 몸과 그 성감은 하나님이 너에게 주신 특별한 선물이야. 네가 그 선물을 올바르지 않게 사용했기 때문에 지금 벌을 받는 거란다." 하고 말이다.

만약 아이들이 자신의 성적 행동에 대해 고백한다면, 공감하는 마음으로 대화하고 다시는 그런 일이 일어나지 않도록 옆에서 도와줘야 한다. 더불어 아이들이 가지고 있는 성적 호기심, 거부당할 것만 같은 두려움과 외로움 등에 대해 충분히 대화하고, 혼란스러워하지 않도록 아이들을 다독여주어야 한다. 또한 아이들에게 성 감을 자각한 것에 대해 감사해하고, 하나님이 원하시는 성적 결정을 좇아갈 수 있게 노력하도록 격려해야 한다.

청소년기 준비하기

자녀가 결혼 전에 성관계를 시도하느냐, 하지 않느냐는 다음 4가지 요인이 크게 작용한다. 다음의 요인들은 욕구, 가치, 신념, 기술, 지지라는 5가지 성품벽돌 중 하나에 근거한다.

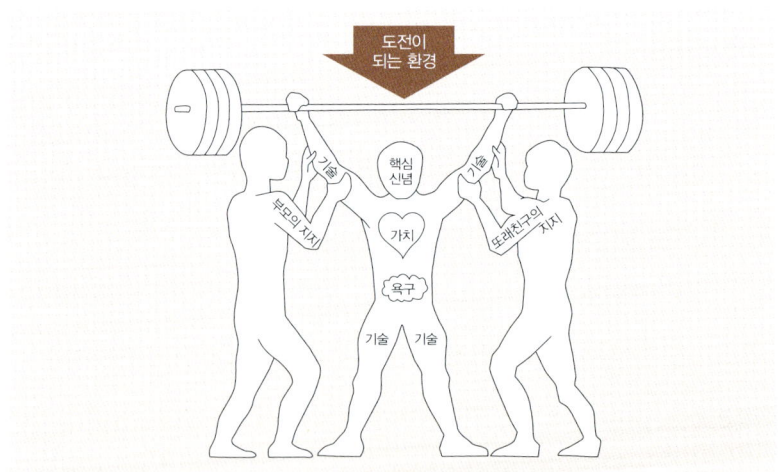

- 부모와의 친밀한 관계의 힘(성품벽돌 : 욕구)
- 또래친구의 영향력(성품벽돌 : 욕구, 지지)
- 종교적 믿음의 중요성(성품벽돌 : 욕구, 가치, 신념, 지지)
- 학업성취에 대한 의지와 확신(성품벽돌 : 욕구, 가치, 신념)

부모와의 친밀한 관계의 힘

초등학교에 입학하면서 아이들은 가정의 울타리를 서서히 벗어나, 가족 외의 사람들에게 더 많은 영향을 받는다. 집에서보다 학교나 친구 집에서 더 많은 시간을 보내면서, 친구의 영향력이 무척 커진다. 선생님을 통해 부모가 지닌 가치와 다른 메시지를 듣는 경우도 생긴다.

따라서 더 늦기 전에 부모는 자녀와 친밀한 관계를 쌓아두어야 한다. 부모와의 관계가 친밀한 아이는 청소년기에 성관계를 맺을 확률이 낮다. 그들은 부모가 지닌 가치와 도덕적 신념을 그대로 따르고 싶다는 소망을 품고 있기 때문이다. 우리가 하나님께 순종하는 것은 그 입법자를 사랑하기 때문이라는 것을 생각하면, 그 의미를 알 수 있을 것이다.(요 14:15, 23)

아무리 유창하고 논리적으로 아이에게 부모의 도덕적 시각을 드러내더라도 친밀함이 없다면 소용없다. 아이의 도덕성에 강력한 영향력을 끼치는 것은 부모의 말 이전에 부모와의 끈끈한 관계이기 때문이다. 아이가 비도덕적인 유혹에 넘어가지 않고, 자신의 도덕성을 지키길 바라는가? 그렇다면 아이들이 부모의 도덕적 발자취를 따라가고 싶다고 느낄 만큼 최선을 다해 아이들에게 가까이 다가가야 한다.

> **성교육 제10원칙**
> **자녀와 친밀하고 긍정적인 관계를 유지하라.**

초등고학년 시기를 이용하라. 초등고학년이 되면, 아이는 독립적인 성향이 점점 강해지고 친구와 어울리는 시간이 많아져서 때로는 대화하는 것조차 어려워진다. 이때 부모는 아이를 그냥 내버려두기 쉬운데, 그러면 아이는 가정의 울타리에서 벗어나 외부로 시선을 돌리고 만다. 아이와 친밀한 관계를 지속할 수 있도록 관심의 끈을 놓지 마라. 아이와 함께 시간을 보낼 만한 좋은 기회를 만들되 아이를 가르치려들지 말고, 매순간 아이와 함께 즐겨야 한다.

부모가 일이나 교회, 친구 등 다른 곳에 관심을 기울이는 동안 아이와 함께해주지 못한다는 사실을 인지하라. 그만큼 아이와 가까워질 기회, 아이 덕분에 즐거워할 기회를 놓치고 있다는 사실을 꼭 기억해야 한다.

이 시기의 아이들은 대체로 자존감이 약하므로 격려와 칭찬을 아끼지 말고 모든 기회를 이용하여 아이를 격려하라. 아이를 향한 부모의 깊은 믿음을 보여주고, 아이 미래에 펼쳐질 삶에 대한 기대에 대해서도 끊임없이 이야기하라. 청소년기에 접어든 아이들은 극도로 예민해져서 사사건건 부모와 부딪히기 쉬운데, 가능한 한 아이와의 불필요한 다툼을 피하라. 부모의 사랑으로 많은 죄를 덮어주고(벧전 4:8) 그리스도께서 용서하신 것처럼 용서해주라.(엡 4:32)

질문을 받아주는 부모가 되라

자녀의 질문을 최선을 다해 받아주는 부모가 되도록 꾸준히 노력하라. 다음 사항을 마음속에 새겨두고 실천하라.

- 아이들이 어떤 질문을 하든 칭찬하라. 성생활 및 성관계에 대한 질문을 하면 특히 칭찬하라. 성에 대한 이야기를 꺼내는 것이 얼마나 용감하고 대단한 일인지 인정하고, 아이가 당혹스러운 질문을 하더라도 잘 대답할 수 있도록 노력하라.
- 부모가 가르쳐준 내용을 아이가 정확히 이해했다면, 아낌없이 칭찬하라. 예를 들어, TV 광고에 나온 선정적인 여자들의 모습, 시트콤에서 가볍게 다룬 성적 행위에 대해 하나님이 어떻게 생각하실지 물어보고, 아이들이 배운 대로 대답하면 그 통찰력을 칭찬하는 것이다.
- 서두르지 마라. 질문에 대해 생각할 수 있는 시간을 충분히 줘라. 때로 부모의 불편한 마음은 아이에게 대답을 재촉하는 결과를 낳기도 한다. 이러한 부모의 태도는 아이가 성에 대한 이야기를 꺼내놓기 어렵게 만든다.

이성친구가 끈질기게 성관계를 요구할 때, 딸이 어떤 선택을 내리길 바라는가? 그것은 부모와의 관계에 달려 있다. 부모 특히 엄마와 친밀한 관계를 맺고 있는 딸은 부모가 가르쳐준 가치와 신념을 지키려고 노력하기 때문에 이성친구의 유혹에도 넘어가지 않을 것이다. 아이가 부모를 하나님의 성품의 대변자로서 여길 수 있도록 아이와 친밀감을 쌓아라. 그래서 부모가 가르쳐준 가치와 신념을 강화하고 실천할 수 있도록 도와주라.

자녀가 사랑받고, 인정받고 싶어 한다는 사실을 기억하라. 만약 부모에게서 충만한 사랑을 받고 아낌없는 칭찬을 받았다면, 아이가 사랑을 얻고자 결혼도 하기 전에 성관계를 맺는 일은 없을 것이다. 배불리 먹은 뒤에 마트에 가면, 먹고 싶은 게 별로 없는 것처럼 말이다.

자녀와 친밀한 관계를 유지할 때, 자칫 집착하는 관계로 변화하지 않도록 주의해야 한다. 관계에 대한 집착은 두려움, 불신, 의존성, 불안감을 가져온다. 잊지 마라. 친밀한 관계는 존경, 감사 및 서로에 대한 진실한 관심에 기초한다.

개인적인 질문에 주의 깊게 대답하라

"엄마는 결혼 전에 좋아하는 사람과 성관계를 했어요?"라고 아이가 물었을 때 뭐라고 대답할 것인가? 물론 하나님의 뜻대로 배우자에게 줄 선물로서 순결함을 지켰다고 말하는 부모도 있겠지만, 그렇지 않은 부모는 아이에게 정직하게 털어놓기를 주저하게 된다. 자신의 잘못된 성적 행위를 어린아이가 과연 감당할 수 있을까 걱정돼서, 나중에 크면 알려주겠다고 회피하고 싶은 마음도 들 것이다. 그러나 아이와 대화하기 좋은 시기는 아이가 성에 대해 적극적인 관심을 표현할 때이다. 비록 과거에 하나님의 뜻대로 살지 못했다 하더라도 당황할 필요 없다. 정직하고 진솔한 태도로 자녀의 질문에 답하라. 물론 아주 세세한 것까지 말하거나, 애매모호하게 말해서 아이가 다른 상상을 하게끔 해서는 안 된다. "나는 대학생 때 아주 어리석은 선택을 했어."라든가 "나는 결혼할 때 순결하지 않았단다. 그때 나는 그리스도인이 아니라서, 어리석게도 하나님보다는 세상의 규칙에 따라 살았어."와 같은 짧은 표현으로도 아이에게 충분히 의미를 전달할 수 있다. 만약 아이가 더 세부적인 것을 물어본다면 거부해야 한다.

자녀의 질문에 대답할 때는 아래의 요소를 꼭 포함시켜라.

선택과 감정 과거에 자신의 선택에 대해 지금 어떻게 느끼는지 말해주어야 한다. "지금 돌이켜보니, 그때는 아무도 나를 사랑해주지 않는 것처럼 느껴졌어. 어리석게도 사랑받으려면 성관계를 해야 한다고 생각했지. 내 인생을 담보로 끔찍한 위험을 무릅썼던 거야."라고 진솔하게 대답하되, "그때 당시에는 혼란스러워서 어쩔 수 없었어."라는 식으로 자신의 선택을 정당화하지 마라.

선택과 결과 자신의 선택에 어떤 결과가 뒤따랐는지 알려주어야 한다. "나는 성관계를 가진 뒤, 상대와 진정한 사랑을 나누게 되었다고 생각했어. 당시에는 그 남자와의 성관계를 즐기기도 했고. 그런데 그 남자와의 관계가 끝났을 때야 알았단다. 그 사람과의 관계는 열병에 지나지 않았고 진정한 사랑이 아니었다는 걸 말이야. 육체적으로는 좋은 느낌을 받았지만, 성관계는 내가 느낀 고통과 후회에 대한 보상이 절대 되어주지 않는다는 것도 깨달았지." 이처럼 당시에는 긍정적으로 보여서 한 선택이 정서적 고통, 이용당했다는 배신감, 질병, 임신, 유산 등 부정적인 결과를 가져올 수 있다는 사실을 구체적으로 말해주어야 한다.

선택과 도전 아이들이 자신처럼 실패하지 않도록, 또 자신보다 더 낫게 행동하도록 도전과제를 던져주라. 물론 자신의 잘못된 선택에 대해 솔직히 털어놓는 게 몹시 어렵고 두려운 일이라는 것을 잘 알고 있다. 그러나 성인들도 수 세기에 걸쳐 실수하고 죄를 지었으나 하나님의 자비로움 속에서 성장해나갔다는 사실을 잊지 마라. 성경구절에 나타난 성인들의 용기를 본받아 아이 앞에서 자신의 실수를 고백하고, 하나님의 자비로움 속에서 치유되고 성장해야 한다.

또래친구의 영향력

사춘기에 들어서기 전, 자녀의 친구들을 유심히 살펴야 한다. 만약 자녀가 성적으로 개방적이고 활동적인 친구들과 가깝게 지낸다면 특히 주의해야 한다. 친구들에게 인정받고 싶은 욕구가 강하여, 자칫 친구들처럼 성관계를 가질 가능성이 크기 때문이다.

자녀가 보다 바람직한 친구와 사귀길 원한다면, 사춘기 전에 아이와 친밀한 관계를 쌓아야 한다. 사춘기 전에 아이와 친밀한 관계를 쌓아두어야 정작 사춘기를 맞이했을 때, 아이가 바람직한 친구를 선택할 수 있도록 도와줄 수 있기 때문이다.

곁에 있어라 단순히 아이 곁에 있는 것만으로도, 아이가 친구를 선택할 때 강한 영향력을 행사할 수 있다. 부모와 친밀한 아이는 부모가 인정하는 친구를 만나려는 경향이 강하다. 그래서 부모가 지닌 가치, 도덕 등과 일치하는 친구를 찾아내려고 애쓴다. 따라서 칭찬하고 격려하면서 교회청소년모임에 참여하기를 권하고, 건전하고 결속력이 강한 가정의 친구들에게로 이끌어주면, 아이는 거부감 없이 부모의 뜻대로 따라올 것이다.

그러나 부모와 친밀하지 않은 아이들은 부모의 뜻에 반발하여 부모가 원하지 않는 친구를 만나려는 경향이 강하다. 만약 이런 상황이라면, 아이와 힘겨루기하거나 대립하지 않도록 상당한 주의를 기울여야 한다. 무엇보다 정서적으로 아이와 친밀해질 수 있도록 노력하는 게 중요하다.

경계를 정하라 아이의 친구가 마음에 안 들어서 직접 그 관계에 개입하는 부모가 있다. 그러나 자녀의 삶에도 부모가 통제할 수 없는 영역이 있다는 것을 인지해야 한다. 친구와 놀지 못하게 통제하고 막는 부모는 자녀의 신뢰를 얻기 어렵다. 아이들은 학교나 방과 후 활동 등에서 바람직하지 않은 친구들과 시간을 보내고도 부모에게 이 사실을 알리지 않을 것이다.

따라서 바람직하지 않은 친구들과 자녀를 떼어놓으려고 하는 것보다 오히려 바람직한 친구들과 교제할 수 있도록 격려하는 게 더 성공적일 수 있다. 예를 들어 자녀를 교회청소년모임이나 다른 건전하고 바람직한 모임에 데려간다면, 바람직하지 못한 친구들의 영향을 무디게 하거나 희석시킬 수 있다.

부모가 직접 자녀의 친구를 만들어줄 수는 없다. 그것은 자녀의 몫이다. 그러나 바람직한 친구를 사귈 수 있도록 부모가 기회를 제공해줄 수는 있다. 만약 자녀의 친구관계 때문에 고민이 많다면, 같은 고민을 안고 있는 부모와 대화를 나누어보라. 큰 도움이 될 것이다.

종교적 믿음의 중요성

종교적 신념이 확고한 청소년은 또래보다 성적으로 덜 활동적이다. 그리스도에 대한 확고한 믿음은 아이들에게 다음 4가지를 심어준다.

- 살아 있는 믿음은 하나님과 관계를 맺게 해준다. 하나님은 성령님의 활동을 통해 아이들의 마음에 하나님의 법을 심어주고, 아이들이 시련이나 유

혹을 직면할 때 힘을 주신다.
- 하나님과의 관계는 관련성과 중요성에 대한 필요를 채우기 위해 모든 사람에게 필요한 가장 중요한 관계이다.
- 살아 있는 믿음은 우리가 옹호하는 도덕적 신념을 강화한다.
- 살아 있는 믿음은 자녀를 믿음의 공동체, 즉 하나님의 뜻에 따라 살기 위해 함께 노력하는 제자들과의 교제로 이끄는 데 도움을 준다. 이런 또래의 지지는 필수적이다.

초등학생 때 아이가 살아 있는 믿음을 쌓을 수 있도록 부모가 곁에서 도와주어야 한다. 살아 있는 믿음을 가진 아이들은 청소년기에 맞닥뜨리게 될 다양한 도전에 대항하여 더욱 강해질 수 있기 때문이다.

학업성취에 대한 의지와 확신

목표가 있는 아이들은 성적 행위를 늦추려는 경향이 크다. 특히 대학진학을 원하며, 학교를 열심히 공부하고 성취감을 느끼는 장소로 여기는 아이들은 더더욱 그렇다. 반대로 학문에 뜻이 없고, 미래에 대한 희망이 없는 아이들은 오히려 육체적인 쾌락을 추구하기 쉽다.

자칫 이 이야기를 '공부를 잘해야 된다.'고만 이해하는 사람이 있는데, 그것은 잘못된 판단이다. 마치 성적을 A 받은 아이는 순결을 지키고, C를 받은 아이는 혼음할 운명인 것처럼 얘기하는 것과 같다. 사실 성적보다도 중요한 것은 미래에 대한 희망 및 목표이다. 아이가 의미 있는 삶을 살고 싶어 한다면, 쾌락을 추구하도록 유혹하는 손길을 과감하게 뿌리치려고 노력할 것이다. 또 이루고자 하는 목표가 있다면 목표를 위해 지금 당장의 성적 욕구를 인내할 것이다.

부모는 아이들에게 학업을 격려하고, 목표를 가지라고 격려해야 한다. 또한 목표를 이루기 위해 최선의 노력을 다하라고 조언해야 한다. 무엇보다도 학교성적에 관계없이 아이들의 삶이 가장 중요하다는 희망을 주어야 한다.

물리학자이든 막노동자이든 모든 직업은 존엄하며, 하나님의 왕국 안에서는 어떤 직업이든 상관없이 목적을 섬길 수 있다는 태도를 길러주어야 한다.

사춘기 전 부모의 역할이 중요하다

초등고학년 시기에 부모의 역할은 무척 중요하다. 이 시기에 부모는 아이들이 사춘기를 맞이하면서 겪을 놀라운 변화를 긍정적인 태도로 안내할 수 있는 절호의 기회를 갖게 된다. 이때 부모의 결정에 따라 아이들의 미래가 달라진다는 사실을 꼭 기억하라. 부모는 아이들이 올바른 성품을 길러나갈 수 있도록 끊임없이 노력해야 한다.

　이 시기는 성품벽돌 중에서 '기술'을 쌓을 수 있는 최적의 시기이다. 아이들이 공감의 기술, 자기주장의 기술, 자기절제의 기술, 인내의 기술, 관계의 기술, 결정의 기술을 발전해나갈 수 있도록 옆에서 도와주라. 그리고 모든 기회를 이용하여 아이들이 성장할 수 있도록 격려하라.

연인관계와 데이트를 두고 모 아니면 도라는 식으로 생각하는 건 올바르지 않다. 오늘날 자녀들은 다양한 형태의 연인관계를 갖는데, 개인적이고 비밀스러운 데이트를 할 경우 성적 경험으로 흐를 가능성이 크며, 성적 문제를 일으킬 가능성도 높다. 따라서 부모는 자녀가 건전한 관계를 맺을 수 있도록 자녀의 연령대에 따라 대략적인 기준을 세운 뒤에 어떤 것을 허락하고 찬성할 것인지를 자녀에게 미리 이야기해주어야 한다.

PART 04
만 12~17세, 치열한 성교육이 필요한 청소년기

"부모라면 십대 자녀들에게 찾아온 사랑이라는 감정을
그들이 어떻게 받아들이고 올바로 즐겨야 할지
꼭 가르쳐야 한다.

Chapter 12

이성과 데이트를 시작하는 십대 자녀들

"엄마, 더크 오빠가 나랑 축구 보면서 같이 놀자고 했어요. 오빠는 정말 멋있어요. 다른 남자친구들은 오빠가 음흉해 보인다고 함부로 말하는데, 난 그렇게 생각 안 해요. 가끔씩 아르바이트하느라고 학교를 결석하는 건 물론 잘못이죠. 하지만 자동차 할부금만 다 갚으면 아르바이트는 그만두고 학교에 착실히 다닌대요. 머리를 밀고 문신한 것도 별로이지만 뭐, 머리카락은 금방 자라잖아요. 교회에 안 다녀도 오빠는 무지 영적이에요. 나보다 다섯 살이나 많지만, 정신연령은 저랑 비슷해서 대화도 잘 통하고요. 오빠가 약속했어요. 나랑 데이트할 때는 담배도 피우지 않고, 술도 마시지 않겠다고요. 그러니까 엄마 데이트 다녀와도 되죠?"

이 말을 듣는 순간, 부모는 간담이 서늘해진다. 우리 자녀가 이렇게 말한다면 부모로서 어떤 말을 해주어야 할까? 데이트를 하는 십대 자녀들과 어떻게 대화를 나누어야 할까? 부모는 십대 자녀가 데이트를 하기 전 미리 연인관계의 규칙에 대해 충분히 설명해주어야 한다. 그렇다면 부모는 데이트를 준비하는 자녀에게 무엇을 도와주어야 할까?

- 부모는 자녀들의 관련성과 중요성의 욕구를 채우기 위해 오랫동안 건강하고 영적인 방법으로 자녀들을 도와야 한다. 십대 자녀가 부모와 하나님으로부터 깊은 사랑과 인정을 받고 있다고 느끼며 삶에 대한 확신과 하나님에 대한 믿음이 있는 상태라면, 연인관계를 맺어도 좋다. 그들은 자신이 무엇을 원하는지 잘 인식하고 있으며, 자신의 욕구를 올바른 방법으로 채울 만한 성숙함이 있다.
- 가정에서 자연스럽게 성도덕에 대한 강한 신념과 성생활에 대한 정보를 주는 사람은 바로 부모이다. 십대 자녀는 부모를 롤모델로 삼아 남성과 여성이 어떻게 사랑을 나누는지 배운다.
- 십대 자녀들은 생각의 키가 자란 만큼 올바른 가치에 대한 판단능력도 자란다. 그래서 자신을 훈육하는 부모의 말과 행동이 일치한다고 판단하면 그들은 부모가 이야기하는 순결, 용기, 자립, 순수함, 순종에 대해 받아들이며 따른다.
- 십대 자녀는 부모의 걱정과 달리 자신의 행동에 대해 많이 고민하고 잘 처

신하려고 노력하므로, 부모는 자녀를 초등학생 대하듯 하지 않아도 된다. 십대 자녀는 또래의 압박이 있어도 거절하고, 저항하고, 자신을 보호하고, 위기상황에 대처하고, 신념을 표현할 수 있을 만큼 성장했다. 부모는 이런 십대 자녀의 모습을 있는 그대로 인정하면서 자녀의 눈높이에 맞는 대화를 해야 한다.

- 십대 자녀를 가장 지지해주어야 할 사람이 바로 부모이다. 무한한 애정과 용기를 북돋워주는 동시에 적절한 규율과 한계도 제시해주어야 한다. 부모의 지지는 자녀들이 힘든 관계나 바람직하지 못한 상황에 놓여 있을 때 헤쳐 나올 수 있도록 도덕적인 힘을 발휘한다. 부모만큼 자신을 지지해주는 또래친구가 있다면 자녀는 더욱 잘 성장한다.

사랑과 연애 앞에 서 있는 십대를 받아들여야 할 때

연구결과에 따르면, 성인 중에 90%만이 결혼하며, 남녀의 평균 초혼연령이 20대 후반이라고 한다. 십대 자녀가 이성적인 감정에 이끌려서 처음으로 얼굴을 붉힌 이후로 실제 결혼하기까지는 10년 이상 더 걸리는 셈이다. 부모는 아이들이 하나님을 영광스럽게 하고, 하나님이 준비하신 최선의 것을 경험하기 위해서 현재의 연애감정과 연인관계에 대해 어떻게 행동해야 하는지를 영적이고, 긍정적이며, 장기적인 관점에서 도와주어야 한다. 십대 때 했던 행동이 앞으로 그들의 일생에 어떤 크고 작은 영향을 미칠 수 있는지

좋든 싫든 솔직하게 말해주어야 한다.

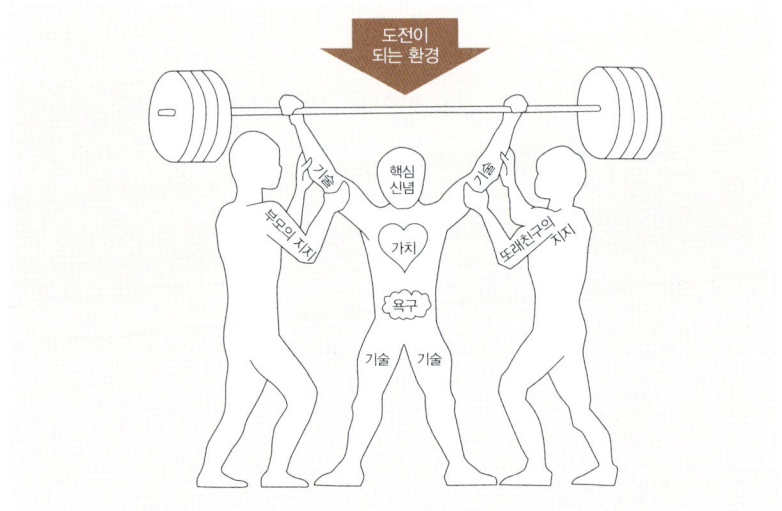

걱정되는 십대 자녀들의 데이트, 성경적 관점으로 접근하라

십대 자녀들의 데이트에 대해 긍정적인 관점을 지닌 부모가 있는가 하면, 부정적인 관점을 지닌 부모도 있다. 긍정적인 관점을 지닌 부모는 십대 자녀의 데이트가 하나님을 영광스럽게 하는 관계로 발전할 수 있다고 생각하는데, 부정적인 관점을 지닌 부모는 성인이 되지 않은 십대 자녀의 데이트는 그 자체로 부도덕하며 올바른 이성관계를 확립하는 데 혼란만 가져온다고 생각한다. 여러분은 어떤 관점을 가진 부모인가?

십대들의 데이트문화를 부도덕하게 보는 부모들은 정서적으로 친밀한 남녀관계는 근본적으로 결혼관계밖에 없다고 주장한다. 그들은 민수기 30장에 나오는 인물이 어떻게 결혼했는지 묘사하는 구절을 근거 삼아 십대들의 데이트가 얼마나 위험한지를 다음과 같이 이야기한다.

첫째, 미숙한 십대들은 사랑에 대한 환상 때문에 번갯불 같은 사랑에 쉽게 빠지는데, 이것은 진정한 사랑이 아니므로 가치가 없고, 결함투성이인 데다가 허무맹랑하다. 따라서 부부는 성경말씀에 따른 순종적인 삶을 살아야 한다.

둘째, 연인관계란 남녀가 결혼을 전제로 할 때에만 비로소 가능하며, 반드시 여자쪽 부모의 영적 권위와 감독 아래에서만 이루어져야 한다.

사실 많은 청소년이 '사랑은 낭만적인 거야.'라는 비현실적인 생각을 가지고 있기 때문에 결혼관계를 전제로 한 연인관계를 지지하는 사람들의 생각은 어느 정도 납득이 된다. 하지만 십대 자녀에게 갑자기 찾아온 사랑에 대해 부모가 그들만의 입장만 생각하고, 그 어떤 행동도 하지 않는다면 문제가 있다. 십대 자녀들은 부모의 생각과 상관없이 사랑에 빠지고 연인관계를 형성하는데, 이러한 현실은 고려하지 않은 채 부모의 이상적인 견해만 주장한다면 자녀들의 감정은 방치될 수밖에 없기 때문이다. 모든 연인관계가 결혼관계로 다 이어지지는 않으므로, 부모라면 십대 자녀들에게 찾아온 사랑이라는 감정을 그들이 어떻게 받아들이고 올바로 즐겨야 할지 꼭 가르쳐야 한다.

유명한 작가 루이스(C.S. Louis)는 사랑에 대해 다음과 같이 말했다.

'사랑에 빠지다.'와 구별되는 사랑은 단순한 감정이 아닌, 상대를 사랑하겠다는 의지이자 한결같은 습관이다.
그리스도인에게 사랑은 하나님이 주신 것이므로 나와 상대, 그리고 하나님과 연결된 깊은 연합과 같다. …(중략)… 그리고 '사랑에 빠지다.'는 서로에 대한 정절의 약속의 시작이지만, 그 약속을 지키게 하는 것은 '사랑'이다. '사랑'은 결혼생활을 움직이는 엔진과 같고, '사랑에 빠지다.'는 사랑의 기폭제이다.

데이트를 성관계를 위해 거쳐가는 문으로 인식하는 부모라면, 십대 자녀의 데이트가 너무나 아슬아슬하고 불건전하게만 보일 것이다. 문제는 십대 자녀가 이러한 부모의 생각을 본능적으로 감지한다는 데 있다. 그래서 십대 자녀는 부모 몰래 데이트를 하려고 하는데, 그러다 보면 부모는 자녀를 제대로 보호해줄 수 없는 환경에 처하고 만다. 부모의 사각지대에 놓인 자녀는 진지한 만남에 대한 고민은 하지 않고 데이트상대를 수없이 바꾸는 행동을 하게 될지도 모른다.

그러므로 데이트 자체를 반대하고 거부하는 부모의 태도는 성경적이라고 말할 수 없다. 무엇보다 부모는 자녀에게 데이트관계에 대한 성경적인 원칙을 가르쳐야 한다. 루이스의 말처럼 '사랑에 빠지다.'는 성경이 말하는 진정한 '사랑'의 기폭제가 된다는 것을 잊지 말아야 한다.

데이트를 준비하는 십대 자녀에게 가르쳐야 할 것들

오늘날 연애에 대한 청소년들의 생각은 옛날의 부모 세대와 달리 많이 변했다. 오늘날 청소년들은 무리를 지어 함께 행동하는 경향이 많고, 공개데이트를 거의 하지 않는다. 또 건전한 데이트 대신 남몰래 짝짓기를 하는 경우가 종종 있다.

짝짓기란 안정적인 남녀관계가 아닌, 성욕만을 채우는 가벼운 성관계를 말한다. 이처럼 데이트다운 데이트를 즐기기보다 짝짓기를 남녀관계의 최고봉인 것처럼 여기는 오늘날의 십대 자녀들을 위해 부모는 하나님을 영광스럽게 하는 아름다운 데이트가 무엇인지 데이트문화를 제시하여 가르쳐주어야 한다.

부모가 연인관계를 준비하거나 데이트를 앞둔 십대 자녀에게 가르쳐주어야 할 내용은 다음과 같다.

연애를 빨리 하는 게 좋은 것만은 아니란다   오늘날 결혼연령이 자꾸만 높아져간다. 연애에서 결혼까지 긴 시간이 걸리는 만큼, 결혼 전에 성관계를 맺을 확률이 높다. 이 말은 데이트를 일찍 시작하는 청소년일수록 그만큼 일찍 성관계를 맺을 가능성이 높다는 얘기도 된다. 특히 또래에 비해 조숙한 아이일수록 성관계를 맺을 위험에 많이 노출되며, 또래가 모두 연애를 하고 있다면, 그 영향을 받기 쉽다. 이런 현실 앞에서 부모는 연애를 빨리 하는 게 좋은 것만은 아니라고 가르쳐주고, 가능한 한 연애를 늦게 할 수 있도록 조언해야 한다.

성관계에 대한 거짓말이 많단다 안타깝게도 많은 십대의 데이트관계에는 거짓말이 난무한다. 연구결과에 따르면, 성관계를 맺고 싶어 하는 십대 남자아이들은 자신의 목적을 이루기 위해 여자친구에게 자신의 감정을 과장해서 말하곤 하는데, 그렇게 하는 것을 대수롭지 않게 여긴다고 한다. 또 예전의 성관계상대에 대해서도 부풀려서 이야기하는 경향이 있고, 에이즈나 성병에 대해서도 잘못된 지식을 가지고 있다고 한다. 그러므로 십대 자녀들에게 잘못되고 거짓된 성관계지식으로 불순한 목적을 이루려는 데이트상대는 믿음직하지 못하다는 것을 알려주고, 성관계라는 민감한 문제에 직면하면 남녀 모두가 솔직해지기 어려우므로 데이트상대의 감정적인 호소에 설득당하지 말라고 꼭 말해주어야 한다.

데이트강간을 조심해야 한단다 딸을 가진 부모라면 십대 딸들에게 데이트강간과 강제적 성관계에 대해 꼭 경고해주어야 한다. 이에 대해서는 뒤에서 좀 더 자세히 다루도록 하겠다.

남자와 여자의 관계, 비뚤게 보지 않도록 가르쳐라

질풍노도를 경험하고 있는 십대 청소년들, 부모는 그들과 대화할 때 그들이 그들만의 존재가치를 생각할 수 있게끔 노력해야 한다. 아이들은 또래와 어울리면서 또 여러 대중매체를 접하면서 본의 아니게 남녀관계에 대한 편협한 가치관에 빠질 수 있다. 이를테면 여자는 남자에게 매력적인 존재가 되어야 하며, 남자가 원하면 순결을 바칠 수도 있어야 한다는 것이다. 또 남자는 자신이 원하는 여자는 가질 수 있는 게 진짜 남자이며 여자를 지배하고 조종할 수 있어야 한다는 것이다. 이런 어처구니없는 잘못된 인식이 십대 자녀의 머릿속에 뿌리내리지 못하도록 부모는 끊임없이 그들의 존재가치에 대해 이야기해주어야 한다. 또 십대 때의 데이트관계를 완전히 분리하여 생각하지 말되, 그렇다고 해서 곧 결혼으로 이어진다는 생각도 안 하는 게 좋다고 말해주어야 한다. 물론 어릴 때의 친구와 결혼하는 일이 드문드문 일어나기도 하지만, 통계적으로 보면 거의 불가능한 일이기 때문이다. 또한 만 17세 이전에 결혼한 부부는 그 이후 연령대에 결혼한 부부보다 이혼할 가능성이 더 높다는 통계도 있으므로 진정한 사랑에 대한 최고 시험은 바로 '시간과 인내'라는 말을 기억하도록 이야기해주자.

이성친구에 대한 마음가짐을 준비시켜라

이성에 대한 관심이 드높은 십대 자녀들, 그들에게 이성이란 낯설고 부정적인 존재가 아닌 앞으로 죽을 때까지 맺어야 할 친숙하고 긍정적인 존재라는 기대를 심어주어야 한다. 이성관계를 어떻게 맺어야 그들에게 도움이 되는지와 연인관계로 발전한다면 어떤 점을 특별히 조심해야 하는지를 설명해주어야 한다.

십대들은 이성관계를 통해 좀 더 폭넓은 활동을 즐기고 다양한 사람들과 어울릴 수 있는 기회를 갖게 된다. 이성과 나누는 우정을 경험하고, 이성에 대해 많은 것을 배우게 된다. 좋은 결혼관계는 배우자와의 깊은 우정을 토대로 하는데, 십대들은 이성친구와의 관계를 맺음으로써 좋은 배우자로 성장할 기회를 갖게 된다.

이성관계뿐 아니라 또래관계도 균형 있게 맺을 수 있도록 가르쳐야 한다. 또래관계는 삶의 다양한 도전을 이겨내는 데 밑거름이 된다. 이처럼 자녀가 이성관계와 또래관계를 잘 맺는다면 힘든 상황이 닥쳐도 자신의 확신에 따라 행동할 것이다.

첫눈에 반한 사랑, 진정한 사랑의 차이를 터득하는 십대들

부모는 흔히 연인관계를 성적으로 친밀한 부분에만 집중한 나머지, 연인관계를 통해 맺는 정서적 관계를 무시하는 말과 행동으로 자녀들에게 상처를 주곤 한다.

> **성교육 제11원칙**
> 인생에서 가장 중요한 것은 성생활이 아니다.

사실 성생활은 인간의 욕구 가운데 가장 피상적인 부분만을 채워줄 뿐이다. 성생활은 우리 삶에서 아주 중요하고 하나님이 주신 아름다운 선물이지만, 그 자체로는 하나님을 사랑하고, 특별한 한 사람을 사랑하고, 그 사람과 하나가 될 수 있는 능력으로 향하는 이정표일 뿐이다. 우리는 불완전하게 만들어졌으며, 완전해지기 위해서는 하나님과의 연합, 그리고 다른 특별한 사람과의 연합이 반드시 필요하다. 이성친구에 대한 호기심이 생기거나 좋아하는 마음이 생기는 그때부터 자녀들은 진정한 자아에 대해 눈뜨기 시작한다. 이 자아는 하나님과 배우자와의 연합 안에서 휴식하기까지는 쉬지 않고 찾는 활동을 계속한다.

연합관계는 이성에 관심을 갖거나 사랑의 열병을 앓으면서 배우게 된다. 사랑에 빠지고 또 사랑을 잃기를 반복하면서 인간은 진정한 사랑을 경험한다. 십대는 진정한 사랑이 무엇인지 깨닫기 전에 여러 번에 걸쳐 많은 감정적인 기복을 경험하는데, '첫눈에 사랑에 빠진다는 것'이 환상에 가까운 일이라는 것도 차츰 배우게 된다. 처음에 십대들은 열병과 진실한 사랑을 구별하기 어려워한다. 그러나 시간이 지나면서 열병은 곧 식지만, 진정한 사랑은 상대방의 결점을 보아도 식지 않는다는 것을 경험한다. 진실한 관계는 시간이 흐른다고 해서 변하는 관계가 아니며, 성적으로도 인내할 수 있는 관계이다.

만 16세의 자녀가 느끼는 감정이 진정한 사랑이 아니라는 식으로 몰아붙여 아이들의 감정을 막는 우를 범하지 마라. 오히려 자녀가 사랑을 느끼는 것에 부모가 함께 기뻐하고, 그들이 경험하는 것이 진정한 사랑이라면, 두 사람의 관계가 천천히 발전할 수 있도록 성적 순결함과 인내를 가르침으로써 둘의 관계가 더 깊어지고 아름다워질 수 있게 격려해야 한다.

부모의 사랑이야기를 자녀에게 들려주라

이야기의 힘을 기억하는가? 부모의 이야기를 들려주는 것은 자녀에게 큰 도움이 된다. 실제 경험한 성공과 실패의 경험담을 나누라. 영원한 사랑일 거라고 믿었을 때의 열병의 힘이 어떠하였는지 말해주고, 애인의 이름을 연필로 적고 또 적었던 일을, 애인이 여러분의 이름을 불렀을 때 황홀해했던 경험을, 애인이 여러분을 보고 웃었을 때 짜릿했던 느낌을 솔직하게 이야기해보라. 그러다 연인관계가 깨져버렸을 때 죽을 것만큼 혼란스럽고 고통스러웠던 마음도 털어놔보라. 나아가 애인에게 배신당한 뒤 겪었던 수많은 고충, 몰래 좋아했던 사람에게 처음으로 데이트를 신청했을 때의 두려움, 좋아하지 않는 사람과의 데이트에서 느꼈던 지루함과 좌절감에 대해서도 이야기해보라. 좋아하는 감정에만 사로잡힌 채 상대의 결점은 보지 못하고 상대가 완벽하다고 과장해서 생각했던 일을 이야기해도 괜찮다. 부모가 겪은 사랑이야기들은 자녀가 이성에 대한 감정을 좀 더 명확하게 보게 하는 데 도움이 된다.

십대는 이성에게서 성적 매력을 느낄 때, 이 감정을 어떻게 다루는지를 배우면서 어떻게 하나님을 영광스럽게 하는지를 배울 수 있다. 자신이 좋아하는 누군가에게 성적 흥분을 느끼고, 키스하고 싶고, 만지거나 만져주길 바라고, 심지어 누군가와 성적으로 연합되기를 바라는 것은 정상적이고 좋은 반응이다. 그러나 아이들에게 알려주어야 한다. 그 감정대로 행동하지 않아도 된다는 것, 그 감정을 따라 행동하지 않아도 상처가 되지 않는다는 것, 영적인 관계라면 그 관계도 상처받지 않을 것이라는 것, 그리고 하나님은 그분의 법에 따라 성적 순결함을 지키기를 원하신다는 것을 말이다. 데이트관계는 하나님의 명령을 따르고, 그렇게 순종하고 순결을 지켰을 때 하나님이 얼마나 축복해주시는지를 경험하는 놀라운 장이 되며, 데이트는 미래배우자에 대한 사랑을 성장시킬 수 있는 기회가 된다.

연애와 데이트를 위한 지침

연인관계와 데이트를 두고 모 아니면 도라는 식으로 생각하는 건 올바르지 않다. 오늘날 자녀들은 다양한 형태의 연인관계를 갖는데, 개인적이고 비밀스러운 데이트를 할 경우 성적 경험으로 흐를 가능성이 크며, 성적 문제를 일으킬 가능성도 높다. 따라서 부모는 자녀가 건전한 관계를 맺을 수 있도록 자녀의 연령대에 따라 대략적인 기준을 세운 뒤에 어떤 것을 허락하고 찬성할 것인지를 자녀에게 미리 이야기해주어야 한다.

나이와 신뢰의 한계를 정하라

부모는 연인관계를 허락할 자녀 나이의 하한선을 마음에 새겨두는 것이 현명하다. 앞서 일찍 데이트를 시작하는 조숙한 아이들이 남들보다 일찍 성행위를 경험할 가능성이 높다고 말했다. 부모는 자녀와 함께 데이트를 시작할 수 있는 나이를 정하고, 성적 순결함을 지킬 수 있도록 많은 시간을 할애해서 가르쳐야 한다.

예를 들어, 만 13세의 조숙한 딸에게 남자아이가 적극적인 태도로 다가오더라도 부모가 정한 시기까지는 데이트해서는 안 된다고 확실히 말해야 한다. 그리고 자녀가 잘 지킬 수 있도록 부모가 뒷받침해주어야 한다. 한계만 강화하는 것으로는 불충분하므로 한계를 두되, 적절한 도움도 주어야 한다. 아이들은 한계만 정하고 도움을 주지 않는 부모를 잔인하다고 여긴다. 따라서 부모는 아이들의 욕구를 채워줄 다른 방법을 찾아주어야 한다.

몇 살쯤이 좋을까? 아이가 몇 살이 되면, 이성교제 중인 친구와 동아리활동이나 학교행사에 참가할 수 있는지 정해야 한다. 예를 들어, 부모는 만 14세 아들에게 "네가 사라와 시간을 보내고 싶다면, 청소년부에 초대하여 우리와 같이 예배에 참석하거나, 학교의 극문학 및 연극동아리에 가입하게 하는 건 어때? 그러면 서로에 대해 알아보는 좋은 시간이 될 것 같은데."라고 말해줄 수 있다.

우리 부부는 아이가 만 16세가 되기 전에는 둘만의 독립적인 데이트를 허락하지 않았다. 아이가 운전면허를 딸 수 있는 나이가 되었을 때, 데이트에 전적인 책임을 지고 다른 사람과 함께할 수 있다고 여겼다. 아이가 고등학생일 때에는 통금시간을 정해두어, 데이트를 하더라도 시간 안에 집에 돌아오게끔 했다. 아이들과 사이가 좋은 부모가 정당한 데이트규칙을 정하는 경우, 다른 가정에 비해 아이들이 성적 경험을 할 가능성이 적다는 사실을 기억하라. 또한 무조건 부모가 정해둔 규칙을 따르라고 아이들에게 강요하지 말고, 아이들과 속 깊은 대화를 먼저 하여, 아이들이 자식을 지켜주고자 하는 부모의 마음을 헤아리고 진심으로 규칙을 따를 수 있도록 해야 한다.

어디까지 신뢰하는지 말해야 할까? 데이트에 대한 지침을 정하는 부모는 신뢰문제, 즉 자녀로부터 "아빠, 저를 못 믿으세요?"라는 반문에 부딪힐 가능성이 있다. 만약 자녀를 믿는다면 그 사실을 솔직하게 말하되, 이것이 아이들의 모든 친구나 그들이 처할 모든 상황까지 신뢰한다는 것은 아님을 명백히 이야기하라. 의도는 좋았지만 감당할 수 없는 상황에 처했던 경험이 있다면, 그 이야기를 자녀에게 예로 들어주면 좋다.

내 아내 브레나는 이와 관련해서 끔찍하지만 교훈적인 경험을 했다. 만 16세에 한 대학 농구선수와 미팅을 했는데, 그는 순진한 브레나를 자신의 기숙사로 데려갔다. 그는 브레나가 성관계를 갖는 것에 동의해서 따라왔다고 확신했고, 그 상황에서 그녀는 강간당할 가능성이 컸다. 덩치 크고 힘센 그 남자에게 일말의 양심은 있었는지 다행히 그녀는 강간을 당하지는 않았다.

부모는 자신의 자녀를 어느 정도 신뢰하는지 솔직히 말해야 한다. 만약 여러분이 자녀를 신뢰하지 않는다면, 신뢰하지 않는다고 솔직하게 말해야 한다. 신뢰는 얻어지는 것이지, 요구한다고 줄 수 있는 것이 아니다. 자녀에게 자신들이 신뢰할 만하다는 것을 증명할 기회를 주라.

그리고 혹시나 자녀가 신뢰를 깨뜨렸을 때에는 모른 척하거나 못 본 척해서는 안 된다. 깨진 신뢰를 다시 회복하는 데에는 시간이 몹시 필요하며, 그 과정이 무척 고통스럽다는 사실을 알려주어야 한다.

십대 스스로 현명한 선택을 하도록 권고하라

부모는 십대 자녀가 데이트를 한다고 했을 때, 자녀에게 구체적인 계획과 지침을 설명하도록 해야 한다. 그냥 '재밌게 놀기'라고 말하는 것은 바람직하지 않다. 구체적인 장소와 구체적인 활동을 밝히도록 해야 한다.

부모가 자녀에게 무엇을 할지에 대해 꼼꼼히 계획하게 하는 것은 그들만의 비밀스러운 성적 경험을 방지하게끔 도와준다. 휴대 전화가 있으니까 언제든지 자녀와 연락이 가능할 거라는 환상은 버려라. 자녀와 통화가 가능하다고 해서, 자녀가 어디에 있는지 알 수 있는 것은 아니다.

자녀들이 데이트를 할 때 노골적인 성적 내용이 담긴 영화나 연극관람은 피하도록 주의를 주고, 활동의 종류에 따라 자녀 스스로 현명한 한계를 정해야 한다고 권고하라.

단정한 옷차림을 권하라

십대, 특히 여자라면 몸매가 드러나는 옷차림보다는 단정한 옷차림을 하도록 해야 한다. 옷차림에서부터 이성관계에 대한 자신의 도덕적 기준을 드러내도록 해야 한다.

친구를 잘 사귈 것을 권고하라

십대가 된 자녀에게 데이트상대를 신중하게 고르도록 말해줘야 한다. 상대의 친구를 보면 그 사람을 알 수 있다는 말이 있다.(잠언 13:20, 28:7, 29:3)

도덕적 기준을 명확히 하라

십대는 데이트상대에게 자신이 가진 도덕적 기준을 분명하고 확고하게 밝혀야 한다. 기준에 대한 어떠한 침해도 용납해서는 안 된다. 대부분의 부모는 이성관계에 대해서 여자아이보다 남자아이에게 관대한 편이다. 그러나 오늘날 성적으로 적극적인 여자아이들이 늘면서 많은 그리스도인 남자아이들이 어려움에 처해 있다. 십대 남자아이도 여자아이만큼이나 데이트가 가능한 시기, 데이트할 때의 규칙 등을 구체적으로 정해두고 지키게끔 해야 한다.

데이트 시 기도하라

부부가 함께 기도하는 것은 행복한 결혼생활을 하는 데 가장 좋은 변수 중 하나다. 그렇다면 자신이 좋아하는 사람들과 기도하면 얼마나 유익하겠는가?

그리스도인 십대들은 데이트 전후로 기도해야 한다. 우리 부부도 누군가의 도움을 받아 첫데이트 때부터 함께 기도했고, 그 이후로도 기도는 우리 두 사람에게 용기를 주고 우리를 인도하는 원천이 되었다.

빚졌다는 마음을 버려라

만약 남자아이가 데이트비용을 내고 있다면, 여자아이들은 남자아이에게 빚을 졌다고 느끼게 된다. 많은 남자아이는 이런 빚진 마음을 교묘히 이용하여 금전적 투자를 한 만큼 여자친구에게 다른 보상을 받으려고 한다. 그리고 남자친구가 데이트비용을 지불한 것에 대해 고마운 마음과 미안한 마음을 가지고 있는 여자아이는 남자친구의 성적 요구를 쉽사리 뿌리치지 못한다.

이런 문제를 해결할 수 있는 시작점은 자각이다. 부모는 자녀들에게 이런 현상에 대해 경고해주어야 한다. 타인에게 자신의 신체 부위를 이용하여 빚을 갚아서는 절대 안 되며 그럴 필요도 없다고 일러주어야 한다.

만약 데이트상대가 자신이 데이트비용을 지불한 만큼 보상받기를 원한다면, 아버지가 기쁘게 비용의 절반을 보상해줄 것이라고 말하게 해야 한다.

매우 위험한 상황을 벗어나게 하라

십대에게 매우 위험한 상황은 피하도록 권고해야 한다. 외진 곳에 주차한 뒤 차 안에 둘만 있는 것은 아주 위험하며, 집이나 아파트 안에 믿을 만한 성인이 없이 둘만 있는 것도 위험하다. 남성의 수가 여성의 수보다 월등히 많은 상황도 피해야 하며, 만약 이상한 분위기를 감지했다면 급히 그 자리를 빠져나와야 한다. 무엇보다도 가장 위험한 상황은 술을 마시고 마약을 하는 상황이다.

술과 마약에 대해 확고한 태도를 가져라

부모는 자녀가 술을 마시거나 마약을 하지 않는 관계에서 데이트를 허락한다는 기본자세를 취해야 한다. 술과 마약은 그 자체로도 문제가 되지만, 많은 연구결과에 따르면, 술을 마시거나 마약을 하는 아이들은 성적 시도를 할 가능성도 높다고 한다. 그런데도 술을 마시거나 마약을 하는 십대들은 자신들의 행위가 얼마나 위험한지 제대로 자각하지 못한다.

내 자녀를 지키는 순결서약

금욕을 권장하는 많은 교회와 학교에서 주최하는 성교육 프로그램은 자녀에게 '순결서약'을 하도록 권유한다. 순결서약은 성생활과 도덕성에 대해 토론한 뒤, 자녀가 하나님과 부모 앞에서 결혼 전까지 성적 순결을 지키겠다는 서약, 즉 엄숙한 선서나 약속을 하는 것이다. 자녀가 순결서약에 동의하면, 부모는 약속의 징표로 반지나 목걸이를 자녀에게 준다. 순결서약의 장점에 대해 살펴보자.

- 순결서약에 동의하기 위해 소리를 내어 답을 하거나, 손을 들거나, 앞으로 나아가는 등의 행위는 하나님이 원하시는 삶을 살겠다는 믿음의 발걸음을 떼는 것이다. 공개적으로 순결서약은 자녀가 더욱 확신을 가지고 살 수 있게 한다.
- 오늘날 사회에서 가장 유해한 반기독교적 메시지는, 성관계가 오직 사적인 의미와 사적인 중요성을 가진 사적인 결정이라는 것이다. 현실은 정반대이다. 우리 아이들의 성생활에 대한 선택은 그들 삶과 관련된 다른 모든 선택과 밀접하게 얽혀 있다. 그들이 성욕을 어떻게 표현하는가는 그들의 공적이고 사적인 성품과 모두 연결되어 있다. 따라서 그리스도인 청소년들에게 하나님께서 말씀하시는 성적 도덕 기준에 대해 공개서약을 하게 하는 것은 올바른 것이다.

그러나 순결서약이 지닌 내재적인 문제 또한 있다.

- 순결서약만을 믿고 부모와 자녀가 올바른 성생활에 대해 진지한 대화를 나누지 않을 가능성이 있다. 순결서약 이전에 부모와의 대화는 아주 중요한데, 순결서약만이 강조되는 내재적인 문제가 있다.

- 순결서약이 인위적이고 고압적인 방법으로 진행될 위험이 있다. 서약할 마음의 준비가 덜 된 십대 청소년들은 마치 서약을 강요받은 느낌을 받을 수 있다. 이런 경우 화를 내며 서약 자체를 거부하는 자녀도 있고, 서약했더라도 자신이 하나님과 부모에게 거짓말하고 있으며 마음에도 없는 약속을 했다고 죄책감을 느끼는 자녀도 있다. 따라서 부모가 자녀와 좀 더 시간을 가지고 대화를 나누어보아야 한다.

최근에 널리 논의되는 과학적 연구는 놀랍게도 순결서약의 강점과 약점을 성교육 효과의 한 부분으로 제시하고 있다. 연구가들은 대부분 교회활동의 하나로 순결, 즉 처녀성 서약을 한 주요 소집단을 포함하여 많은 청소년을 연구조사하였다. 그들이 발견한 것은 아래와 같다.

- 순결서약을 한 십대는 모든 연령에서 또래보다 34% 정도 성적으로 비활동적이었다.

- 성적으로 금욕적인 아이들이 그렇지 않은 아이들보다 정서적·행동적 평가에서 뛰어났다.
- 순결서약을 어긴 십대가 부정적인 감정을 경험하게 될 것이라는 우려가 있었지만 실제 순결서약을 하지 않고 성적 경험한 십대보다 더 좋지 않은 감정을 경험한 것은 아니었다.
- 너무 많은 사람 앞이거나 아무도 없이 혼자인 곳에서 순결서약을 하는 것은 별로 효과적이지 않고 그 효과는 감소된다.
- 순결서약을 하고 깨는 사람도 있는데, 그럴 때는 첫 성교 시 피임할 확률이 순결서약을 하지 않은 사람보다 33%나 낮다. 순결서약을 했지만 나중에 깨는 사람들은 자신이 성적 실험을 하려 한다는 것을 인정하려들지 않으므로 위험한 성관계를 가질 가능성이 더 높다. 금욕적 성교육에 대한 비판적 견해를 지닌 사람들은 이 부분에서 크게 힘을 얻고 있다.

순결서약의 장단점을 살펴보았다. 우려할 점도 분명 있기는 하지만, 순결서약이 지닌 장점이 많으므로 부모는 자녀들과 서약에 관한 대화를 충분히 나누는 게 아주 큰 도움이 될 것이다. 무엇보다 순결서약을 위한 대화는 아래 조건이 충족이 되었을 때 이루어져야 함을 잊지 말자.

- 그동안 부모가 자녀와 함께 성생활의 영적·도덕적·관계적·육체적 양상에 대해 터놓고 대화해왔다.

- 자녀가 부모의 종교적 소망에 대한 수동적인 순종에서 벗어나, 그리스도인 신앙에 대한 진실한 개인적 헌신을 고백한다.
- 자녀가 순결서약에 대해 주저하거나 애매모호한 태도를 보인다면 부모는 언제든지 그만둘 마음의 준비가 되어 있다.

순결서약을 위한 대화에서 부모는 아이들이 서약을 강요받는다고 느끼지 않도록 조심해야 한다. 부모로서 네가 순결서약하기를 희망한다고 말하되, 결정권은 너 자신에게 있으며, 지금 당장 서약하기를 원하는 것은 아니라는 점을 분명히 밝혀야 한다. 이 서약은 부모와 자녀 간의 서약이 아니라, 하나님과 자녀 간의 서약임을 설명해주고, 적어도 이틀 동안은 서약의 중요성에 대해 기도하고, 생각해보고, 그러고 나서 하나님께 서약할 것인지 결정하라고 말하라.

서약대화는 성적 순결이 왜 자녀의 삶에 대한 하나님의 뜻이라고 생각하는지 간단히 얘기하면서 시작하라. 성생활에 대한 주요 가르침을 반복하는 것은 필수이다. 하나님이 왜 순결하기를 원하시는지에 대한 여러분의 생각을 말하라. 다른 사람들이 성관계를 강요하기 위해 사용하는 논쟁 및 아이들이 사람들과 어울리고자 할 때 느끼는 압박감을 상기시켜주면서, 순결한 삶을 살고자 할 때 부딪히게 될 갈등에 대해 이야기하라. 부모는 성의 육체적·정서적·관계적·영적인 양상에 대한 자녀의 질문에 대답해줄 혹은 대답을 찾아주려는 준비가 되어 있어야 한다.

다음은 순결서약 대화의 예이다.

베스, 너에게 항상 말했지. 네가 결혼을 위해 성적 순결을 지키는 것은 하나님의 뜻이라고. 성생활은 모든 사람에게 중요한 삶의 부분이란다. 너는 어느새 청소년이 되었고, 월경을 시작해서 성관계를 맺고 임신할 수도 있단다. 아마도 앞으로 몇 년 간 남자아이들과의 데이트에 대해 관심을 많이 갖게 될 거야. 어떤 삶을 살아갈 건지 결정해야 할 시기가 오는 거란다.

우리는 네가 언젠가 누군가와 성관계를 맺을 때, 그 일이 우연히 일어나는 사고는 아닐 거라 믿어. 그건 결정이지. 세상은 네게 성관계는 단순히 즐기는 거라고 말할지도 몰라. 또 사람들과 어울리려면 성관계를 해야 한다고 할 거야. 하지만 하나님의 생각은 다르단다. 하나님은 그분의 영광을 위해, 네 미래 결혼관계를 위해, 네 자신의 안전과 행복을 위해 네가 순결하기를 원하신단다.

네가 성적으로 어떤 삶을 살지 결정하기를 바란다. 그리고 네가 하나님과 또 몇몇 존경하는 다른 사람들 앞에서 서약, 즉 약속을 했으면 좋겠어. 그렇지만 지금 당장 결정하고 서약하라는 건 아니야. 충동적으로 하기에는 너무 중요한 일이니까. 네가 성관계에 대해 어떤 믿음을 갖고 있고 네 삶을 어떻게 살고 싶은지 앞으로 이틀 동안 기도하고 생각해보렴. 그다음에 네가 결정한 것을 토대로 서약하는 게 좋을 것 같아. 이 문제로 너를 닦달하고 싶지 않아. 만약 네가 서약하지 않겠다면 그 의견도 존중할 거야. 그렇지만 데이트 중에, 혹은 남자친구 집에서 성적으로 어떤 삶을 결정하기에는 너무 늦단다. 어떤 결정을 하든 그 결정이 앞으로 영원히 네 삶을 이루게 될 거란다. 네가 올바른 결정을 할 수 있도록 기도할게.

이런 과정은 아이가 자신의 서약을 내면화하고, 서약의 효과를 극대화하도록 도와줄 것이다.

데이트강간

십대 자녀의 삶에서 일어나는 놀라운 발달 중에서 긍정적인 내용도 있지만 잠재적 문제, 즉 부정적인 내용도 있다. 특히 자녀가 딸인 경우 또래 남자아이들과 더욱 독립적인 관계로 발전해갈 때, 여기서 언급하는 현실에 대해 아이와 논의해야 한다.

데이트강간에 맞서기

많은 강간사건이 우리가 상상하는 방식, 예를 들어 전혀 모르는 낯선 사람이 무기를 들고 난폭하게 덤벼든다든지 하는 방식으로 일어나지 않는다. 대부분의 강간사건은 피해자가 강간범을 알고 있는 관계, 즉 면식범에 의해 발생한다.

사실 데이트강간 빈도에 대한 수치는 정확하지 않다. 연인관계에서 벌어진 강간사건은 피해자가 신고할 확률도 낮고, 강간인지 명확하게 정의 내리기도 어렵기 때문이다. 여대생을 상대로 한 조사를 보면, 데이트강간은 낮게는 여성의 3~4%, 높게는 15~20%로 발생한다고 한다.

부모는 아이들을 위해서 데이트강간을 방지하기 위한 수단을 강구해야 한다. 먼저 딸이 남자의 성욕과 인간본성에 대해 올바르게 이해할 수 있도록 도와줘야 한다. 다시 말하지만, 데이트강간이 갑작스런 폭행으로 일어난다고 생각하면 안 된다. 데이트강간은 오히려 설득, 회유, 협박, 폭력, 마약을 통해서 빈번히 발생한다. 부모는 남자의 성적 충동은 통제 불가능한 것이 아니라고, 데이트 상대의 욕구를 채워주기 위해 거기에 있는 것이 아니라고, 순결을 지키고 성관계를 거부한다고 해서 그에게 해를 끼치는 것이 아니라고, 딸에게 분명히 가르쳐야 한다. 최악의 경우 남자는, 아니 우리 모두는 아주 이기적이고 잔인한 행동을 할 수 있으므로, 그런 상황에서는 가능한 한 딸에게 영적인 용기와 힘을 발휘해 악한 것이 발생하는 것을 방지해야 한다고 일러주어야 한다.

분명하게 말하라 데이트강간을 막기 위해 여성이 제일 처음 취해야 할 행동은 자신의 성적 한계선과 기준을 상대에게 분명히 밝히는 것이다. 여성은 온 힘과 마음으로 거절할 준비가 되어 있어야 한다. 경찰을 부를 수도 있다고 단호하게 말하면서 상대방의 압력에 강하게 대항해야 한다. 말이 통하지 않으면 물리적으로 싸울 준비가 되어 있어야 한다. 물론 강간범이 치명적인 무기를 든 낯선 사람이라면, 물리적 저항을 권하지 않는다. 하지만 데이트강간인 경우 여성은 상대의 눈을 가격하거나 찌르거나 또는 손가락을 부러뜨려서 상대를 물러서게 해야 한다. 물론 상대에게 얻어맞을까 봐 두려운 마음이 들겠지만, 한두 대 정도 맞는 고통은 강간당한 뒤의 정서적·육체적 고통보다는 훨씬 더 빨리 사라진다. 가까운 곳에 사람이 있다면, "불이야!"라고 소리쳐야 하고, 근처에 사람이 아무도 없다면, "손대기만 해봐. 나는 끝까지 싸울 거고 넌 감옥에 가게 될 거야!"라고 소리쳐야 한다.

위험을 감지하라 데이트강간을 방지하기 위해서, 여성은 자신이 위험한 상황에 처했음을 인식할 수 있어야 한다. 또 본능을 신뢰하고, 위험한 상황에서 벗어나기 위해 결단력 있게 행동해야 한다. 데이트강간의 가해자는 함께 있는 여성이 소외되고, 가난하며, 누구에게도 도움을 받지 못할 것이라고 판단하면 여성의 동의 없이 성관계를 맺어도 문제없다고 여긴다. 그러므로 부모가 관여하고 있으며, 곁에서 언제든 도와줄 준비를 하고 있다는 사실을 딸의 데이트상대에게 밝히는 게 좋다. 그 방법은 간단하다. 남자친구가 딸을 데리러 집에 왔을 때, 그 아이의 얼굴을 보고 때론 아주 강하게 악수하는 것이다. 그러면 남자친구는 여자친구의 아버지가 곁에 있다고 인식하고는 함부로 대하지 않게 된다.

데이트강간의 희생자가 된 여성들은 종종 순진하고 연약한 사람으로 비친다. 어느 누구에게도 우리 딸들이 순진하게 여겨지지 않도록 딸을 가르쳐야 한다. 부모는 딸에게 자신이 정해놓은 경계선

안에서 행동하고, 어디에서든지 자신을 보호할 것을 당부해야 한다. 그것으로 자녀가 피해자가 될 가능성은 훨씬 줄어들 것이다.

예측 가능한 상황을 인지하라 여성에 대해 지배적이고 공격적인 태도를 가진 남성이나, 데이트할 때 술을 마시거나 마약을 하는 남성은 데이트강간을 범할 가능성이 높다. 여성들은 데이트할 남성의 학교평판에 주의를 기울여야 한다. 남들에게 존경받고 있으며 예의 바르고 착실한지 주의 깊게 관찰하는 등 데이트를 신청한 사람에 대해 관심을 두고 살펴야 한다. 또한 위험한 청소년과 가까워져서는 안 되며, 만약 술을 마시거나 마약을 하는 상황이 벌어졌다면 가급적 빨리 그 자리에서 빠져나와야 한다. 위험한 상황이 닥치면 자신을 구해줄 부모와 가장 먼저 전화통화를 하도록 일러주어야 한다.

데이트강간은 우연히 발생하는 경우가 많다. 다른 상황에서라면 강간할 엄두를 내지 못했을 몇몇 남자들도 성관계를 강요할 수 있는 기회를 얻는다면 절대 놓치지 않으려고 하기 때문이다. 그러므로 사전에 여성청소년들은 위험신호와 고위험상황을 인지할 수 있도록 미리 훈련해두어야 한다. 남성이 강간을 저지를 만한 상황으로부터 가급적 멀리 떨어져야 한다. 즉, 고립된 장소나 신뢰할 수 없고 탈출로가 없는 곳에는 가까이 가면 안 된다.

지난 20년 동안 다양한 약물사용이 늘면서 강간사건 또한 늘고 있다. 여성들은 이런 일이 빈번히 발생한다는 사실을 인지하고, 의

심스러운 음료 등은 약물일 수 있으니 신중하게 생각하여 마시지 않도록 해야 한다.

내 딸이 데이트강간을 당했어요!

부모가 맨 먼저 주의해야 할 점은 딸의 안전이다. 딸의 육체적·감정적 욕구에 대해 즉각적인 주의를 기울여라. 또 다른 피해자가 나오지 않도록 딸을 범한 남자의 처벌에 대해서도 고려해야 한다. 경찰에 강간신고를 하고 나서 수사를 하는 몇 시간 동안 여성은 고통스러운 대가를 치러야 한다. 하지만 범죄를 신고하고 기소하는 단계를 밟는 동안 피해자라는 생각에서 자연스레 벗어날 수 있기 때문에, 신고를 해서 겪는 단기간의 불편과 고심은 그만한 가치가 있다.

증거를 보관하고 감염을 예방하라 부득이하게 강간을 당했을 때는 다음과 같이 행동하는 게 최선이다. 일단 강간범을 기소할 증거를 확보하기 위해 피해를 입은 여성은 어떤 식으로든 씻거나 닦으면 안 된다. 당사자 혹은 부모는 경찰에 신고하고, 의료시설이나 병원응급실에서 경찰면담을 받은 뒤 고소여부를 결정해야 한다. 고소할 생각이 없다고 해서 경찰면담을 건너뛰어서는 안 된다. 경찰과 면담하지 않고 나중에 고소를 결정하면, 가해자가 유죄판결을 받기가 훨씬 어려워지기 때문이다. 병원이나 응급실에서 철저한 신체검사를 받아 담당의사가 나중에 증거로 제시할 건강진단

샘플을 확보할 수 있도록 해야 한다. 피해자는 의사나 경찰의 질문에 가능한 한 솔직하게 대답해야 하며, 강간으로 인한 에이즈나 다른 성병감염을 막고자 전문의료진에게 효과적인 의약품에 대해서도 조언을 받아야 한다.

전적으로 자녀의 편이 되어주라 부모는 딸의 편에 서서 적극 지지해주면서, 집요하고 불쾌하며 부적절한 질문으로부터 딸을 보호해야 한다. 강간으로 인해 임신할 수도 있으므로 수정란의 착상을 막기 위해서 '사후피임약'을 처방받아야 하는데, 사후피임약 사용 여부를 두고 딸과 부모는 괴롭고도 중요한 도덕적 결정을 해야 할지도 모른다. 사후피임약은 성교 후 72시간 이내에 복용하면 되지만, 복용이 빠르면 빠를수록 효과가 크다. 그리고 정기적으로 성병, 특히 에이즈감염검사를 받아야 한다는 것을 기억하라. 강간담당 팀이나 상담전문가의 지원을 적극 받아야 하며, 무엇보다 혼란의 시기에 하나님의 도우심을 받을 수 있도록 기도하라.

Chapter 13

자위행위 및 애무에 대한 도덕적 식별력 기르기

"아빠, 데이트할 때 남자친구와 키스 정도는 해도 괜찮죠?", "걔가 '잘 자.' 하고 키스하면 어떻게 해요? 그냥 키스만 하는 건데 괜찮지 않나요?", "진지하게 사귈 때는 여자친구 가슴을 만져도 돼요?", "엄마, 구강성교가 뭐예요? 친구가 그러는데 남자애들이 그걸 진짜 좋아한대요. 또 구강성교를 해도 순결을 잃지 않으니까 해도 괜찮대요.", "엄마, 스킨십을 어디까지 해도 돼요?", "자위해도 돼요? 직접 성관계를 하는 건 아니니까 괜찮지 않아요?"

부모는 자녀와 대화를 통해 이성친구와의 데이트에 대한 나름의 규칙을 정했을 것이다. 그리고 자녀는 하나님이 주신 성적 본능에 따라 각 인간에게는 강력한 성적 욕구가 존재한다는 사실을 부모로부터 들었을 것이다. 그렇다면 성관계까지는 아니더라도 어느 선까지의 애무는 가능한 것일까? 그리고 자위행위에 대해서는 어떤 입장을 취해야 할까?

성경은 이 두 문제에 대해 직접적인 답을 알려주지 않는다. 고대시대에는 오늘날의 데이트문화가 존재하지 않았다. 고대시대에는 대개 집안에서 정해준 상대와 결혼했으며, 일찍 결혼하는 편이었다. 평균적으로 사춘기에 근접한 나이에 결혼했기 때문에 결혼 전의 성적 욕구를 해결하기 위한 고민을 할 필요가 없었다. 마차의 뒷좌석이나 아무도 없는 집에서 비밀스럽게 애무할 이유가 없었다.

오늘날의 데이트문화는 어쩌면 성경시대의 부모들에게는 놀라운 일일지도 모른다. 이런 까닭에 성경은 애무에 대해 침묵하고, 자위에 대해서도 직접적인 언급을 하고 있지 않다. 어린 나이에 결혼해서 함께 성생활을 경험하며 성장하는 부부에게 이것은 그리 큰 문제는 아니었을 것이다.

애무와 자위에 대한 도덕과 현실에 대해 아이들에게 언제 이야기해야 할까? 우리 아이들은 어릴 때부터 다양한 성적 상황과 유혹에 노출된다. 그리고 평균적으로 십대의 25%가 만 15세에 성관계를 가진다고 한다. 따라서 아이들이 직면할 도전을 다룰 수 있게 준비시키려면, 만 11~13세에 자위와 유사성행위에 대해 알려주는 게 좋다.

성행위에 대한 도덕적 기준 정하기

성경에서 언급한 것과 언급하지 않은 것에 대해 명확하게 하는 노력이 필요하다. 성경은 어떤 행동에 대해서는 분명히 유죄판결을 내리는 반면 어떤 행동에 대해서는 권고하거나 찬성하고 있다. 성경이 성적 행위를 권하거나 찬성한다는 것이 의외라고 여길지 모른다. 먼저 다음을 살펴보자.

하나님이 허락하는 성적 행위

성경은 다음 두 가지의 성적 행위에 대해서는 찬성하거나 강하게 긍정적인 표현을 한다. 첫째, 부부간 성적 친밀감이다. 히브리서(13:4)에는 "모두 혼인을 귀하게 여겨야 하고, 잠자리를 더럽히지 말아야 합니다. 음란한 자와 간음하는 자는 하나님의 심판을 받을 것입니다."라고 말한다. 결혼한 남편과 아내와의 성관계는 순수하지만, 혼외의 성적 친밀감은 부부관계를 침해하므로 깨끗하지 못하다. 즉, 부부관계는 하나님이 명령하시고 축복하신 관계이다. 고린도전서(7:3~5)에서, 사도바울은 배우자는 결혼관계 내에서 서로의 성적 욕구를 채워줘야 한다는 지상명령을 내린다. 그는 결혼을 성적인 유혹으로부터 우리를 보호하고, 욕구를 채워주는 힘이 되는 관계로 보여준 현실주의적 영웅이다.

둘째, 외적인 성적 표현을 금하는 독신생활이다. 바울은 독신생활에 만족하고 성적인 유혹을 받지 않는 신자들은 온 마음과 힘을 다해 왕국을 섬기는 데 헌신하도록 계속 독신으로 살라고 권고한다.(고전 6~7장) 그는 독신생활에 대한 주님의 가르침(마 19:12)과 실제 삶이 일치한 예를 보여주었다.

하나님이 죄로 인식하는 성적 행위

하나님의 뜻을 어기는 모습은 흥미롭게도 인간의 창의성 덕에 아주 다양해졌다. 그래서 하나님이 죄로 인식하는 성적 행위 목록도 무척 많아졌다.

- 결혼한 사람이 배우자 외의 사람과 성관계를 맺는 간음은 십계명(출 20:14), 간통은 사도행전(15:29), 고린도후서(12:21), 갈라디아서(5:19) 등 많은 구절에서 죄라고 한다.
- 근친상간은 레위기(18:6~18, 20:11~22) 등의 구절에서 죄라고 한다.
- 강간은 신명기(22:23~30)에서 죄라고 한다.
- 동성애적 성관계는 레위기(18:22, 20:13), 신명기(23:18), 로마서(1:26~27, 이 구절이 유일하게 여성의 동성애에 대해 언급한 구절임을 주목하라.), 고린도전서(6:9)에서 죄라고 한다.
- 동물과 성관계를 맺는 수간은 레위기(20:15~16)에서 죄라고 한다.
- 남녀가 의도적으로 이성을 모방하는 복장도착은 신명기(22:5)에서 죄라고 한다.

- 월경 기간 동안 여자가 남편과 성관계를 갖는 것은 깨끗하지 않으므로 레위기(18:19)에서 죄라고 한다. 그러나 오늘날 목사들 대부분은 이 구절을 유대인의 의식상 규례로 여기며, 그리스도인들이 순종해야 할 의무사항은 아니라고 본다.
- 음욕은 마태복음(5:28)에서 죄라고 한다.

하나님이 죄로 인식하는 대부분의 성적 행위는 쉽고 분명하게 이해가 된다. 하지만 음행과 음욕에 대한 의미는 조금 불확실하다. 그리스어 포니아(Porneia)는 '음행'으로 해석되며 동의어는 '간통'이다. 성경학자들은 이 용어에 대해서는 혼전성관계 같은 모든 혼외 성관계를 의미한다는 것에 동의한다. 하지만 그 이상의 의미가 있다는 데 동의하는가? 포니아는 고린도후서(12:21), 갈라디아서(5:19) 그리고 다른 성경구절의 '음탕함'과 '음란한 것'과 연관이 있다. 이로 인해 모든 애무와 자위는 포니아, 즉 음행의 예라는 해석이 가능해진다. 그렇지만 그 단어가 실제로 그런 행위를 포함하는 것이 었는지는 확실하지 않다. 그리고 만약 애무가 포함된다면 키스하는 것부터 구강성교까지 모든 것을 포함하는가?

음욕 또한 정확하게 정의 내리기 어렵다. 마태복음(5:28)에서 예수님은 "그러나 나는 너희에게 말한다. 여자를 보고 음욕을 품는 사람은, 누구나 이미 마음으로 그 여자와 간음한 것이다."라고 말씀하셨다. 음욕을 정의할 때 타인에게서 성적 매력을 느끼는 것을 모조리 음욕이라는 식의 극단적인 해석을 내려서는 안 되지만, 그렇다고 구체적인 행동으로 옮기지 않는 한 마음속으로는 어떠한 상상도 가능하다는 식으로 여겨서도 안 된다.

이런 도덕적 딜레마에 대한 정확한 답이 우리에겐 없지만, 성생활에 대한 하나님의 뜻에 가까이 가고자 할 때 해답을 얻을 수 있다. 하나님은 우리가 순결한 삶을 살기를 원하시고, 그분의 뜻에 따른 성생활을 누리기를 원하신다. 그리고 남편과 아내가 제3자가 아닌 서로에게 열정적이기를 원하신다. 미혼자는 순결하게, 즉 부도덕한 행동이나 생각으로 타오르지 않는 성적으로 깨끗한 삶을 살기를 바라신다. 모든 행동과 생각은 하나님을 영광스럽게 해야 하고 그분의 눈에 기쁜 것이어야 한다.

애무의 도덕성 논하기

애무에 대해 자녀에게 어떻게 가르쳐야 할까? 하나님은 애무를 어떻게 생각하실까? 남자가 여자의 가슴을 만지는 것이 명백한 죄인가? 하나님은 서로를 거의 알지 못하는 상태의 만 13세 남녀와 결혼을 한 달 앞둔 20대 초반의 남녀를 똑같은 시선으로 보실까? 만약 그것이 죄라고 한다면, 그 주장을 정당화하는 근거는 무엇인가? 만약 죄가 아니라고 한다면, 그 근거는 무엇인가? 하나님은 두 사람이 결혼 전에 어떤 식으로 육체적인 표현을 해야 한다고 생각하실까?

성관계는 데이트하는 사람들에게는 금지된 것이라는 관점에서 이를 바라보자. 성적 연합이 결혼관계 내의 아름다운 선물이라는 점을 생각해야 한다. 그러면 그 선물을 지키도록 노력해서, 결혼할 때 성적 연합에 대한 하나님의 계획을 깨닫고 충만한 기쁨을 경험할 수 있다.

이것을 아이들에게 어떻게 말해야 할까? 부모로서 남녀가 성관계를 갖지 않고 서로에게 행할 수 있는 육체적인 행위의 범위가 어디까지인지 생각해보자. 진정 데이트관계에 있는 십대가 하나님을 영광스럽게 할 수 있는 육체적 표현의 선이 무엇이라고 생각하는가? 그 기준을 정하는 데 앞서 다음 내용을 보며 마음속으로 그 한계선을 정해보라.

욕구를 인정하라

십대가 느끼는 성적 욕구, 사랑하는 관계에서 그 욕구를 표현하고자 하는 욕구 또한 기본적으로 선하다는 것을 인정해야 한다. 이것은 부모에게는 상당히 어려운 일이다. 왜냐하면 사랑스럽고 순진한 아이들이 성적 존재로서 성인기에 접어드는 것을 인정해야 하기 때문이다. 부모든 자녀든 상관없이 우리 모두는 사랑과 애정을 느끼는 누군가와 육체적으로 가까워지고 친밀해지고 싶어 한다. 하나님이 그렇게 만드셨다. 부모는 자녀에게 그런 성감을 기대하고 또 그런 것을 느끼는 것에 기뻐하라고 얘기해주어야 한다. 성감과 욕구에 대해 얘기할 때, 우리의 태도는 기본적으로 긍정적이어야 한다.

선과 악을 구별하는 법을 가르쳐라

모든 성적 욕구가 다 선한 것은 아니다. 대부분의 성적 욕구는 약탈적이고, 어리석고, 이기적이고, 쾌락적이고, 위선적이고, 정직하지 않다. 이처럼 좋지 않은 성적 욕구에 대해 아이들에게 경고하여 아이들이 선과 악을 구별하여 바람직하게 행동하게끔 해야 한다. 때로 아이들은 상대의 모습 그대로를 좋아하는 것이 아니라 상대의 특정 신체부위만을 좋아하고 있을지도 모른다. 또 상대를 사랑하지 않는데도 열렬히 사랑한다고 거짓말하며 자신의 무료함이나 외로움을 달래려고 하는 것일지도 모른다. 이처럼 자신의 만족을 위해서 다른 사람을 이용하는 것이야말로 악한 마음이다.

부모는 아이들이 성감을 선과 악, 진정한 애정과 죄 된 음욕의 불순한 혼합물이라는 것을 이해하도록 도와줘야 한다. 감정은 하나님이 주신 선물이기도 하지만, 죄의 유혹에 빠지게도 하는 것임을 설명해주자.

올바른 질문을 하게 하라

"무슨 행동까지 허락되나요?"라는 질문이 잘못되었다는 것을 아이들이 깨닫게 해야 한다. 올바른 질문은 "내가 어떤 선택을 하면 내 몸으로 어떻게 하나님을 영광스럽게 할 수 있을까요?"이다.

성적 표현을 자제해도 아무도 상처받지 않는다

성적 표현을 자제해도 아무도 상처받지 않는다는 사실을 가르쳐라. 서로 사랑하는 관계라도 결혼한 상태가 아니므로 십대들은 성감에 따라 행동해서는 안 되며, 성적 표현을 자제해야 한다. 결혼 관계 속의 성적 표현은 하나님이 주신 축복이지만, 혼외관계에서 되레 지나친 육체적 표현은 서로에게 상처를 준다.

물론 성적 욕구를 충족하지 못하면 좌절감을 맛보기도 하고 힘들 테지만, 하나님은 결혼한 상대를 사랑하기 위해 인내한 것을 높이 평가하신다. 또 그 좌절감은 혼외성관계가 낳을 수 있는 임신과 성병감염이라는 무서운 결과를 막아주는 방패막이 되기도 한다는 점을 꼭 기억하자.

판단을 분명히 하라

육체적인 애정표현은 상대의 진정한 성품 및 그 관계의 진정한 모습을 파악하기 어렵게 한다는 것을 인지하라. 육체적인 애정표현의 수위가 어느 정도이든 상관없이 성적 매력에 강하게 사로잡히면, 판단력이 흐려져서 관계의 실체를 파악하는 데 어려움을 겪는다.

한계를 확고하게 정하라

부모는 자녀가 성적인 영역에서 이런저런 것은 지켜주었으면 하는 부분에 대해 확고한 한계선을 정해야 한다. 심사숙고하여 기도한 뒤 자녀에게 그 한계를 정한 이유를 하나님의 뜻에 합당하게 설명하고 제안하라.

더 깊은 성적 행위가 진행되지 않게 가르쳐라

아이들 스스로가 정한 확고한 한계에 대해 개인적인 약속을 하기를 권하라. 가벼운 애무라고 할지라도 그 애무가 더 깊은 성적 행위로 이끌 수 있고, 미리 정해놓은 선을 넘으면 되돌리기 쉽지 않음을 이야기하라. 단, 이런 이야기를 깊이 있게 하다 보면 마치 그들이 약속한 한계선을 넘으면 방탕의 길로 급속도로 미끄러진다는 식이 될 수 있으니 조심해야 한다. 실수로 한계선을 넘어도 하나님의 도우심으로 사람들은 어떤 경우에든지 삶의 방식을 변화시킬 수 있다. 하나님은 인간이 뉘우치는 행동에 대해서는 언제든지 용서해주시는 분이기 때문이다.

데이트와 연애에 대한 주제를 강화하라

청소년들이 주로 어떻게 데이트를 즐기며 어떤 게임을 하는지부터 성적 표현을 이끌어내고자 데이트상대가 하는 거짓말에는 어떤 것이 있는지에 대해 가르쳐라. 청소년기에 맺은 데이트관계가 앞으로 어떻게 변화할지 생각해보게 하라. 건강한 데이트관계를 꿈꾸는 기회가 될 것이다.

도덕적 대화를 격려하라

데이트를 할 때 자녀에게 자신이 가진 도덕적 기준을 분명히 밝힐 수 있도록 도와라. 십대들이 서로 자신들의 기준에 대해 대화하고, 그 기준대로 살 수 있어야 한다. 자녀가 이성친구와 실제로 관계가 어떠한지에 대해 대화하지 못하고, 그 이성친구가 서로 동의한 기준을 지키지 않는다면 충실한 애정을 받을 자격이 없다는 사실을 아이들이 믿게 하라.

애무에 대한 부모의 두 가지 독백

아이들은 학교에서나 친구들에게서 애무에 대해 듣게 되지만, 대부분 친구들이 속어로 표현하기 때문에 제대로 뜻을 파악하지는 못한다. 그래서 애무에서 성관계에 완전히 이를 때까지 육체적으로 정확히 어떤 일이 일어나는지 정확히 알지 못한다. 만약 다른 사람들이 하는 이야기를 아이들이 이해하도록 도와준다면, 아이들은 더 나은 도덕적 결정을 내릴 수 있다. 우리가 방금 설명한 도덕적 틀을 정해준 후에, 애무 중에 어떤 일이 일어나는지 아이들에게 알려주기를 권한다.

우리는 성관계에 이르기 직전까지의 그 실체에 대해 어떻게 아이들에게 말해야 할까? 무엇을 말해야 할까? 이해하기 쉽게 만 13세의 언어로 구성된 어느 부모의 독백을 제공하고자 한다. 이 독백은 구강성교와 항문성교도 언급한다. 어떤 사람들은 이 독백이 너무 노골적이라고 여겨서 "그렇게까지 알려줘야 해?"라고 질문할지도 모른다. 또 어떤 사람들은 마땅히 언급해야 할 내용이라고 하면서도 아이들에게 이 내용을 언급하는 것을 상상할 수 없을지도 모른다. 그러나 부모야말로 성욕에 대해 아이들에게 노골적으로 얘기해야 하는 사람이다.

일련의 연구조사에 따르면, 구강성교와 항문성교가 십대 사이에서 더욱더 늘어나고 있다. 구강성교와 항문성교에 관해 보고된 놀라운 통계들을 미루어볼 때 우리는 구강성교 및 항문성교에 대해 아이들에게 경고해주고, 그리스도인으로서 아이들이 그것에 대해 생각해볼 수 있게 도와주어야 한다.

만약 부모가 하지 않으면, 이 노골적인 가르침을 친구에게서 그리고 데이트하는 상대에게서 듣게 될 것이다. 애무에 대한 진솔한 대화는 아이가 순결을 약속하는 데에 도움이 되고 그 열매를 맺게끔 도와줄 것이다.

다음의 독백은 우리 부부가 이 시기에 아이들에게 가르친 내용과 거의 유사하다. 물론 여러분은 그 한계를 다르게 정할 수 있다. 그것은 부모로서 여러분의 역할이며 의무이다.

십대 남자아이를 둔 어느 부모의 독백

　크리스토퍼, 앞으로 너는 여자아이들에게 점점 더 많은 매력을 느끼게 될 거야. 그중 한 아이에게 특별한 감정을 가지게 될 테고. 그런 감정은 정말 소중한 선물이란다. 장래 너의 아내가 될 사람과도 매력적인 사랑에 빠지게 될 거야. 하나님이 그렇게 만드셨단다. 남자아이들은 여자아이와 키스하고, 몸을 만지고, 성관계를 하고 싶은 느낌을 갖게 돼. 그렇지만 그런 감정에 이끌리는 대로 행동해서는 절대 안 된단다. 물론 그런 감정을 하나님께서 주시긴 하셨지만, 하나님은 하나님의 뜻에 맞게 조절하여 효과적으로 쓰시길 원하시거든.

　내가 네 나이였을 때, 한 여자아이에게 특별한 애정을 느꼈던 것이 기억나는구나. 그 여자아이를 보는 것만으로도 어찌나 좋고 흥분되었는지 몰라. 또 친구들에게 자랑하고 싶은 마음에 더더욱 그 여자아이를 만지고 느끼고 싶었어. 상대를 한 사람의 인격체로 보지 않고, 성적 욕구를 충족시켜줄 몸만 생각했던 거야. 정말 이기적인 마음이었지. 여자아이들도 남자아이들과 마찬가지로, 이기적인 마음을 품을 수 있어. 남자아이가 자신을 좋아하게 만들기 위해서 어떤 것이든 하려고 하는 거지. 하지만 명심하렴. 이런 행동은 하나님이 원하시는 모습이 아니야.

　얘야, 많은 고등학생이 데이트상대와 성관계를 하고 있단다. 성관계까지는 하지 않더라도 지나치게 친밀한 애정표현을 하는 경우도 있지. 결혼 전에 성관계를 하는 게 나쁘다는 건 너도 잘 알고 있을 거야. 그럼 키스하고 만지는 것은 어떨까? 어떤 게 옳고 어떤 게 잘못되었다고 생각하니?

"어떤 행동까지 허락돼요?"라는 질문은 사실 잘못됐어. "내가 어떻게 하면 걸리지 않을까요?"라고 묻는 것과 같거든. 진실한 질문은 "나와 데이트하는 여자아이에게 어떻게 최선을 다하죠? 하나님은 내가 어떻게 하길 원하시나요?"란다. 완벽한 답은 나도 모른단다. 성경에 구체적인 규칙이 나오진 않거든. 그렇지만 나는 이렇게 생각해.

두 사람이 연합하여 하나가 되잖니. 우리는 결혼관계에 있는 한 사람과만 하나가 되어야 한다고 믿는단다. 그래서 혼외성관계는 나쁘다고 생각하지. 아빠도 네 엄마하고만 하나가 되듯 너는 결혼한 후에 오직 한 사람, 네 아내하고만 하나가 되어야 해. 성관계를 하지 않고, 몸을 만지는 것도 하나가 되는 방법 중에 하나란다. 만약 네가 한 소녀의 모든 신체부위를 만지고 그 소녀도 너의 모든 신체부위를 만진다면, 비록 성관계는 하지 않았더라도 그 소녀와 하나가 되는 과정을 밟은 거나 마찬가지야. 네가 그 소녀와 결혼할지 안 할지 아직 모르는데, 그 길로 향하고 있는 거지. 그 순간 흥분해서, 예수님이 원하시는 결정을 내리기가 아주 어렵다는 것을 깨닫게 되는 상황에 빠지는 거지.

그렇기 때문에 고등학생 때 데이트하는 여자아이와 육체적으로 깊어지지 않겠다는 결심을 해야 한단다. 고등학생 때 여자아이를 만나고 데이트하게 되면, 그 아이와 결혼까지 하는 데 아주 오랜 시간을 기다려야 한다는 사실을 잊지 마. 결혼상대자를 대학에 들어가서, 또는 그 이후에 만나게 될지도 모른다는 사실도 유념하고 말이야. 그러니까 십대 때는 데이트를 할 때 키스 이상은 하지 않기를 바란다. 여자애의 가슴이나 생식기를 만지지 말고, 또 그 아이에게 네 생식기를 만지게 하지도 말아야겠지. 그런 경험은 너무 친밀하고, 너무 강력하기 때문이지. 건전한 데이트를 즐기렴. 너희들이 서로 존중하며 기쁨과 감사를 느끼면 좋을 것 같아.

만약 네가 성관계나 깊은 애무에 빠지지 않겠다고 결정하면, 너는 친구들 사이에서 외계인 취급을 받을지도 몰라. 남자아이들은 여자처럼 군다며 너를 비웃을 거야. 데이트하는 여자아이들은 네가 옳다고 생각하는 것보다 더한 행동을 하고 싶어 할 테고 말이야. 그런 과정을 겪으면서 너는 때때로 성관계를 하지 않고 애무하지 못해서 좌절감이 들 수도 있어. 그렇지만 그런 좌절을 느껴도 살아갈 수 있단다. 성관계를 하지 않았다고 죽거나 미친 사람은 아무도 없으니까. 하나님의 규칙대로 살아가기 위해서는 많은 용기가 필요할 거야. 그렇지만 하나님이 성인들에게 주신 임무가 어렵지 않았던 것처럼 하나님의 규칙대로 살아가는 건 어렵지 않은 일이란다.

십대 여자아이를 둔 어느 부모의 독백

줄리, 데이트하는 사람들이 성적으로 서로 연결되는 방법에 대해 요전에 얘기한 것보다 조금 더 자세히 알려주고 싶구나. 어떤 일이 일어날 수 있고 또 실제로 일어나는지 네가 정확히 이해했으면 하거든. 이 이야기를 듣고 네가 무엇을 하고 무엇을 하지 않을지 미리 굳게 결정했으면 좋겠어. 그리고 해서는 안 되는 행동을 남자애가 강요했을 때 그것을 경고신호로 보고, 너에게 어떤 일이 일어날 수 있는지 예상할 수 있었으면 해.

내가 앞으로 말하는 행위는 올바른 관계, 즉 결혼관계에서는 해도 괜찮아. 그렇지만 결혼 전에는 아주 잘못된 행위라고 생각해. 애무의 옳고 그름에 대해서는 이전에 말했지?

육체적 관계는 보통 키스로 시작된단다. 그런데 키스의 종류는 무척 다양해. 입술을 잠깐 맞대는 것부터 입을 열고 오랫동안 하는 키스까지 있지. 다른 사람 입으로 혀를 넣으며 키스한다는 것은 이미 들었지? 왜 네가 몇 년 전에 프렌치키스에 대해 물었잖니. 경험하기 전에는 키스가 아주 더럽게 느껴지기도 하지만, 네가 정말 사랑하고 매력을 느끼는 사람과 하는 키스는 몹시 흥분되고 사랑스럽단다. 그러나 네가 어른이 될 때까지 열정적인 키스는 미루라고 권하고 싶다. 너는 불과 열세 살이고, 앞으로도 네가 정말 좋아하고 믿을 만한 사람에 대해 알게 될 시간이 아주 많이 있으니까.

상대가 매력적이고 흥분을 느끼게 한다면 그 사람을 만지고 싶어진단다. 만지는 것은 종종 길을 걸을 때나, 서로 가벼운 포옹을 할 때, 손을 잡거나 팔로 어깨를 두르는 것으로 시작되지. 네가 정말 좋아하는 사람에게 애정을 표하는 아주 좋은 방법이 될 수 있어. 어떤 남자아이들은 첫데이트 때부터 이렇게 만져도 된다고 여기는데, 너는 그렇게 하지 않았으면 좋겠다. 이렇게 만지는 것만으로도 꽤 흥분할 수 있거든.

네가 상대를 보고 흥분했다고 해서, 사랑에 빠진 건 아니란다. 남자아이들은 잘 모르거나 전혀 좋아하지 않는 여자아이에게도 성적 흥분을 느낄 수 있고, 또 실제로 느낀단다. 이처럼 성적으로 매력을 느끼는 것과 사랑에 빠졌다는 것은 다르지.

껴안고 키스하고 나서는 서로 다른 신체부위를 만지게 된단다. 네가 누군가에게 매력을 느끼거나 사랑에 빠졌다고 느끼면, 생식기와 가슴뿐 아니라 네 몸 전체에서 성감을 느끼게 될 거야. 그래서 키스 후에 다른 신체부위를 만지게 되는 거란다. 남자아이는 여자아이의 입술뿐 아니라, 얼굴, 목, 귀 또는 팔에도 키스하고 싶어 해. 더 친밀하게는 허벅지와 엉덩이도 만지고 싶어 한단다. 이렇게 상대가 네 몸을 만지면, 기분이 좋아지고 성적으로 더 흥분되기 때문에 올바른 결정을 하기 어려워진단다.

생식기가 가장 예민하고 성적으로 흥분하기 쉬운 부위라는 것은 알고 있지? 남자아이들도 마찬가지야. 여자의 가슴은 그다음으로 민감한 부분이지. 그래서 몸의 가장 성적인 부위를 옷 위에서 만지는 사람도 있어. 줄리야, 이 단계까지 진행되면 안 된단다. 남자아이가 네 가슴이나 다른 신체부위를 만지지 못하게 해야 된단다. 둘이 너무 밀착되어서 그다음에 올 행동을 거절하기가 힘들어지거든.

데이트를 몇 년 동안 하고, 결혼준비를 할 때까지 상대를 만지지 않는 사람들도 있는가 하면, 첫데이트에서부터 성관계를 시도하는 사람들도 있어. 이건 남자아이가 네 가슴 위를 손으로 쓰다듬을 때 갑자기 일어난단다. 기억해야 할 것은, 상대가 어떻게 행동할지는 아무도 확신하지 못한다는 거야. 그래서 네가 한계를 정하고 그 결정한 내용을 지킬 마음의 준비를 해야 해. 여자가 허락하면, 남자아이는 오랫동안 가슴을 만지고 느낄 거야. 왜냐하면 그건 서로를 흥분시키거든. 여기서 계속하면, 두 사람은 서로의 다리 사이를 만지면서 생식기 주변을 만지기 시작할 거야. 남자는 여자 옷 위로 생식기를 문지르고 여자는 남자 바지 위로 음경을 문지르게 되지. 성적으로 아주 흥분되는 상태여서 두 사람 모두 오르가슴을 느끼게 될지도 몰라. 슬픈 일이지. 왜냐하면 이런 성적 기쁨은 남편과 아내만이 공유해야 한다고 믿으니까.

그 이후에는 옷 속에 손을 넣어 만지게 된단다. 두 사람은 옷 속으로 손을 넣거나 옷을 벗고 서로의 생식기를 만질 수 있어. 이 상태에서는 둘의 몸이 서로 아주 가까워지고 밀착된단다. 결혼하지 않은 상태에서는 너무 과도한 친밀감이지.

직접적인 성관계를 하지 않고 이렇게 행동하는 것만으로도 여자는 임신할 수 있다는 사실을 명심해야 해. 여자는 흥분하면 질이 젖고, 남자는 오르가슴을 느끼면 정액이 분출된단다. 그 정액이 질 주위의 젖은 부분에 묻으면 여자는 임신할 수 있어. 음경이 질 안으로 삽입되지 않아도, 정자는 질 외부에서 안으로 헤엄쳐갈 수 있거든. 그리 흔한 현상은 아니지만 그렇다고 해서 전혀 일어나지 않는 일도 아니야.

어떤 사람들은 이 상태에서 바로 성관계에 들어간단다. 이미 둘은 너무 밀착되어 있고, 많은 부분을 상대와 나누고 있기 때문에 성관계를 맺기가 아주 쉽지. 둘 중에 한 사람이라도 성관계만은 안 된다고 하거나 혹은 임신이 두렵다는 이유로 직접적인 성관계까지 가지 않을지도 몰라. 그러나 슬프게도 직접적인 성관계는 피하되 성적 욕구를 충족시킬 수 있는 다른 방법을 생각해내는 사람들이 있단다. 그중 하나가 구강성교야. 대부분의 사람이 구강성교를 더럽다고 생각해. 하지만 현재 많은 아이가 실제로 행하고 있다고 하니, 너에게 설명을 해주어야겠다. 너도 이미 들어봤을 수도 있겠구나. 두 사람이 이미 서로의 몸 전체를 손으로 만진 상황이라면, 입술뿐 아니라 피부에도 키스하고, 남자는 여자의 가슴에, 그리고 서로의 생식기에 '키스'하게 되지. 이것은 직접적인 성관계는 아닐지 모르지만, 이보다 더 친밀해지기는 어려울 것 같아. 몸을 전부 나누고 있으니까. 그 이유 때문에 부부관계 외에서는 잘못되었다고 하는 거란다.

또 다른 행위에는 항문성교가 있어. 남자의 음경이 여자의 몸속으로 삽입되는 것이니까 성관계라고 할 수 있지. 그렇지만 음경이 삽입되는 곳은 실제 의도된 곳인 질이 아니라 변이 나오는 직장이지. 오늘날 많은 사람이 항문성교를 하고 있어. 임신 위험 없이 성관계를 할 수 있는 좋은 방법이라고 생각하거든. 불행하게도 이런 성관계는 인류면역결핍증, 즉 에이즈바이러스를 감염시킬 수도 있단다. 직장은 성관계를 위해서 만들어진 것이 아니라서 항문성교를 하면 대부분 찢어지고 피가 흘러나와. 또 항문성교로 직장 내의 박테리아가 다른 신체부위에 감염되어 심각한 질병을 일으킬 수 있지. 내가 믿기로 하나님은 우리가 항문성교를 하도록 만들지 않으셨어.

지금까지 남녀가 처음 키스하는 순간부터 성관계를 갖는 순간까지 성적 표현들에 대해 이야기했어. 어떤 사람들은 하룻밤에 거의 이 모든 것을 경험하기도 해. 처음 만나서 키스하고 만지고 성관계까지 맺는 거야. 슬프게도 성생활이라는 하나님의 선물을 완전히 쓰레기 취급하는 거나 다름없단다. 물론 서로를 만지는 거나 몸을 나누는 것을 결혼식까지 미루고, 결혼하기 전에는 데이트하고 키스만 하는 사람들도 있어. 결혼 전에 키스도 안 하는 사람들도 있고 말이야.

줄리, 네 몸은 하나님이 너에게 주신 놀라운 선물 중 하나란다.

하나님은 매력을 느끼고, 사랑을 느끼고, 성적 흥분을 느끼고, 임신하고, 아이를 낳을 능력을 네게 주셨단다. 이건 멋진 선물이지. 혼외성관계나 많은 성적인 손길은 하나님을 실망시키고, 결혼생활이나 독신생활을 위해 하나님이 계획하신 모든 기쁨을 경험하기 어렵게 만든단다. 나는 네가 너 자신을 위해 올바른 기준을 가지고, 올바른 선택을 하기를 기도한단다. 내 말에 대해 깊이 생각하고 기도하며 네 기준을 결정했으면 좋겠구나.

자위의 도덕성 논하기

자위에 대해 아이에게 무엇을 가르쳐야 할지 알아보자.

- 십대의 성적 욕구가 선하다는 사실을 인정해야 한다.
- 많은 사람이 자위를 하는데, 여성보다 남성이 자위하는 경우가 더 많다. 그러나 최근에는 자위하는 여자청소년들도 증가하고 있다.
- 성경에는 자위에 대해 특별한 언급이 없다. 그래서 자위의 도덕성에 대한 의견이 분분하다. 어떤 사람들은 창세기(38:1~10)에 나오는 오난의 죄를 자위와 연결하려고도 하지만 이는 설득력이 없다.
- 자위는 성적인 실험이 그러한 것처럼, 십대나 누구나 할 것 없이 분명히 드러나는 해를 끼치지 않는다.
- 어떤 그리스도인은 자위는 용납돼야 한다고 주장한다. 그들은 자위가 성적 충동과 욕구를 해결하는 방법이어서 만약 자녀가 자위로 성적인 욕구를 해결하면, 데이트상대에게 성적 친밀감을 강요할 가능성은 더 낮을 것이라고 한다. 과연 이 주장대로 실제 자위가 십대 성행위를 감소시키는 효과가 있는지는 논란이 되고 있다.
- 강박증적인 자위와 성중독으로 힘들어하는 사람이 있다. 이런 사람들은 자위를 계속했기 때문에 중독이 되었다고 느끼며 하루에 3~4번 이상의 자위를 한다. 하지만 그들이 자위에 중독된 이유는 성적 충동이라기보다는 다른 원인에 기인한 것이 더 많다.

- 자위는 불완전하고 외로운 행위이다. 진정 충만한 성적 만족은 남자와 여자가 관계를 맺어 연합하는 것을 의미한다.
- 우리가 상상하는 것과 감정적으로 느끼는 것은 도덕적으로 중요하다. 예수님은 음욕을 죄라고 보셨다.(마 5:28) 자위할 때, 사람들은 마음속에서 간음을 범하는가? 남성들은 자위할 때 거의 대부분 생생하고 흥분되는 성적 이미지를 이용하는 것으로 나타난다. 반면, 대부분의 여성은 남성들처럼 구체적으로 상상하지 않는다. 여성들은 자위할 때 기분이 좋아지기 때문에 자신을 만지며, 상상을 하더라도 사랑하는 사람과의 연애에 대한 모호한 상상을 한다. 그렇다면 남성의 생생한 환상은 음욕이고, 여성의 경우는 음욕이 아닌 것인가? 또 자위가 사람을 자기중심적으로 만들어서 진정으로 다른 사람에게 줄 수 있는 능력을 증가시키기보단 감소시키는가?

자위의 도덕성에 대해서는 의견이 분분하다. 몇 년 동안 자위에 대해 곰곰이 생각해본 결과, 우리는 자위가 악한 행위는 아니지만, 그렇다고 해서 깨끗한 양심으로 즐길 수 있는 하나님의 축복도 아니라고 여기게 되었다.

자위의 도덕성 여부를 판단하는 근거는 무엇인가? 자위는 개인의 쾌락에만 이기적으로 몰두하게 만든다. 타인과의 부도덕한 성적 행동을 떠올리다 보니, 자신의 에너지를 사랑하는 관계에 쏟지 못하게 하고, 성관계에만 더 몰두하게 하여 죄책감과 수치심을 일으키는 것이다. 이러한 자위의 모습은 하나님과 사람 사이를 이간

한다. 한편 크게 문제가 되지 않는 자위는 일생 동안의 실행이 아닌 청소년기의 한 단계인 것, 부도덕한 행위의 이미지를 사용하지 않는 것, 순결을 지키려고 결심한 개인에게 어쨌든 공헌하는 것, 하나님의 선물인 몸과 성생활의 긍정적 이해에 공헌하는 것, 그리고 결혼관계 내에서 배우자와의 성적 연합만을 긍정적으로 기대하는 사람을 돕는 것이다.

어쨌든 자위는 그 자체가 음욕은 아니지만 음욕을 포함할 수 있고 때로는 실제 포함한다. 그러므로 부모는 자녀에게 음욕의 습관이 길들여지지 않기를 조언해주어야 한다.

자위는 하나님이 원하시는 충만함은 아니다. 하지만 성적으로 많은 자극을 받는 오늘날, 십대가 자신의 성적 충동에 대항하기 위해 선택할 수 있는 가장 편안한 방법일지도 모른다. 실제 자위 자체보다 자위에 대한 과잉반응이 그리스도인 사회에서 더 많은 고통을 야기하기도 한다. 보수적인 기독교회에서 성장한 남자들은 자위에 대한 도전으로 깊이 상처받았다. 자위의 유무는 설교자가 남자신도들의 죄책감을 건드리기 쉬운 주제이기 때문이다.

다음은 제임스 돕슨(James Dobson)의 글이다. 자위에 대해 어떻게 생각하는지 살펴보자.

내 생각에는, 자위가 하나님께 대단한 일은 아닌 것 같다. 그것은 청소년기의 정상적인 부분이며, 다른 누구도 끌어들이지 않기 때문이다. 질병을 야기하지도, 아이를 만들지도 않으며, 예수님은 성경에서 이를 언급한 적도 없다. 내가 여러분에게 자위하라고 얘기하는 것도 아니고, 또 그런 필요를 느끼지 않기를 희망한다. 그렇지만 여러분이 자위하게 되더라도, 내 의견으로는, 그것에 대한 죄책감으로 괴로워하지 않아도 된다.

Chapter 14

포르노 및 사이버성관계

케빈은 가족이 함께 쓰는 컴퓨터에서 사용하지 않는 파일을 정리하다가 못 보던 파일 몇 개를 발견했다. '뭐지?' 하고 열어서 보다가 케빈은 큰 충격을 받았다. 파일에는 아주 저속한 내용의 포르노가 담겨 있었다. 파일을 컴퓨터에 내려받아 숨겨놓은 범인은 바로 만 13세 아들이었다. 증거물을 보여주자 아들은 지난 5개월 동안 규칙적으로 포르노를 보았다고 고백했다. 친구에게서 포르노를 내려받아 몰래 숨기는 방법에 대해 알게 되었다고 했다.

오늘날 청소년들은 일상생활에서 수많은 성적 유혹을 받고 있다. TV 프로그램, 영화, 잡지에서는 여성의 몸이 적나라하게 드러난 선정적인 이미지가 대량으로 쏟아져 나오고 있고, 인터넷에 접속만 해도 성적인 이미지나 정보를 얼마든지 볼 수 있다.

성적 표현에 대해 대부분의 비종교적 전문가들은 에로티카와 포르노를 구별한다. 인간 사이의 성적 애정을 다룬 문학을 에로티카라고 하고, 반면 예술성이 없고, 음란하며, 예의범절이라는 지역사회의 상식을 침해하는 게 포르노라는 것이다.

하지만 이 책에서 우리는 포르노라는 용어를 대부분의 그리스도인에게 도덕적 불쾌감을 불러일으키는 모든 형태의 성적으로 노골적인 내용물을 지칭하는 것으로 정의하겠다. 오늘날 포르노가 어린이들 사이에서 널리 퍼져 있다는 사실을 알고 있는가? 특히 저학년 학생들도 고학년 형들이 집에서 가져온 인쇄물과 비디오를 통해 쉽게 포르노를 접하고 있는 게 현실이다. 아이들이 리모컨만 한번 누르면 케이블방송에서 쉽게 포르노를 볼 수 있고, 컴퓨터게임을 통해서도 접할 수 있다. 이처럼 포르노는 인터넷의 발달로 인해 가정용컴퓨터, 스마트폰 및 기타 디지털장치를 통해 쉽고 빨리 내려받을 수 있다.

우리는 최근에 그리스도인 여름캠프 상담자로 봉사한 대학생들과 포르노에 대해 논의한 적이 있다. 캠프에 참가한 아이들은 올바른 자녀양육에 대해 고민하고 실천하는 부모 밑에서 자라서 포르노에 노출될 가능성이 거의 없어 보였다. 이 아이들의 부모는 아이들에게 열심이었고 늘 주의 깊게 관심을 기울였다. 그런데도 캠프 상담자의 보고에 따르면, 여름캠프에 참석한 만 11~13세 아이들 거의 모두가 인터넷에서 포르노를 접한 적이 있다고 한다. 깊이 빠져든 아이는 거의 없었지만, 아이들 대부분은 포르노가 무엇인지 알고 있었고, 어떻게 다운받는지에 대해서도 알고 있었다. 이 문제는 이미 만연해 있는 것이다.

포르노 시청을 금지하라

믿는 가정의 부모들은 자녀의 포르노 이용을 금지해야 한다. 자녀가 부모의 통제에 벗어나 있더라도 포르노 이용을 완전히 차단할 수 있도록 최선을 다해야 한다. 포르노를 금지해야 하는 이유는 다음과 같다.

포르노는 부도덕한 행동을 제공한다 포르노에는 남성과 여성의 상호존중, 유순함, 아름다운 사랑에 대한 그림이나 영상을 눈을 씻고 찾아볼래야 찾아볼 수 없다. 포르노에서는 부도덕하고, 방탕하며, 타락한 성행위가 스릴감 넘치고 매혹적인 방식으로 펼쳐진다. 이런 부도덕한 영상은 사람들의 감정을 흥분시키고 생생한 기억으로 남게 한다. 포르노영상은 특히 여성보다 시각지향적인 남성에게 더욱 자극을 준다. 성적 욕망을 부추기며 생생하게 기억 속에 자리 잡게 만드는 것이다. 한 번 본 포르노의 영상은 아이들의 머릿속에서 쉽게 지워지지 않아서 아이들로 하여금 음란한 생각을 하게 만든다. 결국 아이들은 선하고 진실하며 영적인 것으로 채워야 할 인생의 중요한 시기를(빌 4:8), 악하고 더러운 것으로 채우고 마는 것이다.

부부와 배우의 성관계를 비교하게 만든다 포르노는 고도의 사진기술과 촬영기술, 분위기를 연출하는 조명 아래에서 야릇한 포즈를 취하는 남성 혹은 여성의 몸을 보여준다. 그리고 포르노는 환상적인 영상을 만들어내어 포르노 속 성관계가 실제 부부의 성관계보다 멋져 보이게끔 만든다. 사실 하나님이 주신 사랑하는 부부 간의 성관계가 포르노의 성관계보다 훨씬 더 좋은 것이다. 그러나 관계를 발전시키기 위해 애쓰는 부부와 실제 관계를 무시하는 이상적인 육체행위와의 비교는 몹시 파괴적이라서, 결혼과 성에 대한 그리스도인의 시각을 손상시킨다.

포르노는 여성을 비하하는 시각을 제공한다 포르노는 종종 여성의 몸을 남성의 성적 욕구를 충족시켜주는 수동적인 객체로 표현한다. 여성의 몸은 존엄성을 지닌 인간으로서 사랑받고 존중받지 못한 채 음욕의 대상으로 취급된다. 이처럼 포르노가 지닌 치명적인 문제점은 여성을 폭력적이고, 타락 및 고문의 객체로 다루어 불쾌감을 주고 여성을 비하하는 시각을 제공한다는 것이다. 연구결과에 따르면, 난폭한 포르노를 몇 시간 동안 시청하다 보면, "강간당하는 여자도 사실은 즐기고 있어.", "많은 여자가 속으로는 강간당하고 싶어 해."라는 말을 쉽게 믿게 되며, 구속되지만 않는다면 강간을 범할 생각도 하게 된다고 한다. 이와 같이 포르노는 여성을 과도한 희생물로 삼으며, 남성에게 잘못된 성인식을 심어준다.

우리 아이가 사이버상의 성적 약탈에 노출되어 있다

우리 아이들을 위협하는 것에는 포르노뿐만이 아니다. 인터넷은 한 번도 만난 적이 없는 사람들이 쉽게 대화를 나눌 수 있도록 메신저, 채팅룸, 기타 '소셜 네트워크 서비스(SNS)' 프로그램을 제공한다. 많은 사람이 이러한 프로그램에 접속하여 온라인상의 대화를 즐긴다. 하지만 그들 중에는 온라인상의 익명성을 담보로 한 책임감 없는 저속한 대화를 쏟아내어 성적 약탈과 사이버성관계를 일삼는 사람도 있다. 문제는 성적 약탈자에게 이끌려 위험에 빠지는 청소년들이 늘고 있다는 것이다.

특히 악질의 성적 약탈자는 가짜 개인정보로 십대인 것처럼 가장한 뒤 요즘 유행하는 속어와 축약어를 사용하며 슬쩍 대화에 끼어든다. 그들은 부모와 갈등을 겪고 있는 아이를 발견하면, 그 기회를 놓치지 않는다. 마치 아이를 위로한답시고 이런저런 조언 아닌 조언을 주지만, 결국 부모와 아이 간에 의심과 분노의 담을 더욱 높이 쌓게 만들어 그 관계를 완전히 망가뜨려 상처를 입힌다. 그들은 그럴듯한 이야기를 자신의 비밀이라고 꾸며내어 말하면서, 아이에게도 비밀을 털어놓도록 권한다. 죄책감을 이용해서 아이가 더 많은 것을 얘기하게 하고, 친밀감을 유도해낸 뒤 실제 오프라인상에서 만남을 꾀하여 성관계까지 맺는다.

오늘날 기술이 점점 발달하고 있는 만큼 지금의 소셜 네트워크 서비스보다 더 자극적이고 위험한 환경이 만들어질 것이다. 부모는 기술의 발달에 발맞추어 아이들을 보호하기 위해 무엇을 염려해야 하는지 주변 사람들을 통해 알아봐야 한다. 가장 좋은 정보원 중 하나는 책임감 있는 십대 후반의 그리스도인들이다. 그들은 그런 위험을 쉽고 빠르게 인지하고, 또 사이버성관계에 노출된 십대 초반의 아이들을 보호할 수 있는 방법에 대한 의견을 줄 수 있다.

포르노와 사이버성관계에 대처하는 방법

예방조치와 방지 부모는 아이가 포르노와 사이버성관계에 노출될 수 있다는 것을 예상하고 예방조치를 취해야 한다. Chapter 10에서 다룬 예방조치의 방법을 써서 아이들이 부딪히게 될 유혹에 대해 대화를 나누고, 아이가 포르노와 사이버성관계에 접촉하지 않도록 하거나 피할 수 있도록 권고해야 한다.

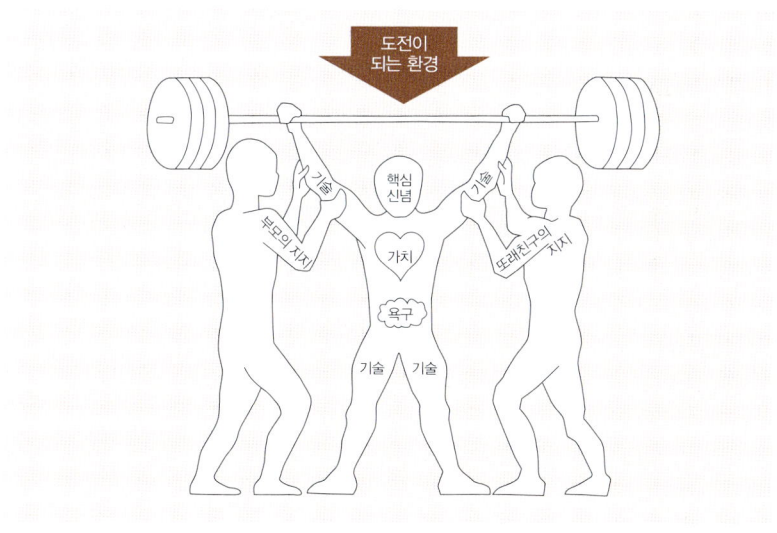

다음 대화는 자녀가 십대가 되기 훨씬 전에 나눠야 한다. 사춘기 아들과의 대화는 다음과 같은 방향으로 전개될 수 있다.

부모 학교친구들이 인터넷상에서 성적인 이야기나 성관계가 나오는 영상을 보고 나서 그것에 대해 얘기하는 것을 들은 적이 있니?

아이 네. 집에서 케이블로 미성년자 관람불가 영화를 본 아이들이 많아요. 어떤 애는 아빠가 컴퓨터에 깔아놓은 진짜 야하고 지저분한 영화를 본 적도 있대요.

부모 너는 그것에 대해 어떻게 생각하니?

아이 어, 잘 모르겠어요. 별로 생각해본 적이 없어요.

부모 아빠 생각을 조금 얘기하고 싶구나. 네 생각도 듣고 싶고, 또 네가 궁금한 게 있다면 대답해주고 싶어. 남성이 여성의 몸에 관심을 가지고, 여성에게 성적 매력을 느끼는 것은 아주 자연스러운 거야. 그렇지만 포르노를 접하는 건 옳지 않고, 너에게 좋지도 않다고 생각해. 성관계는 사랑하는 부부가 나누는 둘만의 성적 표현인데, 포르노에서는 사랑하지 않는 두 남녀가 서로의 몸에만 열중하여 성관계를 가지거든. 성관계는 멋진 것이고, 부부가 함께 살아가는 동안 더욱 사랑을 키울 수 있게 도와준단다. 그렇지만 포르노는 일반적으로 서로 모르는 사람들, 결혼하지 않은 사람들 간의 성관계를 묘사하지. 이것은 하나님이 원하시는 성관계의 올바른 모습이 아니란다. 포르노는 또 비현실적이야. 포르노 속 배우들은 사람들에게 자극을 주려고 성관계하는 모습을 너무 과장해서 연기한단다. 그 장면을 본 사람들은 성관계에 관심을 갖게 되고, 영상 속의 여성과 성관계하는 자신의 모습을 상상하지. 낯선 사람과 성관계를 하거나 사랑과 헌신이 없는 성관계를 갖는 포르노를 많이 보면, 온통 머릿속에는 모르는 사람과 성관계하는 영상과 욕망으로 가득 차게 된단다. 또 실제 자신이 처해 있는 삶에 대해 불만을 가지기가 쉽지. 포르노는 여자를 비하하는 내용이 너무 많기 때문에 여성을 올바른 시각으로 바라보지 못하게 만들기도 해.

아이 여성을 비하한다고요? 오히려 친구들은 포르노 속 여자들이 예뻐 보인다던데요.

부모 육체적으로는 예쁠지라도 인간으로서 아름다운 것은 아니지. 여성 신체에만 관심을 기울이고 하나님이 여성을 대하는 방식, 즉 몸뿐만 아니라 그녀의 이성, 감성, 꿈, 생각, 신념 및 관계까지는 생각하지 못한다면, 그것은 여성을 물건으로 취급하는 것과 같단다. 남성의 음욕을 채우는 데 여성의 몸 사진이 이용되는 게 옳을까? 그건 잘못되었다고 생각해. 얘야, 포르노를 보고 싶은 유혹에 넘어가지 않기를 바란다. 다른 아이들은 그게 멋지다고 하고, 또 네가 보지 않으면 욕을 할지도 몰라. 쉽지 않지. 하지만 용기를 내렴. 너의 용기는 하나님을 기쁘시게 하고, 미래 네 아내와의 아름답고, 멋진 성관계를 누릴 기회를 준단다. 다른 아이들이 너한테 좋은 기회를 놓쳤다고 말하겠지. 하지만 머지않아 너는 그 아이들이 스릴감을 쫓아 죄를 짓고 있고, 그 행동이 자신을 상처 주고 하나님을 상처 주고 있다는 것을 알게 될 거야.

딸과의 대화도 거의 같은 내용을 다루지만, 아래와 같이 구별되는 면도 있다.

부모 네 친구들 중에 포르노를 보고 싶어 하는 여자아이들이 있을지도 모르겠구나. 요즘은 여자아이들도 적극적으로 행동하는 분위기니까. 영화에서도 적극적으로 행동하는 여성이 멋있다는 식으로 묘사되고 말이야. 종종 성적으로 뒤처지지 않으려고 포르노를 보는 여자아이들도 있어. 그들은 포르노를 보면 성적으로 매력적이고 능숙하게 처신하는 법을 배울 수 있다고 여길지도 몰라. 실제는 아닌데 말이지. 꼭 그렇지 않더라도 호기심에 이끌려서 포르노를 보는 경우도 있지. 포르노 영상은 자극적이라서 오랫동안 머릿속에 남는데, 많은 여자가 포르노 속 여성의 몸과 자신의 몸을 비교하고는 자신을 실패자라고 느끼며 괴로워해. 포르노 속 여성은 하나님께 존재가치를 인정받는 대신에, 남자를 만족시키기 위한 존재로만 다루어진단다. 이건 자존감에 큰 상처를 주지. 나는 내 딸이 그렇게 되는 것을 원하지 않아. 호기심이 생길지도 모르지만 절대 그 유혹에 넘어가지 않았으면 좋겠다.

인터넷 사용을 위한 적절한 기술을 가르쳐라 인터넷에서 우연히 포르노나 사이버성관계를 접할 수 있고, 포털사이트를 검색하다가 우연히 부적절한 인터넷사이트로 연결되기도 한다. 또 인터넷사이트 주소를 잘못 입력해서 포르노사이트로 연결되기도 한다.

인터넷상의 포르노제공자가 일반인을 끌어들이기 위해 일반 검색 주제에 약간의 변형을 주기 때문이다.

인터넷을 사용하는 사람들이 포르노에 적극적으로 관심을 가지도록 포르노제공자가 무던히 애쓴다는 사실을 알려주라. 메일주소에 섹스(Sex)가 들어가 있는 성적으로 노골적인 이메일주소나 저속하고 암시적인 제목으로 포르노제공자의 스팸메일을 식별할 수 있다는 사실도 말해줘라. 그리하여 아이들이 포르노제공자의 접근을 적극적으로 막게끔 해야 한다.

메신저, 채팅룸, 전자게시판, 또는 기타 소셜 네트워크 서비스 등을 통한, 성적인 방향으로 흐르기 쉬운 인터넷상 대화에 주의해야 한다고 말해줘라. 인터넷상의 대화는 일반대화에 비해 무방비로 노출된다. 그래서 아이들은 솔직한 것과 위험한 것의 차이를 식별하는 데 도움을 필요로 한다. 십대의 20%가 지난해에 인터넷상으로 성적 유혹을 받았다는 것을 기억하고, 그런 방향으로 이끄는 것은 모조리 식별하고 거부할 수 있도록 아이들을 준비시켜야 한다.

환경을 깨끗이 하라 아이들이 생활하는 환경을 정화하기 위해 최선을 다해 노력하라. 가장 간단한 방법은 다양한 TV 채널 가운데 포르노를 방영하는 채널은 볼 수 없도록 통제하는 것이다.

친구의 부모와 책임을 함께 나누라 아이들이 친구의 집에서 모여 함께 포르노 보는 것을 통제하기란 쉽지 않다. 포르노에 대한 노출을 적절히 통제하려면 아이들이 무엇을 하는지, 어디에 있는지, 누구와 어떤 약속이 있는지에 대해 알고 있어야 한다. 또 아이 친구의 부모와 상의하여 아이들을 보호하기 위한 책임을 함께 나눌 수 있다.

보이는 장소에 컴퓨터를 놓아라 인터넷 환경을 정화하는 것은 사실 TV보다 더 복잡하지만 인터넷이 지니고 있는 막대한 영향력을 생각한다면, 책임감을 가지고 정화에 힘써라. 컴퓨터를 가능한 한 화면이 잘 보이는 방향으로 향하게 하여 바깥 거실에 두는 게 좋다. 아이 방 같은 개인적 공간에서 인터넷에 접근하도록 내버려 두면, 문제를 조장하는 셈이 된다. 혹시라도 자녀들이 인터넷을 통해 부적절한 장면을 보았다면 부모에게 알릴 것을 권고해야 한다.

여과프로그램을 사용하라 포르노에 접근하는 것을 막는 여과프로그램 사용을 고려해보라. 인터넷 서비스 제공자를 통해 들어오는 내용물을 걸러내기 위해 컴퓨터상에 설치하는 일종의 프로그램이다. 이런 프로그램이나 제공자는 종종 바뀌기 때문에, 구체적으로 추천하기는 어렵지만, 컴퓨터에 능숙한 사람에게 물어보면, 최신정보를 찾는 데 도움 받을 수 있다.

작업기록이 남도록 하라 컴퓨터상의 모든 작업을 기록하는 프로그램을 이용해보라. 자녀가 어떤 인터넷사이트에 접속했는지 기록이 남기 때문에 자녀들에게 그런 프로그램에 접속하지 않을 것을 경고할 수 있다.

문제 대면하기 자녀가 포르노를 접했거나 지금 접하고 있다면,

혹은 사이버성관계에 접했다면, 아주 조심스럽게 반응해야 한다. 과잉반응을 보여 아이를 자극해서는 안 된다. 앞서 대화에서처럼, 호기심과 성적 관심이 생기는 것이 지극히 정상적이라는 것을 말해주되, 다만 포르노 자체, 거기서 드러나는 가치 및 그 메시지의 의미를 용납할 수 없다는 사실을 확실히 밝혀야 한다. 그리고 도움을 줄 수 있는 사람들을 연계하여 실질적인 도움을 받도록 노력하라.

부모는 자녀들 곁에 있어주고, 자녀들의 말에 경청하며, 어떤 질문도 받아들이고, 지지해주고, 애정의 원천이 되고, 정당하고 확고한 한계 및 공감을 제공하는 게 바람직하다. 사춘기 이전에 부모에게 적절한 양육을 받고 자란 십대 청소년들은 부모의 가르침을 믿고 살기로 선택할 준비가 되었다.

PART 05

자녀 성교육, 가르치기를 멈추지 마라

6 하나님이 자녀양육을 위해 노력하는 부모와 함께하시길, 그분의 선한 선물이 중요하다고 가르칠 때 부모에게 지혜를 주시길

Chapter 15

사춘기를 겪고 있는 청소년에게 꼭 필요한 것들

우리 부부의 세 아이는 힘든 사춘기를 지나왔고 이제 성인이 되었다. 감사하게도 나와 아내는 아이들의 사춘기를 함께 즐겼고, 지금도 세 아이와 친밀한 관계를 유지하고 있다. 물론 세 아이 중 한 명은 지난 2년 동안 굉장히 어려운 시간을 보냈다. 당시에도 어려운 상황이라는 것은 알았지만, 그 시간이 지나고 나서야 우리는 아이가 얼마나 혹독한 시간을 보냈는지 더 깊이 알게 되었다. 우리 아이들은 삶에서 하나님의 신실하심을 경험했고, 그 시간들을 무엇과도 바꾸고 싶어 하지 않는다. 돌이켜보니, 기쁨과 친밀감으로 충만했던 시간은 물론이고 때때로 찾아온 고통과 어려움의 시간도 하나님의 선한 뜻이 담겨 있는 값진 시간이었다. 진정 하나님은 선하시다!

사춘기를 겪고 있는 청소년 자녀를 양육하는 데 가장 중요한 것은, 그들의 성장에 꼭 필요한 사랑과 지지를 보내주는 것이다. 이 시기 동안, 부모는 사랑의 관계에 모든 초점을 맞추도록 노력해야 한다.

부모의 사랑과 지지가 필요한 사춘기의 자녀

아이가 사춘기를 겪는 동안에, 부모는 통제되지 않는 아이 때문에 마음고생이 심할 것이다. 냉담하고 무관심하고 무료해하고 참을성이 없고 쉽게 조급해하는 아이들의 모습을 자주 대하기 때문이다. 이 시기에 부모는 자녀들 곁에 있어주고, 자녀들의 말에 경청하며, 어떤 질문도 받아들이고, 지지해주고, 애정의 원천이 되고, 정당하고 확고한 한계 및 공감을 제공하는 게 바람직하다. 사춘기 이전에 부모에게 적절한 양육을 받고 자란 십대 청소년들은 부모의 가르침을 믿고 살기로 선택할 준비가 되었다. 부모는 Chapter 03에 나왔던 성품 벽돌을 떠올리며, 십대가 스스로 선택하고 그 선택에 맞게 살아갈 수 있도록 도와주어야 한다.

듬뿍듬뿍 애정을 표현하라

애정은 부모와 자녀 관계의 중요한 주춧돌이다. 하지만 이미 몸이 자라고 생각이 자란 십대에게 초등학생 때처럼 애정을 표현하기란 쉽지 않다. 부모의 애정표현에 대해 몸이 자란 십대들은 징그럽게 왜 그러느냐는 식으로 혐오감을 보이기 때문이다. 십대 자녀가 이러한 반응을 보여도 부모는 애정표현을 절대 멈추어서는 안 된다. 부모 곁에 가까이 오지도 않고 아주 까다롭게 굴더라도 애써 등을 토닥여주고, 어깨를 다독거려주고, 짧게라도 안아주고, 뺨에 뽀뽀해주어야 한다. 다시 한 번 말하지만, 애정표현은 아주 중요하기 때문이다.

십대 자녀가 진정 원하는 것이 관련성과 중요성의 정서적 욕구와 수용, 그리고 격려임을 잊지 말자. 관련성 및 정서적 욕구가 잘 채워진 자녀들은 그들의 욕구를 성관계를 통해 채우려고 하지 않는다. 굶주린 채 마트에 가면 이것저것 가리지 않고 고르게 되지만, 배부른 상태에서는 더 좋은 음식을 고르게 된다. 이처럼 우리 자녀들을 욕구에 굶주린 채로 세상에 내보내지 말자. 부분적이라도 부모가 그들의 욕구를 채워준다면, 아이들은 더 나은 선택을 할 것이다.

십대 자녀에게 그들이 부모 및 하나님께 얼마나 소중한 존재인지 이야기하라. 부모의 애정과 수용, 격려는 아이들을 약한 모습이 아니라, 강한 모습으로 세상에 들어서게 할 것이다. 그러나 사랑과 애정의 의미와 중요성에 관한 그들의 욕구가 충분히 채워지지 않았다면, 그들의 욕구를 채우는 데 급급하여 도덕적인 선택 앞에서 추락하고 말지도 모른다.

칭찬과 격려를 아끼지 마라

 가능한 한 아낌없이 칭찬하고 격려하는 것은 아이들에게 중요성의 욕구를 채워줄 수 있다. 학업 면에서는 어떤 것을 칭찬할 수 있을까? 필요하다면, 성적은 잊어라! 아이들과 앉아서 아이들이 작성한 시험대비 작문이나 보고서를 읽고, 아이들의 영감과 지식에 대한 칭찬거리를 찾아라. 미적분학이든 자동차 정비이든 아이들이 발전해나가는 모습에 대해 이야기하라. 성실한 아르바이트 자세를 칭찬하고, 그들이 보여준 적극성이나 자기훈련에 대해 칭찬하고, 친구들을 섬세하게 배려하는 모습을 칭찬하라. 이런 방식으로, 부모는 사춘기를 보내는 십대 자녀의 감정기복을 견뎌야 한다. 자녀들의 말이나 기분에 말려들지 말고, 계속해서 그들의 칭찬거리를 찾으며, 아이들을 사랑하고 인내해줘야 한다.

부모들의 개인적인 예화를 들려줘라

 아이들을 가르칠 때 부모의 경험담을 들려주는 것이 효과적이다. 어릴 때처럼 하나하나 설명해주는 것을 십대 자녀는 지루해하고 설교처럼 느끼지만, 부모가 겪었던 이야기에는 귀를 쫑긋 세우고 마음의 문도 연다. 부모 또한 사춘기를 경험했다. 부모가 그 시절의 갈등과 고뇌, 그리고 승리감에 대해 자녀와 나눌 때, 자녀들은 부모 또한 자신처럼 비슷한 문제로 갈등했다는 사실을 공감하고 자연스레 부모의 시각도 인지하게 된다. 그리고 부모의 이야기를 통해 자녀들은 자신의 갈등을 표현하고 세세히 묘사하는 법도 배운다.

부모이기 전에 한 인간으로서 외로웠을 때, 스트레스 받았을 때, 절망적이었을 때, 화가 났을 때, 유혹받았을 때, 만족했을 때, 사랑에 빠졌을 때, 혼란스러웠을 때, 상처받았을 때에 대해 아이들에게 말해줄 수 있는가? 그들이 겪고 있는 일을 부모 또한 경험해본 일이라고 알려주면 아이들은 부모와 깊은 유대감을 형성한다.

종교적 신념이 성장하도록 격려하라

십대의 개인적인 믿음이 성적 선택에 강력한 영향력을 행사한다. 아이들의 종교적 신념을 격려하기 위해 가능한 모든 것을 하라고 다시 한 번 권고한다. 아이들을 위해 부지런히 기도하라. 아이들에게 부모 개인의 믿음과 하나님과의 관계를 꾸준히 나누고, 그들의 믿음을 성장시키기 위해서 시간, 힘, 돈을 기꺼이 희생하라. 청소년부를 위해 봉사하고, 그 모임장소로 여러분의 집을 제공하고, 교회캠프나 청소년들에게 세계평화와 글로벌 역량을 갖추기 위해 유스랠리에 참여할 수 있도록 헌신하라. 그리스도인으로서 아이가 계속 성장해나갈 수 있도록 돕는 창의적인 방법을 강구하라. 교회활동에 참여시켜 영적 또래친구를 많이 만들 수 있도록 애써라. 혼란스러운 사춘기를 겪으면서 영적 또래친구들은 성적 순결함을 지킬 수 있도록 서로를 격려하는 관계가 될 것이다.

합당하고 확고한 한계선을 두어라

합당하고 확고한 한계선을 제시하는 것은 자녀양육에 도움이 된다. 통금시간, 정기적인 집안일 및 가족의 책임이나 규칙, 그리고 아이가 참여할 수 있는 활동의 종류를 제한하는 것은 십대에게 아주 중요하다. 이러한 한계선에 대해 아이는 부모에게 감사해하기보다 오히려 불평하고 대항한다. 이런 현실에 직면한 대다수의 부모는 힘에 부칠 것이다. 그러나 합당하고 확고한 한계선은 자녀들에게 분명 유익하므로 노력을 멈추지 마라. 어떤 한계가 합당한지 다른 부모들과 토론해보는 것도 도움이 된다.

멈추지 말고 반복해서 계속 가르쳐라

자녀양육의 기본원칙 중 하나가 반복이다. 오랫동안 들려줬던 가르침을 반복하라. 우리 부부는 "하나님이 성관계를 만드셨다는 걸 기억해. 좋은 거니까 네가 똑바로 행동해야 한다!"라고 습관처럼 말하곤 했다.

자녀에게 영적인 신념과 가치를 부어주는 작업을 계속하라. 그리고 대중문화와 매체로부터 받아들이는 비도덕적 메시지에 대한 예방조치도 계속해야 한다. 그 밖에 자녀를 위해 어떤 것을 할 수 있을지 살펴보자.

십대 자녀의 올바른 결정을 위해 어떤 도움을 줄 수 있을까?

많은 학교 중심의 성교육 프로그램은 생각만큼 성과를 내지 못하고 있다. 프로그램에서는 십대들이 성숙한 결정을 내릴 것이라고 가정하고 있는데, 실제로는 그렇지 않기 때문이다. 사실 십대에게 성인과 같은 합리성과 성숙함을 기대하기란 어려우며, 대부분 십대의 아이들은 혼란스러운 시기를 겪고 있는 만큼 오히려 도덕적으로 잘못된 판단을 할 가능성이 크다.

장기적인 결과에 주목하라 자녀가 도덕적인 결정을 내릴 수 있도록 부모로서 무엇을 할 수 있을까? 아이들은 구체적이고 눈에 보이는 예화에 큰 영향을 받는다. 그래서 '첫 성행위를 하고 1년 이내에 임신할 확률'에 대한 가상토론보다 성관계를 하고도 임신하지 않은 십대 친구의 말에 더 큰 영향을 받는다. 그러므로 부모와 교회는 구체적인 예화를 들어 아이를 가르쳐야 한다. 그 결과를 무시하지 않도록 보다 구체적이고 명확하게 보여주도록 노력해야 한다. 실제 일어났던 일들을 예화로 들되, 당사자를 흉보는 느낌이 들어서는 안 된다. 자녀양육을 위한 순수한 의도만을 가지고 토론하라. 만약 실제 자신이 직면했던 도전이나 실수에 대해 기꺼이 이야기해줄 사람이 있으면 더 좋다.

결과에 대해 개인적인 해석을 하게 하라 성적 행위와 임신에 대한 결과에 대해 마치 십대 자신에게 일어난 일처럼 생각해보게 하라. 이를테면, '자신이 성병에 걸렸다면, 친구들은 어떻게 반응할까?'로 시작하여 '내가 병에 걸렸는지 알려면 어디를 찾아가야 할까?', '병원 예약은 어떻게 할까?', '병원비는 어떻게 지불할까?', '결혼할 사람에게 성병에 걸렸고 지금도 병이 있다고 말할 수 있을까?', '성병에 걸려서 아기를 가질 수 없게 된다면, 이 상황을 어떻게 감당할 수 있을까?' 등이다.

임신에 대해서도 마찬가지이다. '십대에 임신하면 어떨까?', '몸에 어떤 변화가 일어날까?', '임신해도 친구들과 놀러 갈 수 있을까?', '학교를 졸업할 수 있을까?', '아기를 키우는 데 돈이 얼마나 필요할까?', '아기를 잘 돌보려면 어떤 직업을 구해야 할까?', '일을 하면서 아기를 잘 돌볼 수 있을까?', '내가 대학을 졸업하면 아기는 몇 살일까?' 등의 질문에 구체적으로 대답해보게 하라. 이와 같은 질문을 통해 자녀가 가상의 상황을 구체적이고 현실적으로 생각해보게 할 수 있다.

하나님의 규칙을 강조하라 그리스도인은 완전하고 정의로운 하나님, 사랑이 많으신 하나님을 믿는다. 자신이 어떻게 살아야 할지 하나님이 알려주실 것을 믿는다. 하나님의 법은 사랑과 정의에 기초한다. 이 법을 따르지 않고 자신의 뜻을 따르는 사람은 자신의 능력을 과신하는 것이며 자신을 우상숭배하는 것과 같다. 하나님의 규칙을 자녀에게 강조하여 자녀가 하나님이 인도하시는 올바른 길로 나아갈 수 있도록 도와주어야 한다.

주의 교훈을 지키며 온 마음을 기울여서 주님을 찾는 사람은, 복이 있다. 진실로 이런 사람들은 불의를 행하지 않고, 주께서 가르치신 길을 따라 사는 사람이다. 주님, 주께서는 우리에게 주의 법도를 주시고, 그것을 성실하게 지키라고 명령하셨습니다.(시 119:2~4)

주의 교훈은 완전하여서 사람에게 생기를 북돋우어 주고, 주의 증거는 참되어서 어리석은 자를 깨우쳐준다.(시 19:7)

어떻게 거절기술을 강화할 수 있을까?

데이트하고 있는 상황에서 상대가 압박을 줄 때, 아이들이 그 압박에 휘둘리지 않고 딱 잘라 거절할 수 있는 기술을 가르쳐야 한다. 거절의 기술은 일반적으로 연습을 통해 키울 수 있는데, 거절을 해도 상대에게 미안해할 필요가 전혀 없으며, 거절의 행위가 절대 잘못된 게 아니라는 사실을 인식하게끔 도와주어야 한다.

아이들이 상대와 데이트하면서 거절의 기술을 터득할 수도 있지만, 가장 바람직한 것은 역할극이나 행동기술훈련 등을 통해 미리 거절에 대한 연습을 하여 실제상황에서 상대의 압박을 적절히 막아내도록 하는 것이다.

연습은 어렵지 않다. 상대의 압박에 다른 사람들이 어떻게 대처하는지 아이가 지켜보게 하는 것, 같은 상황에 놓여 있다고 가정하고 어떤 반응을 보여야 하는지 행동해보게 하는 것, 그리고 어떻게 하면 더 잘 대처할 수 있을지 몇 가지 가르침을 주면 된다. 이때 역할극과 같은 연습은 또래들과 함께하는 게 효과적이다. 교회청소년부 인도자를 통해 아이들이 유혹받을 만한 잠재적으로 파괴적인 상황에서 벗어나는 연습을 할 수 있는 몇 가지 방법을 청소년부 교육과정에 넣을 수 있는지 알아보라.

또래가 성관계를 요구해올 때 아이들이 저항할 수 있도록 부모는 많은 것을 준비해야 한다. 아이들이 자신의 생각을 소신대로 말할 수 있도록 격려해왔던 그 자녀양육방식을 청소년기에도 유지해야 한다. 십대에 접어든 아이들이 자신의 생각을 소신 있게 말할 수 있도록 격려하고 있는가? 아니면 자신의 소신을 밝힐 수 있는 아이의 능력을 비하하면서 아이가 뭔가 주장하면 '말이 많다.'거나 '건방지다.'라고 비판하지는 않는가? 항상 무엇을 해야 하는지 알려주어서 스스로 생각하고 결정할 기회를 박탈하고 있지는 않은가?

안 된다고 말하라 청소년이 거절할 수 있도록 격려할 때에는 다음 몇 가지를 지키자. 여기서는 여자청소년을 중심으로 언급하겠다. 먼저 간단히 안 된다고 말할 수 있도록, 그리고 안 된다는 의사를 반복할 수 있도록 격려하라. 데이트상대나 다른 누구에게도 이유를 설명하거나 결정을 정당화하지 않아도 된다. "아니, 나는 그렇게 안 할 거야.", "아니, 내 마음을 바꾸지 않을 거야. 그리고 너에게 설명할 필요도 없어.", "아니, 이유에 대해 얘기하고 싶지 않

아. 안 돼." 등을 말할 수 있게 연습시켜라.

그런 다음 또래가 성적 행위를 강요할 때, 오히려 사태를 역전시키는 방법을 가르쳐라. 딸이 다음과 같이 말하도록 가르쳐보자. "왜 너는 계속 나에게 강요해? 왜 내가 싫어하는 것을 시키려고 하니? 내가 안 된다고 말했는데, 왜 계속 강요하니? 왜 너는 네가 원하는 것이 내가 원하는 것보다 더 중요하다고 생각하니? 나는 거절할 권리가 없니? 너는 왜 안 되는 것을 안 된다고 한 내 말을 무시하니?"

아이들이 강요받을 때, 분노나 좌절감을 표현하도록 알려줘라. "나는 점점 더 화가 나. 너는 계속 내 말을 무시하고 있어. 나를 네 맘대로 하려고 하는데, 너무 기분 나빠. 나는 절대 그렇게 하지 않을 거야! 내가 이미 안 된다고 분명히 말했는데도 너는 계속 강요하고 있어. 이건 네가 나를 존중하지 않는다는 뜻이고, 그 사실에 나는 정말 화가 나."

물론 남자청소년도 똑같이 또래 남자아이들과 적극적인 여자청소년의 강요를 강력하게 거절할 수 있도록 준비해야 한다. 우리 자녀의 곁에 영적으로 강한 또래친구들이 있다면, 또래의 강요는 거절하기 쉬워진다. 부모는 자녀가 올바른 또래친구를 사귈 수 있도록 격려하고 도와주어야 한다. 탈의실에서 허풍을 떨며 성적인 업적을 이야기하는 다른 남자아이들이 아마도 여러분의 아들을 모자라는 사람으로 몰고, 동성애자라며 비난하고, 괴롭힐지도 모른다.

아이가 다른 또래와 다르고 두드러지기 때문에 어떤 면에서는 핍박받을 수 있다는 것을 예상하여 예방조치를 취해야 한다.

적극적인 여자청소년의 강요에 우리 아들들이 물리적인 힘으로 제압될 가능성은 적다. 하지만 "네가 나를 좋아한다는 걸 보여줘.", "네가 여자애 같다고 소문낼 거야."라고 협박하거나, 또는 "넌 이걸 원하지 않아?"라고 직접적이고 노골적으로 유혹하면, 저항하기 어려워진다.

빠져나오라 아이들에게 단순히 거절하라고만 하지 말고, 위험한 상황에서 자신을 구할 수 있도록 준비시켜야 한다. "그래. 지금 당장 집에 데려다줘. 그렇게 하지 않으면, 우리 부모님과 나는 너의 부모님께 너의 행동을 빠짐없이 다 말할 거야." 딸이 상황을 역전시키는 데 도움이 될 만한 말을 딸에게 가르쳐주라. "다른 어떤 행동을 더한다면, 우리 부모님은 경찰서로 나를 데려가서, 성폭행범으로 너를 고소할 거야. 우리 아버지는 내가 싫어하는 것을 강요한 사람은 누구든지 감옥에 보내신댔어!"

성적 신념을 지키는 외로운 싸움에 혼자 두지 마라

성경의 권위를 받아들이며 사는 그리스도인과 비기독교적인 가치관을 지닌 사람들은 삶의 방식이 각각 다르다. 그러다 보니 비기독교적인 가치관을 지닌 사람들 틈에서 그리스도인 부모와 자녀가 성경의 권위를 신뢰하며 성적 순결함을 지키는 것은 여간 어려운 일이 아니다. 마치 혼자만 이상한 나라에 온 사람이 된 것 같아 외로워지면서 그동안 지켜온 성적 신념에 큰 도전을 받게 될 것이다. 이때 그와 함께 성적 신념을 같이하는 사람이 한두 명만 있다면 큰 힘이 된다. 자녀들은 같은 성적 신념을 가지고 있는 친구들 속에서는 큰 어려움이 없지만, 그렇지 않은 친구들 속에서는 다양한 어려움에 처하게 된다.

자녀에게 롤모델이 되어줄 십대 후반의 선배들을 찾아보라. 청소년부의 회장이라든가 우리 자녀를 훈육해줄 만한 십대 후반의 조력자를 찾아 자녀와 연결해주자. 또 순결에 대한 내용을 다룬 좋은 영화를 보여주어 자녀가 성적 영역에서 혼자만 싸우고 있다는 느낌을 줄일 수 있도록 부모로서 최선을 다해 노력해보자.

십대 청소년에게 또래의 압박은 가장 큰 성적 위험 중 하나이다. 자녀가 압박에 굴복하지 않고 신념을 지켜낼 수 있도록 부모는 적극 도와주어야 한다. 그러려면 또래의 압박에 대항할 수 있도록 자녀와 같은 신념을 지닌 또 다른 또래의 지지세력을 키워주어야 한다.

지지세력이 있으면, 자녀는 또래의 압박에 크게 영향을 받지 않을 것이다. 가능한 한 자녀가 다니는 교회 내의 청소년부, 학교 내의 기독교동아리 등을 통해 성적 순결함을 지키려는 다른 십대들과 관계를 맺을 수 있도록 격려하라. 또한 자녀가 서 있는 곳에 대한 확신과 또래의 압박에 저항할 수 있는 정보를 갖추도록 하라. 그러면 자녀는 외로운 싸움에서 당당히 이겨낼 것이다.

Chapter 16

피임은 성경적인 것일까?
비성경적인 것일까?

앤은 딸 베카에게 성관계에 대한 교육을 제대로 못 해준 것 같아 마음이 몹시 괴로웠다. 3년 전부터 딸에게 월경의 여러 가지 사실을 이야기해주었는데, 너무 늦었다는 생각이 들었기 때문이다. 베카는 이미 학교에서 다 들은 얘기라고 투덜댔으며, 또 엄마와 그런 이야기를 나누는 것을 당황스럽고 부끄럽게 여기는 듯했다. 그 이후로 앤은 베카에게 남자아이들과의 관계에 대해 여러 번 물어보았지만, 회피하는 답변만 들었다. 앤을 가장 곤혹스럽게 한 것은 베카가 아무런 질문도 하지 않고, 또 아무런 얘기도 하지 않으려 한다는 것이었다. 앤은 베카가 만 14세가 될 때까지 하나님의 성적 규칙에 대해 얘기한 적이 없었다. 이미 베카는 엄마 말을 귓등으로 흘려듣고 있었다. 앤은 지난 6개월 동안, 딸의 변화를 감지했다. 베카는 교회활동이나 청소년부에서 확연히 멀어졌다. 그리고 험악하고, 오만하며, 교활한 만 16세 아이들과 어울리면서 부모의 말에 자주 반항했다. 앤은 방금 베카가 집 앞 현관에서 친구와 소곤대는 이야기를 들었다. 어울리는 무리 중 한 친구가 낙태하려고 한다는 내용이었다. 앤은 걱정했다. '우리 딸 베카가 성관계에 대한 하나님의 기준에 따르려는 마음이 있기는 한 것일까? 혹시라도 임신 6개월에 낙태하려는 아이가 사실은 베카이면 어쩌지? 하나님은 내가 어떻게 하길 원하실까?'

오늘날 십대가 성관계에 대해 알아야 할 것은 무엇일까? 많은 비종교적 전문가는 십대 대부분이 성욕이 왕성하므로 그들에게 필요한 것은 어떻게 하면 성적 행위에 대한 죄책감이나 수치심을 느끼지 않을 수 있는지, 어떻게 하면 성병에 감염되지 않을 수 있는지, 어떻게 하면 임신을 피할 수 있는지, 어떻게 하면 임신했더라도 안전하게 낙태를 할 수 있는지를 아는 것이라고 한다.

하지만 그리스도인 부모의 입장은 이와는 다르다. 우리 자녀가 하나님의 사람으로 자라서 하나님의 자비와 은혜를 풍족히 경험하고, 예수님처럼 되기를 소망한다. 성적인 부분에서는 모든 형태의 성적 더러움을 멀리하고, 결혼관계 안에서 연합하여 성적 즐거움을 만끽하거나, 혹은 건전한 독신의 삶을 준비하기를 바란다.

만약 우리의 목표가 아이들의 성관계를 막는 것이라면, 아이들에게 피임에 대해 알려줄 필요가 있는가? 성적으로 왕성할 가능성이 있는 십대에게, 성행위를 권하는 듯 임신과 성병을 방지하는 방법에 대해 알려주는 것이 옳은 것인가, 잘못된 것인가?

피임과 산아제한이라는 용어의 의미와 각각의 주요방법에 대해 알아보자. 또 그리스도인 자녀들이 피임에 대해 알아야 하는지, 알아야 한다면 무엇을 알아야 하는지에 대한 어려운 문제에 대해 살펴보고, 최선의 결론을 내려보자.

피임 및 산아제한의 의미와 방법들

피임은 문자 그대로 생명의 첫 순간부터 임신을 방지하는 것이다. 산아제한은 임신부터 정상출산 직전까지, 건강한 아기의 정상적인 출산을 방지하는 포괄적인 개념이다.

산아제한에는 다음 3가지 방법이 있다. 난자와 정자의 수정을 막는 방법, 수정란이 자궁벽에 착상하는 것을 막는 방법, 임신 9주 후의 태아를 죽이는 방법이다.

산아제한법1, 정자와 난자의 수정을 막는 피임법

정자와 난자의 수정을 막는 피임방법은 주로 4가지로 나뉜다.

자연피임 여성의 생리주기 동안 임신가능한 배란기를 정확히 파악한 뒤, 부부는 그 기간 동안 성관계를 갖지 않는 피임방법을 말한다. 배란기에는 여성의 기초체온이 약간 높아지고 자궁경부의

점액이 분비되는데, 민감한 여성은 배란기를 정확히 예견할 수 있다. 하지만 배란시기를 잘못 계산할 경우에는 임신할 확률이 크다.

차단피임 정자와 난자 사이에 물리적 또는 화학적 방해물을 두어 피임하는 방법이다. 남성 및 여성용 콘돔, 페서리(자궁경부캡), 피임스펀지, 살정제 등이 있다. 남성의 음경에 착용하는 콘돔은 정자가 여성의 난자에 가지 못하게 차단하고, 여성용 콘돔, 페서리, 피임스펀지는 여성의 자궁경부에 착용하여 정자가 여성의 자궁 및 나팔관에 접근하는 것을 막는다. 살정제는 정자를 죽여서 난자와의 수정을 불가능하게 한다. 살정제는 종종 페서리와 같이 사용되기도 한다.

피임법 중에서 성병감염을 방지하는 것은 콘돔뿐이다. 페서리나 경구용피임약(알약)은 질병방지 효과는 없고 오직 피임만 가능하다. 질병감염은 임신만큼이나 중요하고 심각한 문제인데, 많은 십대가 피임을 하면 임신뿐 아니라 질병도 방지할 수 있다고 잘못 알고 있다. 전혀 그렇지 않으며, 피임을 중지하면 임신이 가능하다.

경구용피임 경구용피임약 및 경구용피임약과 동일한 호르몬을 피부를 통해서나 질의 링을 통해서 분배하는 피임용 패치 및 피임용 이식이 있다. 정확히 이러한 호르몬에 의한 피임방법이 어떤 효과를 내는지에 대해서는 약간 모호하다. 하지만 의학계에서는, 이런 방법은 배란을 막기 때문에 이것을 시도하는 동안에는 수정란을 내보내지 못한다는 데 의견이 일치한다. 경구용피임이나 호르몬에 의한 피임을 중지하면 임신이 가능하다.

불임수술　남성의 정관절제술과 여성의 난관결찰술이 있다. 정관절제술을 하면, 성관계 시 남성이 사정하는 정액에 살아 있는 정자가 들어가지 못한다. 정상적으로 사정하는 것 같지만, 현미경으로 정액을 조사해보면 정자가 발견되지 않는다. 난관결찰술은 성숙한 난자가 난소에서 나팔관을 지나 자궁으로 향하는 것을 막는다. 난관결찰술은 두 나팔관을 절단해서 난자가 자궁에 들어가지 못하고 정자도 자궁을 벗어나지 못하게 한다. 그래서 정자와 난자는 두 가지 방법으로 인해 수정되지 못한다.

정관절제술을 했더라도 복원술을 받으면 임신이 가능하다. 그러나 난관결찰술을 받았다면, 거의 영구적으로 임신이 불가능하므로, 난관결찰술을 받기 전에 신중하게 고민해야 한다.

산아제한법2. 수정란의 착상을 막는 반착상법

반착상법은 여성의 자궁에 수정란이 착상하는 것을 막는 방법이다. 정자와 난자가 만나 수정이 된 후 여성의 자궁벽에 자연착상하지 못하게 방해하는 것으로, 사후피임약을 복용하거나 자궁 내 장치를 끼우는 방법이 있다. 수정란에 직접 해를 가하거나 죽이는 직접적인 행동은 없지만, 수정란이 자궁에 착상하지 못하면 유산이 된다.

반착상법의 도덕성에 대해서는 많은 논쟁이 있다. 반착상법은,

많은 경우 임신초기에 일어나서 여성은 자신의 임신사실조차 알아차리지 못하므로 자연유산과 유사하다고 한다. 더욱이 여성은 난자의 수정여부뿐 아니라 생명이 잉태되었다는 사실조차 알지 못하므로 '임신을 끝낸다.'는 고의적 선택을 하지 않아도 되어 편안한 마음을 가질 수 있다. 이런 점에서 반착상법을 받아들이고 옹호하는 사람들이 있는가 하면, 생명윤리를 들어 반착상법을 반대하는 사람들도 있다.

생명은 임신시점에서 시작한다고 믿는 사람들에게 반착상법은 받아들일 수 없는 방법이다. 그들은 반착상법이 성관계의 결과로 잉태된 아기를 죽게 만드는 고의적인 행동이라고 주장한다. 임신을 발생부터 막을 수 있는 방법이 따로 있다는 것을 생각하면, 이 방법을 일반적으로 사용하기에는 도덕적이지 않다는 데 동의한다.

산아제한법3, 임신을 끝내는 낙태

낙태는 임신을 끝내는 방법으로 여성의 자궁 속에 살아 있는 태아를 죽이겠다는 의미와도 같다. 낙태의 방법은 다양한데, 어떤 낙태법은 자궁에 이미 착상되어 성장하는 태아(Embryo, 임신 8주까지의 태아)를 죽게 하고, 또 다른 낙태법은 임신이 더 진행된 후에 성장하고 있는 태아(Fetus, 임신 9주 후의 태아)의 생명을 직접적으로 파괴하기도 한다. 낙태는 인간의 생명을 고의적으로 끝내는 것에 해당하므로, 우리는 이것을 부도덕하고 용납할 수 없는 것으로 판단한다.

피임의 도덕성 VS. 피임의 동기

피임 자체가 도덕적인가? 많은 로마 가톨릭교도나 몇몇 보수성향의 개신교도는 피임 자체를 내재적으로 부도덕한 것으로 여긴다. 그들은 피임 자체의 비도덕성을 이유로 자녀에게 피임에 관한 이야기를 하지 않아야 한다고 주장한다. 반면 대부분의 개신교도와 많은 가톨릭교도는 이와 생각이 다르다. 결혼관계 내의 피임의 인정 여부를 다루는 도덕적 문제를 짧게 살펴보자.

성관계와 출산의 본질은 무엇인가?

성관계에 따른 출산의 본질에 대한 다음 3가지 시각이 있다.

모든 성관계는 임신가능성을 전제로 한다 전통적인 로마 가톨릭은 모든 성관계는 임신가능성을 전제로 한다는 견해를 가지고 있다. 즉, 성관계는 그 본질상 출생의 가능성을 포함하고 있다는 것이다. 성관계와 자녀를 낳을 가능성을 분리하는 것은 부자연스러운 것이며, 임신을 막는 것은 성관계에 대한 하나님의 의도에 반하는 것이라고 주장하면서 자연피임 이외의 피임 및 산아제한을 반대한다.

임신계획에 따라 피임이 가능하다 성관계를 통한 임신가능성은 인정하지만, 모든 성관계에 대해 임신을 생각하는 것은 너무 과하다는 견해이다. 만약 부부가 언제쯤 아이를 가지겠다는 계획이 있다면, 그 시기까지는 피임이 가능하다고 주장한다.

성관계와 임신은 별개이다 성관계를 임신과 연결하여 생각하지 말고 선택사항으로 받아들여야 한다는 견해이다. 세계적으로 인구가 증가하고 있고, 아이를 낳아 키우는 데 부모의 많은 능력이 필요하므로 성관계와 임신을 연결해서 생각할 이유가 없다고 주장한다.

여러분은 어떤 견해에 동의하는가? 첫 번째 견해는 모든 피임을 부도덕하게 여기고, 두 번째 견해는 부부의 동기나 기타요인에 따라 피임을 용인하고, 세 번째 견해는 피임을 항상 용납한다. 성관계와 출산, 그리고 피임을 바라보는 시각에 대해 좀 더 살펴보자.

출산은 명령인가? 축복인가?

어떤 사람들은 창세기에 하나님께서 아담과 하와에게 "생육하고 번성하여 땅에 충만하라."(창 1:28)고 하신 말씀을 명령이라고 주장한다. 그러나 많은 성경학자는 이것은 창세기의 의도를 잘못 이해한 것이라고 밝혔다. 이 문장은 명령이 아니라, 축복이라는 것이다. 히브리 사회에서 축복은 종종 영어로는 명령처럼 들리게 표현되곤 했다. 예를 들어, 고향을 떠나 이삭과 결혼하겠다는 리브가에게 리브가의 가족은 복을 빌어주었다. "우리의 누이야, 너는 천만

인의 어머니가 되어라."(창 24:60) 이것은 리브가에게 수천, 수만의 자녀를 낳으라는 명령이 아니다. 그녀가 축복받기를 바라는 소망을 강조한 표현이다. 우리는 번성하도록 명령받은 것이 아니며, 오히려 자녀를 가질 가능성은 하나님이 주신 놀라운 축복이다.

모든 것은 하나님의 주권 안에 있다

피임은 하나님의 주권적 의지와 인간의 선택권 사이의 갈등으로 보이는 또 하나의 영역이다. 피임을 통해 인간이 임신을 거부하면, 그것은 하나님의 주권적인 뜻을 좌절시키는 행동이 되는가? 그렇다면 인간의 전략으로 하나님의 뜻을 좌절시킬 수가 있단 말인가? 이것은 모든 그리스도인이 한 번쯤 생각해봄직한 의미 있고 복잡한 문제이다.

인간의 성행위는 하나님의 명확한 뜻과 계획이 담겨 있는 영역으로, 하나님은 우리가 무엇을 하든지 하나님의 목적을 이루신다. 즉, 모든 것은 하나님의 주권 안에 있다. 자녀출산은 우리의 의지나 능력으로 되는 일이 아니다. 그런데 하나님은 인간에게 자유의지를 주셔서 '그 주권 안에서' 우리가 출산을 미룰 수 있도록 허용하신다. 즉, 하나님의 주권 안에서 우리가 임신을 원하고, 임신시기, 자녀의 수, 터울 등을 선택한다면, 하나님은 우리가 소망하는 것을 허락할지도 모른다. 그러므로 피임에 대한 결정은 부부가 함께 기도하고 심사숙고해야 한다.

피임의 동기에 대해 깊이 성찰하라

피임의 도덕성을 말하기에 앞서, 피임의 동기에 대해 깊이 생각해보자. 이미 자녀 여섯을 둔 40대 중반의 부부가 있다. 그들은 깊이 생각하고 기도한 끝에 하나님께서 이미 그들에게 예정된 자녀를 다 주셨다고 믿고, 또 기형아출산 등의 위험을 고려하여 기도한 후 피임을 결정했다. 또 어떤 부부는 경제적으로 빈곤하고 영적 및 감정적으로 감당이 안 되고, 육체가 피곤하다는 이유로 피임을 결정했다.

자, 그렇다면 결혼한 부부에게 피임은 옳은 것인가? 아니면 그른 것인가? 부부가 한마음으로 고민하고 기도했다면, 피임의 동기에 대해 진지한 자기성찰로 반응했다면, 받아들일 수 있는 선택사항이라고 결론 내릴 수 있겠다. 그러나 십대 자녀는 어떤가? 십대가 임신하거나 성병에 감염되는 것은 바람직하지 않다. 결혼하지 않은 십대에게 피임에 대해 가르치는 것을 반대하거나 찬성한다면 그 이유는 무엇인가?

자녀에게 피임법을 가르쳐야 할까?

자녀에게 피임법을 가르쳐야 할까, 가르치지 말아야 할까? 이것은 논란이 되는 문제이다.

자녀에게 피임법을 가르치면 안 된다 어떤 그리스도인은 집, 교회, 학교 어디서든지 청소년 성교육의 하나로 피임법에 대해 가르치는 것을 꺼린다. 그들은 콘돔 등의 피임방법을 가르치는 것은 금욕에 대한 헌신을 방해한다고 강력히 믿는다. 혼외관계에서 성관계를 맺고, 그로 인해 임신과 성병감염이라는 무서운 결과로 이어질 수 있다는 사실 자체만으로도 성관계를 억제하는 효과를 주기 때문에 굳이 피임법을 가르치지 않아도 된다는 것이다. 또한 그들은 피임방법을 자녀에게 알려주는 것은 마치 자녀에게 어떤 것을 하지 말라고 말한 다음, 그들이 부모 말에 불순종할 때 어려움을 어떻게 벗어날 수 있는지 가르쳐주는 것과 같은 모순된 행동이라고 주장한다. 술을 마시면 안 된다고 가르친 뒤에, 술을 마셨을 때 부모와 경찰관에게 걸리지 않는 방법을 가르치는 것과 같다는 것이다. 자녀에게 피임법을 가르치지 말아야 하는 입장의 견해는 다음과 같다.

- 콘돔 사용 등의 피임법은 성관계를 안전하게 해주는 것처럼 보인다. 그러나 사실은 그렇지 않다. 콘돔을 사용해도 임신을 하거나 성병에 걸릴 수 있으며, 임신과 성병으로부터 안전한 방법은 금욕밖에 없다.
- 십대에게 금욕을 가르치고 나서, 피임을 가르치는 것은, "나는 네가 금욕할 수 있을 거라 믿는다. 음, 아니, 사실은 그렇지 않아."라고 말하는 것과 같다. 이는 자녀가 금욕할 수 없다는 사실을 암시하는 아주 파괴적이고 모순적인 메시지이다.

- 피임을 제안하여 최악의 상황을 면할 수는 있겠지만, 결과적으로는 부모가 성관계를 용인하는 셈이 되므로 이것은 파괴적이고 모순적인 메시지이다.
- 십대 소녀에게 피임법을 알려주는 것은 임신과 질병에 대한 두려움이라는 보호벽을 치우는 것과 같고, 남성의 성적 압박에 굴복하게 만든다. 어떤 저자가 말했듯이, 임신으로부터 안전하다는 메시지는 곧 여성이 남성에 의해 성적으로 이용되고, 또 남성을 성적으로 이용할 가능성이 있음을 나타낸다.

자녀에게 피임법을 가르쳐야 한다 어떤 그리스도인은 가정에서 아이들에게 피임에 대해 가르치는 것에 찬성한다. 그 핵심으로 더 큰 죄와 불행을 막자는 것이다. 모든 죄가 하나님의 시각에는 똑같이 악하다고 가르치신 것은 맞지만, 그 죄가 거기서 머물지 않고 상대에게 큰 피해를 준다면, 막을 수 있는 선에서는 막아야 한다고 주장한다. 음욕으로 괴로워하는 사람이 있다고 가정했을 때, 그의 음욕이 육체적 음란행위로 이어졌다면 자신뿐 아니라 상대의 마음도 황폐해진다. 그가 가정이 있는 사람이라면 배우자는 그의 외도 때문에 정신적인 고통에 시달리게 될 것이다. 더욱이 그의 음란한 행동이 임신으로 이어진다면, 출산한 아이는 편부모에게서 자라거나 입양될 가능성이 크다. 오늘날 빈번하게 일어나는 간통은 임신과 유산으로 이어지기 쉬우며, 특히 유산은 하나님의 주신 생명의 열매와는 정반대가 된다. 그래서 그들은 만약 자녀들이 순결을 지킬 것을 장담하기 어렵다면, 우리는 아이들 자신과 상대의 몸에 생길 수 있는 임신과 성병감염이라는 터무니없는 죄를 더하지 않도록 피임법에 대해 충분히 가르쳐야 한다고 주장한다. 그들의 논리는 다음과 같다.

- 성관계 중에 콘돔을 사용하는 것은 금욕하는 것보다 안전하지 않다. 단, 콘돔을 사용하지 않는 성관계보다는 안전하다.
- 종교적으로 보수적인 가정에서 자라고 순결서약을 한 십대는 첫 성관계 시 콘돔 등의 피임을 거의 사용하지 않아서 임신과 성병감염의 가능성이 높다.

피임에 대한 두 견해를 보고 어떤 생각에 고개를 끄덕이는가? 우리 부부가 내린 결론은 부모는 자녀에게 피임에 대해 가르쳐주어야 한다는 것이다. 피임 자체가 결혼관계 내에서 부도덕하다고 여기지 않기 때문이다. 혼외성관계자들의 간음행위는 하나님이 보시기에 분명 악한 행동이다. 그러나 그들이 피임을 하지 않아서 자신과 다른 무고한 사람들, 이를테면 미래배우자나 출산할 아이를 보호하는 데 실패한다면, 더 큰 악행을 불러온다는 건 명백한 사실이다. 어쨌든 자녀들은 학교나 대중매체, 또래들과의 대화에서 피임에 대해 배우게 될 것이다. 부모가 자녀에게 먼저 가르쳐주거나, 이미 들은 것을 다시 검토해줄 때 우리는 자녀에게 피임에 대한 영적인 시각을 알려줄 수 있다.

피임에 대해 가르치는 근본적인 이유

비종교적 전문가들은 아이들의 효과적인 피임은 성적 행위에 대한 죄책감이나 근심을 덜어주는 것이라고 말한다. 또 많은 비종교적 성교육 프로그램도 종교적 신념을 잃게 하는 것이더라도, 효과적인 피임법을 통해 죄책감을 덜어주는 데 그 목표를 둔다. 그리스도인 부모라면 이런 프로그램에 자녀를 참여시킬 수 있겠는가? 피임이 마치 혼전성관계의 죄책감을 덜어주는 수단으로 사용되는 것은 하나님의 규칙에 따른 것이 아니다. 무엇보다 중요한 것은 성관계에 대한 하나님의 기준을 자녀에게 신실하게 가르치는 것이며, 그 기준의 가치를 벗어나지 않는 범위에서 피임에 대해 가르쳐야 한다.

도덕적 절대원칙 주장하기

하나님의 기준에 대해 세상은 그 기준에 얽매이지 않아도 된다고 주장한다. 성적으로 왕성해지는 십대들이 피임을 편하게 여길 것도 권한다. 하지만 이런 내용은 그리스도인 부모라면 동조할 수 없다. 하나님의 기준은 절대적인 것이다. 부모는 아이들이 자신의 인생에 대해 용감한 결정을 내릴 수 있도록 격려해야 한다. 물론 아이들이 부모 뜻대로 하나님의 기준을 따르지 않을 수도 있다. 혹시라도 아이들이 하나님의 기준에 역행하기로 결정한다면, 질병에 감염되지 않도록 또 무고한 아이가 임신되지 않도록 효과적인 피임법을 사용하라고 가르쳐야 한다. 그리고 아이들 사이에 돌고 있는 잘못된 피임정보를 바로잡고, 정확한 정보를 알려줘야 한다.

피임에 대한 근거 없는 정보를 자녀에게 이야기하라

부모라면 청소년들 사이에 떠도는 피임에 관한 근거 없는 이야기도 당연히 인지하고 있어야 하며, 그것에 대해 자녀와 진솔하게 이야기를 나누어야 한다. 주로 떠도는 근거 없는 이야기는 다음과 같은데, 모두 잘못된 내용이다.

- 첫 성관계 시에는, 임신하거나 질병에 감염되지 않는다.
- 오르가슴을 느끼지 않았다면, 임신하거나 질병에 감염되지 않는다.
- 월경 중에는 임신하지 않는다.
- 서거나 앉아서 하는 성관계 혹은 여성상위 체위와 같은 특정체위에서는 임신되지 않는다.
- 성관계 직후 소변을 보면, 임신하지 않는다.
- 부엌용 랩이나 비닐백과 같은 물질로 수제콘돔을 만들어 사용하면, 임신과 질병을 예방할 수 있다.
- 소다수나 베이킹소다와 같은 물질로 질을 세정하면 임신과 질병을 예방할

수 있다.
- 남성이 질외사정을 하면 임신을 예방할 수 있다.
- 남성의 음경이 질에 삽입되지 않으면 임신하지 않는다.

십대는 피임에 대해 실패할 확률이 높다

성관계를 잘 알지 못하는 십대는 피임에 대해서도 무지할 수밖에 없다. 그런 탓에 부모는 십대의 경우 어떤 피임법을 사용하더라도 실패할 확률이 높다는 사실을 알려줘야 한다. 가장 실패율이 낮은 경구용피임법도 십대에게는 실패율이 높다. 사실 가장 효과적인 피임법은 안정된 관계 속에서 여러 번 피임법을 시도했을 때 얻어진다.

성인이 콘돔을 사용했을 때보다 십대가 사용했을 때 훨씬 실패율이 높다고 한다. 대부분의 성인 부부는 부부성관계를 통해 콘돔을 적절히 사용하는 법을 배우는 조정시간을 갖지만, 죄책감과 조급함에 휩싸인 십대에게는 적절한 콘돔사용법을 배울 시간적 여유가 없다. 그래서 그런지 십대들은 콘돔이 찢어지는 경험을 자주 하기도 한다.

피임효과를 높이기 위해서는 콘돔이 찢어지지 않도록 주의하여 정확히 착용하고, 성관계 후에도 정액이 흐르지 않게 조심스럽게 다루고, 성관계 시 따르는 마찰을 줄이기 위해 인공윤활제를 함께 사용하고, 적절히 보관해야 한다. 마지막으로 연습을 통해 정기적으로 사용해야 한다. 이런 조건들 중 어느 것도 십대에게는 해당되지 않으며, 콘돔 사용이 십대의 임신이나 성병감염을 줄여주기는 하지만, 임신가능성은 여전히 성인 부부에 비해 높다는 점을 기억해야 한다.

질병이나 임신에 대한 완벽한 방어책은 없다

절대적으로 안전한 성관계란 없다. 어떤 방법도 모든 임신과 성병감염을 완벽히 막을 수 없다. 물론 콘돔을 사용하면, 임신과 질병의 가능성을 줄이는 데 도움이 된다. 그러나 임신과 성병감염을 방지해주는 콘돔도 인간유두종바이러스의 전파를 완벽히 막지는 못한다. 이처럼 절대적으로 안전한 성관계는 없지만, 좀 더 안전한 성관계는 있다.

아이들에게 가장 강력한 메시지 중 하나는 혼전성관계가 질병이나 임신의 위험을 초래할 만큼 가치 있는 게 아니라는 것이다. 하지만 이것이 하나님이 뜻하는 성욕의 도덕적 핵심은 아니다. 즉, 성관계에 위험이 따르기 때문에 하나님이 그것을 금지하신 게 아니다. 그렇지만 성관계에 따르는 위험은 하나님의 법이라는 영원한 가치를 기억하는 데 도움이 된다.

책임감 있는 사람으로 성장하게 하라

인간은 끓어오르는 호르몬에 종속되는 하등동물도, 심리학적으로 프로그램화된 로봇도 아니다. 아이들은 성적 행동이 우연히 일어나는 것이 아니라는 사실을 알아야 한다. "나도 무슨 일이 일어났는지 모르겠어요."라고 주장하는 청소년은 자신의 행동에 책임지기를 거부하는 것이다.

인간은 결정능력이 있는 존재이다. 부모는 아이들이 데이트하기 훨씬 전부터 할 것과 하지 말아야 할 것에 대해 아이들 스스로가 결정하게끔 가르쳐야 한다. 그렇지 않으면 내 아이가 아무도 없는 아파트에서 진한 스킨십을 하거나 지갑에 콘돔을 가지고 다니는 십대 남자아이로 자랄 수도 있다. 혹은 바람둥이라고 평판이 자자한 남자아이와 술을 잔뜩 퍼마시는 십대 여자아이로 자랄지도 모른다.

부모는 선택에 대한 책임감을 자녀에게 정확하게 물어야 한다. 부모는 그들의 영원한 보호자가 아니며, 그들을 위해 모든 결정을 해줄 수 없으므로 자녀들 스스로가 성적인 책임감이란 게 얼마나 큰 것인지 깨달을 수 있게 해야 한다. 강간을 제외한 모든 성관계는 그들에게 '우연히 일어나는' 것이 아니라 '선택하여 일어나는' 것이다. 선택에는 두 갈래 길이 있다. 책임감 있는 사람으로서 하나님의 길을 가든지, 아니면 자신만을 믿으면서 이기적인 길을 가는 것이다. 그들은 삶의 성적 영역에서, 아담과 하와처럼 순종과 불순종 중에 선택해야 하는 많은 상황 중에 하나를 마주한 것이다. 그들은 빛을 쫓아가거나 어둠 속으로 들어가게 될 것이다.

피임에 대한 어느 엄마의 독백

　베카, 오늘 너에게 피임에 대해 몇 가지를 알려주고 싶구나. 그리 길지 않은 얘기지만, 하고 싶지 않은 얘기여서, 좀 힘이 드는구나. 네가 결혼하기 전까지는 몰랐으면 좋겠다고 기도해왔거든.
　성생활과 성관계에 대한 하나님의 시각을 너에게 알려주었지? 여성으로서 네 몸은 사랑을 느낄 수 있는 능력과 남성에 대한 갈망이 있단다. 또 성관계를 하고, 성관계의 기쁨을 느낄 수 있는 능력, 아기를 가지고 낳을 수 있는 능력 모두 하나님이 주신 놀라운 선물이란다. 하나님은 네가 그것을 잘 사용하길 원하셔. 성관계는 너와 남편을 '연결'해주는 행위로, 둘을 하나로 만들어주는 부부관계를 위해 만들어졌어. 결혼까지 성관계를 미루는 것은, 그렇지 않은 경우보다 하나님을 영광스럽게 하고, 네 성품을 기르고, 더 좋은 결혼관계를 위한 기초를 쌓게 해준단다.
　안타깝게도 모든 십대가 이 문제에 대해 하나님의 길을 따르지는 않아. 네가 고등학교 3학년이 될 때쯤엔, 아마 너희 학년 반 이상의 여학생들이 성관계를 경험하게 될 거야. 어떤 아이들은 한 번이지만, 어떤 아이들은 아주 많은 경험을 할 거야. 임신하고 낙태를 하는 아이들도 있겠지. 아이를 낳는 아이들도 있을 테고. 몇몇의 그리스도인 친구들도 죄를 짓게 될 거야. 하지만 너만은 죄를 짓지 않기를 기도한단다. 혼전성관계는 하나님을 불명예스럽게 하고, 질병과 임신의 위험을 초래하지. 하나님이 계획하신 선을 벗어나서 혼외성관계를 하는 것은 자신과 다른 사람의 삶을 가지고 게임을 하는 것과 마찬가지란다.

그런 관점에서 나는 너에게 두 가지를 말하고 싶어. 먼저, 성관계는 절대로 우연히 일어나는 것이 아닌 선택에 의해 일어나는 것이라는 거야. 하나님의 방법으로 삶을 살 것인가, 아니면 하나님의 방법을 버리고 자신의 방법으로 삶을 살 것인가 선택해야 해. 나는 네가 하나님의 방법을 선택하길 바라지만, 어느 쪽이든 결정을 해야 한단다. 나는 네가 올바른 길을 선택하고 또 그 길을 따라 살 수 있다고 믿어. 그렇게 되도록 기도한단다.

두 번째로, 네가 죄를 선택한다면, 다시 말해 네가 하나님의 길을 버리고 세상의 길을 선택한다면, 네가 질병과 임신으로부터 너 자신과 다른 사람들을 보호할 수 있어야 해. 네가 하나님의 성에 대한 규칙을 어기는 것은 그분의 마음을 아프게 하는 죄야. 그뿐 아니라 임신하고 무고한 아이를 낳아서 상처 주거나, 혼외성관계로 인해 수년 동안 네 자신을 괴롭히거나 생명을 앗아갈 질병에 걸리는 것은 얼마나 더 악할지 생각해봐. 콘돔과 경구용피임약이 혼전성관계를 바로잡을 수는 없지만, 아주 끔찍한 것들이 일어나는 것은 막을 수 있어.

우리 딸, 나는 네가 성적인 죄를 짓는 삶을 살지 않았으면 좋겠구나. 하나님은 네게 더 많은 것을 기대하신단다. 하나님은 네가 순결하기를 원해서. 물론 하나님을 위하는 게 옳은 일이지만, 순결한 삶을 살지 않기로 마음먹는다면, 네가 네 결정을 솔직하게 인정하길 바란단다. 또 네 자신을 보호해서 너를 더 깊이 상처 주지 않도록 지성을 가지길 기도한다.

피임에 대해 몇 가지 알려줄게. 이미 많은 것을 들었겠지만, 내 의견을 알려주고 싶고, 또 네가 큰 그림을 보기 바라니까. 결혼 전에 이와 같은 정보가 필요한 경우는 잘못된 길을 선택한 친구를 도와줄 때뿐이기를 바란다. 경구용피임약이나 콘돔 사용에 대한 세세한 이야기는 필요 없겠지. 피임약은 복용방법을 알려주시는 의사선생님의 처방을 받아야 한단다. 매일 복용해야만 효과를 볼 수 있고, 또 복용 후 효과가 있을 때까지 시간이 좀 걸리지. 피임약은 배란을 막아서 임신하지 못하게 하지만, 질병을 예방하진 못해.

콘돔은 약국에서 누구나 구입할 수 있지만, 올바로 사용하지 않으면 효과를 보기가 어려워. 콘돔을 잘못 사용하면, 전혀 사용하지 않는 것과 같아. 콘돔은 성병전염을 많이 막아주지만, 완전히 막아주는 건 아니야.

임신방지법에 대한 근거 없는 이야기는 믿지 마라. 콘돔과 피임약을 사용해도 많은 경우 임신하고 질병에 감염된단다.

나는 네가 선하고 옳은 하나님의 법을 따르기를 기도한단다. 그러나 만약 네가 성관계를 하겠다고 결정한다면, 나에게 말해주렴. 네 결정에 대해 다시 한 번 얘기하고 싶어. 그래도 네 마음을 바꿀 수 없다면, 임신과 질병감염 가능성을 낮추기 위해 네가 알아야 할 것들을 알려줄 사람을 만나게 해줄게. 그 가능성은 낮출 수 있지만, 혼외성관계는 전혀 안전하지 않단다. 심지어 결혼관계에서조차 피임한다고 해서 꼭 임신이 안 되는 것은 아니란다. 하나님이 그렇게 만드셨어. 그렇지만 결혼관계 내에서는 하나님이 계획하신 방법으로 성관계를 경험하고, 도전과 기쁨을 함께 나눌 영혼의 동반자를 얻게 될 거야.

Chapter 17

용서하고 치유하고 구원하는 하나님의 사랑

자녀양육은 그리스도인의 삶 전체와 유사하다. 수고하는 삶이자 쉼을 얻는 삶이다. 경기에서 달려야 하고(고전 9:24), 목표를 향해 나아가야 하고(빌 3:7~16), 두려움과 떨림으로 우리의 구원을 이루어가야 하고(빌 2:12), 성숙함으로 나아가야 하고(히 6:1), 좁은 문으로 들어가야 하고(마 7:13), 우리 십자가를 지고 그리스도를 따라야 한다.(마 10:38) 또한 그리스도인의 삶은 쉼을 얻는 삶이다. 주님을 믿고(잠 3:5~6), 그분을 섬기고(시 27:14), 쉬운 멍에를 지고(마 11:29~30), 주님 안에서(요 15:4) 그분의 말씀 안에서(요 8:31) 거하며, 그분의 안식에 동참한다.(히 4:10~11)

수고하며 쉼을 얻는 것은 그리스도인 삶의 심오한 모순이기도 하다. 자녀양육 또한 그러하다. 이 땅의 부모들이여, 자녀의 성징을 형성하기 위해서 모든 힘과 창의성을 발휘하여 수고하라.

어떤 부모는 충분히 수고하지 않는다. 단순히 어디에서 시작해야 하는지, 무엇을 해야 하는지 모를 수도 있고, 평생 노력해야 할 소중한 결혼과 가족에 대한 꿈을 잃어버린 채 살고 있을지도 모른다.

그러나 희망적인 것은 이 책의 내용을 전부 읽었다면, 그 과업을 이루기 위해 연구하고 탐색하는 과정에 첫발을 내디뎠다는 것이다. 늦었다고 생각하지 말고, 하나님을 신뢰하고 지금부터라도 자녀양육을 시작하자. 그리스도 안의 삶은 수고 속에서 쉼도 얻는다는 것을 기억하라.

우리를 구원하시는 하나님의 사랑

좋은 가정에서 나쁜 일이 일어나기도 하고 나쁜 가정에서 좋은 일이 일어나기도 한다. 부모는 자신이 약하고 일에서 실패하더라도 아이들만큼은 올바른 길로 가기를 간절히 바란다. 하지만 부모가 아무리 노력해도 아이들은 야속하게 잘못된 길로 빠져들기도 한다. 특히 아이가 성적으로 왕성하여 방탕을 일삼을 수 있고, 임신하거나 임신시킬 수 있고, 낙태할 수도 있다. 또 그것을 여러 번 반복할 수도 있다. 이와 같이 아이들의 잘못된 선택에 부모는 어떻게 대처해야 할까?

복음의 핵심을 기억하자. 우리가 죄를 지어 의롭지 못해 하나님과 멀어졌지만, 하나님께서 당신의 아들 예수 그리스도를 통해 죄 지은 백성을 용서하심으로 여전히 우리가 하나님과 관계를 맺을 수 있다는 것이다. 이 복음의 진리는 자녀 성교육에도 그대로 적용된다. 하나님은 어떤 것도 용서하고, 치유하고, 구원하는 분이시라는 것을 자녀에게 가르쳐야 한다.

> **성교육 제12원칙**
> 하나님은 모든 것을 용서하고 치유하고 구원하는 분이시다.

출애굽기(15:22~26)를 보자. 하나님은 이집트의 노예로 사는 이스라엘 백성을 모세를 통해 극적으로 구해내신다. 하지만 극적인 구출이 있고 나서 3일 뒤, 백성은 목이 마르다며 다시 하나님을 원망한다. 왜 그들을 이집트에 살게 놔두지 않고 구해내셨는지 원망하면서 말이다. 이스라엘 백성은 얼마나 쉽게 하나님의 은혜를 잊어버리는가! 그때 하나님은 모세에게 나무 한 그루를 보여주시고, 모세는 그것을 뽑아 쓴 물 웅덩이에 던진다. 물은 순식간에 단물이 되고, 주님은 "나는 너희를 치료하는 여호와임이라."라고 말씀하신다. 쓴 물 한가운데에 던져져서 어떤 것이든 달게 만들 수 있는 나무는 그리스도의 십자가를 상징하는 것으로 보인다.

요엘서는 백성들의 죄에 대한 하나님의 심판을 예언한다. 들판을 휩쓸어 그들을 굶주리게 하는 메뚜기 재앙은 하나님의 심판에 대한 상징이다. 백성들은 자신들의 신실하지 못함과 죄로 인해 훈련받고 벌을 받았다. 그러나 사람들이 죄를 고백하고 회개하여 죄에서 돌아서기만 한다면, 하나님은 그들에게 축복을 부어주겠다고 약속하신다.

> 메뚜기와 누리가 썰어 먹고 황충과 풀무치가 삼켜버린 그 여러 해의 손해를, 내가 너희에게 보상해주겠다. …(중략)… 이제 너희가 마음껏 먹고, 배부를 것이다. …(중략)… 주 너희의 하나님의 이름을 너희가 찬양할 것이다. …(중략)… 이스라엘아, 이제 너희는 알게 될 것이다. 내가 너희 가운데 있다는 것과, 내가 주 너희의 하나님이라는 것과, 나 말고는 다른 신이 없다는 것을 깨닫게 될 것이다. 나의 백성이 다시는 수치를 당하지 않을 것이다.(욜 2:25~27)

로마서(8:28)를 비롯한 다른 성경구절은 말한다. 우리가 구원자이자 치유자인 하나님께 돌아보기만 하면, 하나님은 어떤 것이든 치유해주시고 구원해주신다고 말이다. 이때 하나님이 우리 행위에 대한 책임을 묻지 않으시거나, 우리의 상황을 없애버리시거나, 하나님의 훈련이 안락하고 편안하다는 내용은 성경구절에 없다는 데에 주목하라.

미혼인 십대 딸이 아이를 낳아 키우게 된다면, 그때부터 딸과 부모의 삶은 다른 방향으로 흘러갈 것이다. 또한 낙태를 경험한 여성은 자신의 몸과 영혼에 그 흔적을 평생토록 지닌 채 살아갈 것이다. 우리가 한 행위에 대한 책임이나 주어진 상황 자체가 없어지거나 바뀌지는 않는다는 것이다. 다윗은 밧세바와의 간음에 대해 하나님께 용서를 받았지만(삼하 11~12장), 아들들의 믿음은 지켜주지 못했다. 모세는 하나님에 대한 불순종으로 나중에 용서를 받았지만, 그 불순종의 대가로 약속의 땅인 가나안에 들어가지 못했다.(민 20:6~12, 신 34장) 이처럼 우리도 죄에 대해 용서받고 그 결과로 치유는 받겠지만, 우리가 한 선택과 다른 사람들이 우리에게 행한 것의 결과는 평생 지고 살아야 할지도 모른다. 시편 저자는, "주 우리 하나님, 주님께서 그들에게 응답해주셨습니다. 그들이 한 대로 갚기는 하셨지만, 주님은 또한 그들을 용서해주신 하나님이십니다."(시 99:8)라고 말했다.

하나님은 강간당한 소녀를 치유해주시지만, 그녀의 삶을 강간 이전의 삶으로 돌아가게 하시지는 않는다. 사탄에게 시험받고 농락당했지만 하나님의 축복과 구원을 경험했던 욥처럼, 수 세기 동안 끔찍한 핍박을 견디고, 그것을 견뎌낼 힘을 하나님께로 받았지만, 자신들의 고통에 대한 마지막 구원은 다음 생까지 기다려야 했던 성인들이 있다.(계 2:8~11) 우리도 끔찍한 일들이 우리에게 일어날 때, 하나님이 치유하고 구원하고자 일하신다는 것을 믿어야 한다. 비록 그 구원의 마지막 열매를 이 세상을 떠날 때 받을 수 있을지라도 말이다.

순결함의 진정한 의미

하나님은 자녀들의 성적 행위에 대해 관심이 많으시다. 아이들이 순결하고 순수한 삶을 살아가기를 온 마음으로 바라는 부모처럼 하나님 또한 그러하시다. 그러나 진정한 순결함은 인간이 노력해서 얻어지는 게 아니라 우리에게 그냥 주어지는 것이다. 진정한 순결함은 양의 피로 죄 씻음 받는 것이기 때문이다. 이것에 대해서는 디도서(2:14), 히브리서(9:14, 10:22), 요한일서(1:7), 그리고 요한계시록(7:14)을 충분히 묵상해보기를 바란다.

자녀가 성적으로 순결한 삶을 살기를 소망하는 것은 분명 옳다. 자녀의 순결한 삶은 하나님을 영광스럽게 하고, 부모와 자녀를 고통과 괴로움에서 구해낼 것이다. 그러나 주의해야 할 점은 자녀를 하나님께로 이끌기보다는 바라새파의 의로움처럼 순결함만을 강조하는 자만과 독선에 빠져서는 안 된다는 것이다. 부모가 죄를 짓듯 자녀들도 죄를 지을 수 있으며, 부모가 마음이 깨지듯 자녀들도 마음이 깨져서 하나님을 찾게 된다.

진정한 순결함은 완전히 죄를 짓지 않는 것이 아니라 죄를 짓지 않도록 노력하되, 죄를 지었을 때 깨진 마음으로 하나님께 용서받는 것이다. 자녀에게 그런 겸손한 마음으로 하나님께 갈 수 있도록 가르쳐라. 다음은 사도바울이 고린도교회의 그리스도인에게 말한 것이다.

> 불의한 자가 하나님의 나라를 상속받지 못하리라는 것을, 여러분은 알지 못합니까? …(중략)… 음란한 자나, 우상을 숭배하는 자나, 간음하는 자나, 남창 노릇을 하는 자나 동성연애를 하는 남자나, 도둑질하는 자나, 탐욕을 부리는 자나, 술 취하는 자나, 남을 중상하는 자나, 남의 것을 약탈하는 자들은, 하나님의 나라를 상속받지 못할 것입니다. 여러분 가운데 이런 사람이 더러 있었습니다. 그러나 여러분은 주 예수 그리스도의 이름과 우리 하나님의 성령으로 씻어주심을 받고, 거룩하게 하여 주심을 받고, 의롭게 하여 주심을 받았습니다.(고전 6:9~11)

위 말씀에서 '여러분 가운데 이런 사람이 더러 있었습니다.'라고 했다. 하나님은 누구든지 어떤 상황에서나 구원하실 수 있다. 하나님은 누구든 그의 자녀로 변화시킬 수 있다. 우리 자녀의 성징을 형성하는 데 부모로서 최선을 다하지만, 그래도 하나님 안에 쉴 수 있는 것은 우리 자녀가 어떤 선택을 하든지 하나님은 언제나 아이들을 구하실 수 있음을 알기 때문이다. 아이들의 삶이 아무리 순수하고 바르다 할지라도, 여전히 그들은 양의 피로 씻음 받을 필요가 있다. 또 아무리 끔찍하고 자신을 망치는 선택을 하더라도, 여전히 하나님께 씻음 받고 그분이 주시는 진정한 순결함으로 살 수 있다. 우리의 궁극적인 목표는 아이들의 진정한 순결함을 위한 부모의 노력이 아니라, 자녀의 삶에 그리스도가 일하시게 하는 것이다.

부모인 우리의 가장 무거운 책임 중 하나는 우리 가정 안에서 이런 삶을 실제로 살아가는 것이다. 자녀양육이란 부모의 몸 안에 표현된 하나님의 진리를 아이들이 볼 수 있는 가정환경을 만드는 것이라고 앞에서 말했다. 자녀양육은 성육신이 구체화되는 것, 즉 성령님의 일하심을 통하여 하나님이 그분의 백성, 교회, 자녀에게 살아계시는 것이다. 성육신은 그리스도와 교회의 관계라는 신성한 드라마를 남편과 아내가 결혼관계 안에서 실천할 때 계속된다. 성육신은 부모가 자녀에게 실천할 때도 계속된다. 하나님이 그분의 자녀를 훈육하고, 가르치고, 찾아내고, 사랑하며 부양하시는 신성한 드라마가 만들어진다.

아이들이 실수하거나 잘못된 선택을 할 때, 아이들 성품의 약함이나 결함이나 그에 따른 결과를 다룰 때, 부모는 하나님의 성품을 드러내야 한다. 하나님의 변함없는 사랑에 기초한 부모의 사랑과 수용을 아이들이 느낄 수 있도록 부모 또한 최선을 다해야 한다. 그러면 아이들이 넘어지거나 상처받을 때도 변함없이 아이들을 안아줄 수 있다. 다시 말하지만 자녀양육은 변함없는 사랑에 기초해야 한다.

부모는 하나님이 부모를 용서하신 것처럼 자녀를 용서해야 한다. 때로 아이들의 행동은 하나님을 상처 주고 부모에게도 상처를 준다. 이를테면 아이의 빠른 성관계를 통해 준비 없이 할머니가 되고 할아버지가 되는 것, 이 사건으로 가족의 삶은 예전의 삶과는 완전히 바뀌어버린다. 부모는 종종 아이의 성공과 실패를 부모로서의 가치에 대한 입증이나 심판으로 받아들인다. 이 때문에 아이의 잘못된 선택이 그들뿐 아니라 부모에게 상처 입혔다고 느끼기 때문에, 아이를 용서하기 힘들어진다. 그렇지만 용서는 그리스도인으로서 우리의 의무이자 특권이다.

우리는 또한 아이에게 영적인 회개의 본이 되어야 한다. 부모가 잘못했을 때는 아이에게 고백하고, 용서를 구하고, 진정한 회개가 이루어지는 가정의 참모습을 실천해야 한다. 아이가 넘어질 때, 심란한 마음을 가라앉히고 기도하며 깊이 회개하는 시간을 가져야 한다. 힘든 상황에서 부모의 역할에 대한 영감을 구하고, 우리가 어느 부분에서 아이들을 실망시켰는지 하나님께 솔직하게 아뢰고, 부모의 어떤 약점이 아이들에게 영향을 끼쳤는지 지혜를 구해야 한다. 또 부모는 하나님께 책임이 아닌 다른 사람의 비난으로부터 보호해달라고 기도해야 한다. 하나님은 우리 십대 자녀를 책임감 있고 도덕적인 그분의 대리인으로 보시므로 우리도 그렇게 대해야 한다. 아이들의 행동에 대해 아이들과 얘기할 때, 사랑, 자비, 용서, 그리고 용기의 정신을 보여줄 수 있도록 기도해야 한다.

아이들이 갈 길을 잃었을 때에 가족위기를 대하는 방법이 따로 있는 것은 아니다. 그런 때에, 부모는 하나님께 직접, 성경에 있는 그분의 말씀으로, 그분의 몸인 교회로, 그분만이 주실 수 있는 사랑으로 인도받아야 한다.

그러므로 아이들과 관련된 모든 문제를 다루기 위한 기초는 복음이다. 하나님이 어떤 것이든 치유하시고 구원하실 수 있다는 확신과, 부모인 우리가 그 문제들을 다룰 때 하나님의 성품을 형상화하기 위해 그분 안에서 힘을 구할 수 있다는 확신이다.

마지막으로 하나님이 자녀양육을 위해 노력하는 부모와 함께하시길, 그분의 선한 선물이 중요하다고 가르칠 때 부모에게 지혜를 주시길, 성윤리에 대한 그리스도인 시각을 아이들에게 가르칠 때 부모에게 식별력과 설득력을 주시길, 그분의 더 큰 영광을 따라 아이들의 성품을 형성시킬 때 부모에게 더 큰 결과를 거두게 하시길, 성령님이 아이들에게 내어줄 가장 깊고 가장 활기찬 사랑, 심지어는 아버지께서 모든 자녀에게 주시는 바로 그 사랑으로 우리를 채워주시길 기도한다.